園部俊晴の臨床
徒手療法ガイドブック

腰部・殿部・股関節・大腿 編

運動と医学の出版社

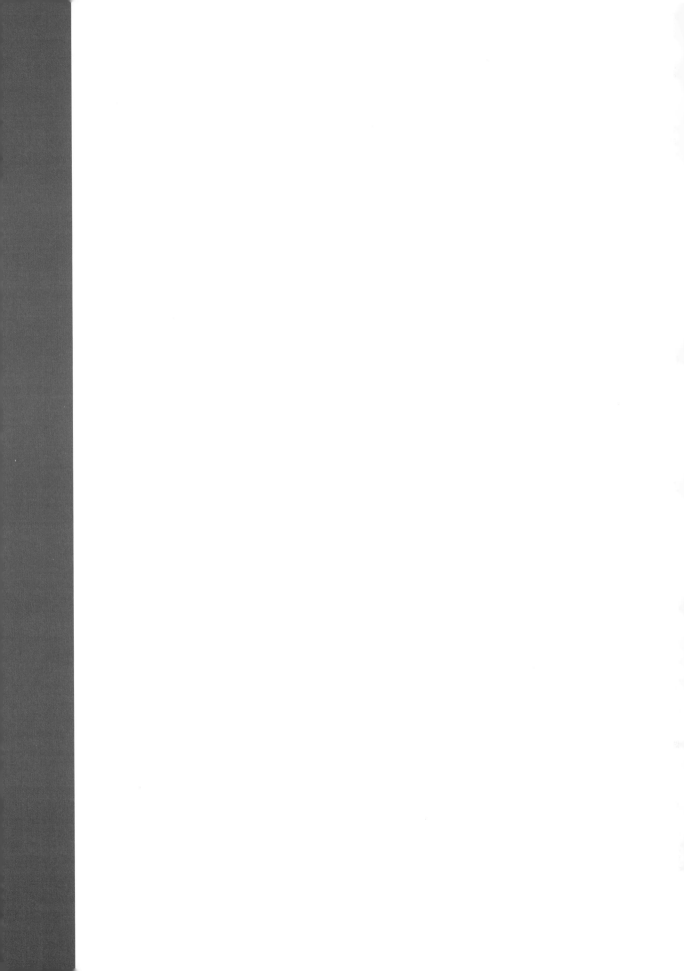

私は、他の人より才能があると思ったことがありません。

むしろ、治療のセンスが人よりも劣っていると感じ、
自信を失っていた時期がありました。

どれだけ頑張っても、
思うような結果が出せなかったのです。

しかし、徒手療法の本質が
"滑走性と伸張性の改善"にあると気づいたことで、
嘘のように全てが変わりました。

本書は手先の器用さやセンスに関係なく、
誰でも結果を出せる技術を解説しています。

本書で紹介している技術を使いだしてから、
以前の自分では考えられなかったような
成果を出すことができました。

今では皆さんが知っているようなトップアスリートが
私の施術を求めて来院するまでになりました。

この書籍には、私の臨床人生で培ってきた
全ての知識と経験が詰まっています。

もし、あなたが今の状況に満足していないのなら、
真剣にこの技術を学んでください。

ただし、軽い気持ちでは
この技術の真価を引き出すことはできません。

現場で結果を出せるかどうかは、
あなたの覚悟次第です。

覚えておいてください。

現状維持は衰退です。

今の自分に満足していても、努力し続けなければ、
いつかは衰える時が来ます。

だからこそ技術を学び続け、
研鑽し続けることが重要です。

現状に満足できていない。
今の自分を変えたい。

そう思う方は、まずは覚悟を持ってください。

最後に問います。

この書籍を読み切り、実践する覚悟がありますか？
自分の人生を変える覚悟はありますか？

そして、患者の人生を
「本気で変える」覚悟はありますか？

途中で諦めるなら、この本を閉じても構いません。
本気で学び、技術を習得し、
患者に変化をもたらす覚悟があるなら、
今すぐページをめくってください。

あなたの未来を変えるのは、今この瞬間です。

序 文

運動器疾患の臨床において、患者の訴えの大半は"痛み"です。
つまり、**患者の要望の多くは"痛みの改善"**です。

では…、
あなたは、プロのセラピストとして、目の前の患者の"痛み"をその場で明確に変えることができますか？

そう聞かれて、「はい！」と答えることができるでしょうか。

「はい！」と答えることに躊躇するようであれば、あなたはプロフェッショナルとは言えません。
だって、そんなセラピストに、あなたの家族を診てもらいたいと思いますか。
そうではないはずです。

プロのセラピストとして、あなたが患者を診る以上、"痛み"をその場で確実に変える技術を身に付けていなければなりません。
どんなに勉強していても、どんなにエビデンスを知っていても、どんなにたくさんのセミナーを受けていても…、
そして、どんなに理論武装しても、目の前の患者の症状を変えることができなければ、あなたはプロのセラピストと言えません。

お決まりのように、可動域を計測して、筋力を測って、アラインメントを診て…、
こんなことが抜け目なくできていても、目の前の患者の症状を変えることができなければあなたはプロのセラピストと言えません。

現時点で、もしあなたが自分の技術に自信を持てないなら、この本に記載されているテクニック

を習得し、そして、臨床の実践で繰り返し試してみてください。

"痛み"はもちろん、その他にも"可動性・柔軟性の低下"、"運動機能の低下"などの症状をこれまで以上に変えられる体験が必ずできるはずです。

エビデンスのないことも多く書いてあります。

今まで習ってきたことと、異なることも書いてあると思います。

でも…、あなたが必要なのは、成功体験です。

臨床の実践で、この本に書かれている多くのテクニックを実践し、そして目の前の患者が笑顔で帰る成功体験を繰り返すことが、あなたには必要なのです。

そうすれば、さらにその先に、学びたいことがたくさん出てくるはずです。

あなたには、この流れが必要なのだと私は考えています。

この本質を理解できれば、あなたは、最高のセラピストになれます！

この書籍では、

第Ⅰ部で、痛みが生じる理由と、「滑走性および伸張性改善のテクニック」の重要性について解説します。

その上で、

第Ⅱ部では、実際のテクニックを具体的に紹介していきたいと思います。

運動器医療に関わる全てのセラピストにとって必ず役立つ内容になっています。

最後まで楽しみながら読み進めていただけるととても嬉しく思います。

2024年11月4日

コンディション・ラボ所長

園部 俊晴

本書ご利用の手引き

■図表内矢印について

本書の図表内に配置されている矢印は、以下の意図を示しています。

⟵ セラピストの徒手的誘導の方向

⟵ 自動運動の方向

⟸ 運動や状態の方向

⟵ 伸張の方向

■付録 Web動画について

下記項目についてご了承の上、Web動画をご利用下さい。

◆本書で解説している症例や手技を、インストラクションビデオとしてWeb動画で配信いたします。

　動画は該当ページのQRコードよりアクセスし、PC、タブレット、スマートフォンなどでご覧下さい。

◆Web動画を再生する際の通信料は視聴者の負担となります。

◆配信されるWeb動画は、予告なしに変更・修正・配信停止されることがあります。

◆免責事項

・Web動画を参考にして生じた結果については、著者および版元共に一切の責任は負いかねます。

・Web動画は書籍付録のため、ユーザーサポートの対象外となります。

第Ⅰ部
基本が分かれば
誰でもできる！

第1章　滑走性と伸張性のテクニックを手に入れる重要性　**1-1**
　1）慢性痛はどうして起こるのか？
　2）慢性痛を考える際の留意点
　3）慢性痛には常に滑走性と伸張性の改善が鍵を握っている
　4）痛みを生じさせる組織とは

第2章　最高のセラピストになるための絶対条件「第3水準の評価とは」　**1-2**
　1）よく見受ける事例
　2）運動器疾患の治療に必要な流れ
　3）第3水準の評価
　4）第3水準の評価までのプロセスを実践するために

第Ⅱ部
滑走性・伸張性
改善テクニックの実際

第1章　腰部への滑走性・伸張性改善テクニック　**2-1**
　1）多裂筋
　2）腸肋筋
　3）腰方形筋
　4）椎間関節
　5）仙腸関節
　6）上殿皮神経

第2章　殿部への滑走性・伸張性改善テクニック　**2-2**
　1）坐骨神経　　　　　　　　7）大腿方形筋
　2）上殿神経　　　　　　　　8）中殿筋
　3）後大腿皮神経　　　　　　9）小殿筋
　4）大殿筋　　　　　　　　 10）転子部滑液包
　5）梨状筋
　6）寛骨三筋

第3章　股関節・大腿への滑走性・伸張性改善テクニック　**2-3**
　1）腸腰筋　　　　　　　　　7）長内転筋
　2）大腿神経　　　　　　　　8）薄筋
　3）大腿筋膜張筋　　　　　　9）内側広筋・外側広筋
　4）縫工筋　　　　　　　　 10）伏在神経
　5）大腿直筋　　　　　　　 11）坐骨神経（膝窩部）
　6）大腿直筋反回頭　　　　 12）内・外側ハムストリングス

11

Contents 目次

序文 ･･ 008
本書ご利用の手引き ･･･ 010

第 I 部 基本が分かれば誰でもできる!

第 1 章 滑走性と伸張性のテクニックを手に入れる重要性 ･･････････ 021

1. 慢性痛はどうして起こるのか? ･･････････････････････････････ 022
　①伸張負荷 ･･･ 022
　②摩擦負荷 ･･･ 035
　③圧縮負荷 ･･･ 046
　④収縮負荷 ･･･ 051

2. 慢性痛を考える際の留意点 ･･････････････････････････････････ 055

3. 慢性痛には常に滑走性と伸張性の改善が鍵を握っている ･･･････ 056

4. 痛みを生じさせる組織とは ･･････････････････････････････････ 059

第 2 章 最高のセラピストになるための絶対条件「第3水準の評価とは」 ･･･････ 063

1. よく見受ける事例 ･･ 064
　事例① ･･･ 064
　事例② ･･･ 065

2. 運動器疾患の治療に必要な流れ ･･････････････････････････････ 068

3. 第3水準の評価 ･･･ 069
　①第1水準の評価 ･･･ 070
　②第2水準の評価 ･･･ 072
　③第3水準の評価 ･･･ 072

4. 第3水準の評価までのプロセスを実践するために ･･･････････････ 075

園部俊晴の臨床
徒手療法ガイドブック 腰部・殿部・股関節・大腿 編

第 II 部　滑走性・伸張性改善テクニックの実際

第 1 章　腰部への滑走性・伸張性改善テクニック ……………………………… 081

1. **多裂筋** ……………………………………………………………………………… 082
   ①機能解剖 ……………………………………………………………………………… 082
   ②治療概念 ……………………………………………………………………………… 083
   ③第1水準および第2水準の評価 …………………………………………………… 084
   ④滑走性・伸張性改善テクニックの実際 ………………………………………… 085

2. **腸肋筋** ……………………………………………………………………………… 089
   ①機能解剖 ……………………………………………………………………………… 089
   ②治療概念 ……………………………………………………………………………… 090
   ③第1水準および第2水準の評価 …………………………………………………… 090
   ④滑走性・伸張性改善テクニックの実際 ………………………………………… 092

3. **腰方形筋** …………………………………………………………………………… 095
   ①機能解剖 ……………………………………………………………………………… 095
   ②治療概念 ……………………………………………………………………………… 095
   ③第1水準および第2水準の評価 …………………………………………………… 096
   ④滑走性・伸張性改善テクニックの実際 ………………………………………… 097

4. **椎間関節** …………………………………………………………………………… 101
   ①機能解剖 ……………………………………………………………………………… 101
   ②治療概念 ……………………………………………………………………………… 103
   ③第1水準および第2水準の評価 …………………………………………………… 105
   ④滑走性改善テクニックの実際 …………………………………………………… 107

5. **仙腸関節** …………………………………………………………………………… 116
   ①機能解剖 ……………………………………………………………………………… 116
   ②治療概念 ……………………………………………………………………………… 118
   ③第1水準および第2水準の評価 …………………………………………………… 118
   ④滑走性改善テクニックの実際 …………………………………………………… 120

6. **上殿皮神経** ………………………………………………………………………… 128
   ①機能解剖 ……………………………………………………………………………… 128
   ②治療概念 ……………………………………………………………………………… 129
   ③第1水準および第2水準の評価 …………………………………………………… 129
   ④滑走性・伸張性改善テクニックの実際 ………………………………………… 131

13

Contents 目次

TOSHIHARU SONOBE MANUAL THERAPY

第 II 部　滑走性・伸張性改善テクニックの実際

第 2 章　殿部への滑走性・伸張性改善テクニック ················· 137

1. **坐骨神経** ··· 138
   - ①機能解剖 ··· 138
   - ②治療概念 ··· 142
   - ③第1水準および第2水準の評価 ································· 142
   - ④滑走性改善テクニックの実際 ··································· 143

2. **上殿神経** ··· 151
   - ①機能解剖 ··· 151
   - ②治療概念 ··· 152
   - ③第1水準および第2水準の評価 ································· 152
   - ④滑走性・伸張性改善テクニックの実際 ······················ 153

3. **後大腿皮神経** ·· 157
   - ①機能解剖 ··· 157
   - ②治療概念 ··· 158
   - ③第1水準および第2水準の評価 ································· 158
   - ④滑走性・伸張性改善テクニックの実際 ······················ 159

4. **大殿筋** ·· 163
   - ①機能解剖 ··· 163
   - ②治療概念 ··· 164
   - ③第1水準および第2水準の評価 ································· 165
   - ④滑走性・伸張性改善テクニックの実際 ······················ 167

5. **梨状筋** ·· 170
   - ①機能解剖 ··· 170
   - ②治療概念 ··· 171
   - ③第1水準および第2水準の評価 ································· 173
   - ④滑走性・伸張性改善テクニックの実際 ······················ 174

6. **寛骨三筋** ··· 178
   - ①機能解剖 ··· 178
   - ②治療概念 ··· 180
   - ③第1水準および第2水準の評価 ································· 181
   - ④滑走性・伸張性改善テクニックの実際 ······················ 182

園部俊晴の臨床
徒手療法ガイドブック 腰部・殿部・股関節・大腿 編

7. 大腿方形筋 184
   ①機能解剖 184
   ②治療概念 185
   ③第1水準および第2水準の評価 186
   ④滑走性・伸張性改善テクニックの実際 188

8. 中殿筋 191
   ①機能解剖 191
   ②治療概念 193
   ③第1水準および第2水準の評価 194
   ④滑走性・伸張性改善テクニックの実際 196

9. 小殿筋 199
   ①機能解剖 199
   ②治療概念 200
   ③第1水準および第2水準の評価 201
   ④滑走性・伸張性改善テクニックの実際 204

10. 転子部滑液包 207
   ①機能解剖 207
   ②治療概念 208
   ③第1水準および第2水準の評価 209
   ④滑走性・伸張性改善テクニックの実際 211

Contents 目次

第 II 部　滑走性・伸張性改善テクニックの実際

第 3 章　股関節・大腿への滑走性・伸張性改善テクニック ……………………………… 215

1. 腸腰筋 …………………………………………………………………………………… 216
　①機能解剖 ……………………………………………………………………………… 216
　②治療概念 ……………………………………………………………………………… 218
　③第1水準および第2水準の評価 …………………………………………………… 219
　④滑走性・伸張性改善テクニックの実際 ………………………………………… 220

2. 大腿神経 ………………………………………………………………………………… 223
　①機能解剖 ……………………………………………………………………………… 223
　②治療概念 ……………………………………………………………………………… 224
　③第1水準および第2水準の評価 …………………………………………………… 225
　④滑走性・伸張性改善テクニックの実際 ………………………………………… 226

3. 大腿筋膜張筋 …………………………………………………………………………… 231
　①機能解剖 ……………………………………………………………………………… 231
　②治療概念 ……………………………………………………………………………… 232
　③第1水準および第2水準の評価 …………………………………………………… 232
　④滑走性・伸張性改善テクニックの実際 ………………………………………… 234

4. 縫工筋 …………………………………………………………………………………… 237
　①機能解剖 ……………………………………………………………………………… 237
　②治療概念 ……………………………………………………………………………… 238
　③第1水準および第2水準の評価 …………………………………………………… 240
　④滑走性・伸張性改善テクニックの実際 ………………………………………… 241

5. 大腿直筋 ………………………………………………………………………………… 245
　①機能解剖 ……………………………………………………………………………… 245
　②治療概念 ……………………………………………………………………………… 246
　③第1水準および第2水準の評価 …………………………………………………… 247
　④滑走性・伸張性改善テクニックの実際 ………………………………………… 249

6. 大腿直筋反回頭 ………………………………………………………………………… 253
　①機能解剖 ……………………………………………………………………………… 253
　②治療概念 ……………………………………………………………………………… 254
　③第1水準および第2水準の評価 …………………………………………………… 256
　④滑走性・荷重改善テクニックの実際 …………………………………………… 257

園部俊晴の臨床
徒手療法ガイドブック 腰部・殿部・股関節・大腿 編

7. 長内転筋 ··· 261
   ①機能解剖 ·· 261
   ②治療概念 ·· 263
   ③第1水準および第2水準の評価 ······················· 264
   ④滑走性・伸張性改善テクニックの実際 ·············· 265

8. 薄筋 ··· 267
   ①機能解剖 ·· 267
   ②治療概念 ·· 269
   ③第1水準および第2水準の評価 ······················· 270
   ④滑走性・伸張性改善テクニックの実際 ·············· 272

9. 内側広筋・外側広筋 ··· 275
   ①機能解剖 ·· 275
   ②治療概念 ·· 276
   ③第1水準および第2水準の評価 ······················· 277
   ④滑走性改善テクニックの実際 ·························· 279

10. 伏在神経 ··· 283
   ①機能解剖 ·· 283
   ②治療概念 ·· 284
   ③第1水準および第2水準の評価 ······················· 286
   ④滑走性改善テクニックの実際 ·························· 287

11. 坐骨神経（膝窩部） ··· 290
   ①機能解剖 ·· 290
   ②治療概念 ·· 291
   ③第1水準および第2水準の評価 ······················· 292
   ④滑走性・伸張性改善テクニックの実際 ·············· 293

12. 内・外側ハムストリングス ··································· 299
   ①機能解剖 ·· 299
   ②治療概念 ·· 301
   ③第1水準および第2水準の評価 ······················· 303
   ④滑走性・伸張性改善テクニックの実際 ·············· 304

あとがき「園部俊晴の臨床　徒手療法ガイドブック」 ··················· 308

第 I 部

基本が分かれば誰でもできる！

～第3水準の評価までのプロセスが分かれば、多くの痛みは、その場で変えることができる！～

第Ⅰ部では、痛みが生じる理由と、滑走性および伸張性改善のテクニックがどのように役立つのかについて説明します。その上で、私が提唱する「第3水準の評価」までのプロセスの重要性を分かりやすくお伝えしたいと考えています。

　基本的な考えを理解し、第Ⅱ部で紹介する各部位ごとの実際のテクニックを知ることで、運動器疾患の臨床がこれまでより格段に意義のあるものになることを約束します。運動器医療に関わる全ての医療者にとって必ず役立つ内容になっていますので、まずは第Ⅰ部に記載しているテクニック活用のための理論背景を最後まで読み進めていただけると幸いです。

第Ⅰ部

第**1**章

滑走性と伸張性の
テクニックを
手に入れる重要性

1. 慢性痛はどうして起こるのか？
2. 慢性痛を考える際の留意点
3. 慢性痛には常に滑走性と伸張性の改善が鍵を握っている
4. 痛みを生じさせる組織とは

第Ⅰ部 第1章 滑走性と伸張性のテクニックを手に入れる重要性

1 慢性痛はどうして起こるのか？

運動器疾患における患者の症状の大半は"痛み"です 図1 。痛みが無いのに整形外科や整骨院などの医療施設を訪れる患者は、それほど多くありません。すなわち、運動器疾患を診る医療のプロフェッショナルとして、患者に貢献するためには、主訴となっている痛みを改善することが大切です。

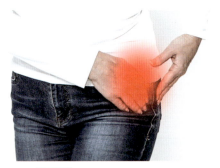

図1 医療施設に訪れる理由

「痛み」がないのに医療施設に来院することは稀であり、多くの患者は「痛み」を理由に訪れる

では、痛みはどうして起こっているのでしょうか？ 急性期の痛みは別として、==慢性的な痛みの多くは、なんらかの負荷の繰り返しによって生じます==。例えば、伸張負荷、摩擦負荷、圧縮負荷、収縮負荷などがそれにあたります。これらの負荷が繰り返されることによって、痛みが生じるようになると考えられます。これらの負荷の本質を理解することは非常に重要なため、1つ1つの負荷が痛みとどのように関連しているのかを少し深掘りして説明していきましょう。

① 伸張負荷

伸張負荷とは、組織に牽引力（引っ張り力）が作用することによって生じる内部の応力のことを指します。生体内では関節運動などによって組織が伸ばされることで生じる負荷をいいます。臨床でイメージしやすい例として、SLRを行う際に生じるハムストリングスの伸張負荷を挙げることができます。私たちが実際にハムストリングスを伸張されるとつっぱり感を伴い、さらに強く伸張すれば痛みを感じます。このことから、伸張負荷によって痛みが生じることは容易に理解できます。ただし、実際の臨床では、生理的な伸張が繰り返されるだけでは、基本的には慢性痛が生じることはありません。異常な状態の組織に伸張が加わったり、持続的な伸張が生じたり、非生理的な伸張が強いられることなどによって、慢性的な痛みを伴うようになります。これを踏まえ、ここでは「ⅰ）瘢痕化・線維化した組織への伸張負荷」「ⅱ）非生理的な伸張負荷」「ⅲ）筋緊張が亢進している筋への伸張負荷」の3つの伸張負荷について、具体例を挙げて解説し、治療の糸口と実際のテクニックを紹介していきます。

ⅰ）瘢痕化・線維化した組織への伸張負荷

まず損傷のある組織に伸張負荷が加わる場合、損傷している部位が引っ張られるわけですか

ら、医療者でなくても痛みが出ることがイメージできます。ただし、通常はその損傷が修復されていきますので、一定期間を過ぎると伸張負荷による痛みは基本的にはなくなります。

組織の修復時には線維芽細胞による膠原線維（コラーゲン）が産生され、損傷組織周辺に線維化を伴います[1)～3)]。加えて、修復の際には毛細血管が浸潤してきて、そこには一緒に神経も入り込んできます 図2 。この修復の際、損傷の大きさや種類によっては、線維化によって瘢痕化が長期間に渡って残存することがあります。神経が豊富に入り込んできた部位が瘢痕化すると、神経の滑走性が悪くなるわけですから、負荷を分散できなくなり、弱い刺激でも痛みが生じやすい状態になります。よく瘢痕化した組織を指で圧すると、強い圧痛を伴うことがありますが、このような原理で圧痛が生じるようになると思われます 図3 。

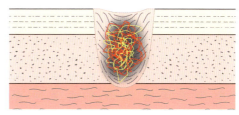

図2　組織の修復

膠原線維が産生され、さらに線維化した組織には毛細血管が発達し肉芽組織を形成する（2日後から4週間程度）さらに血管と一緒に神経組織も侵入してくる

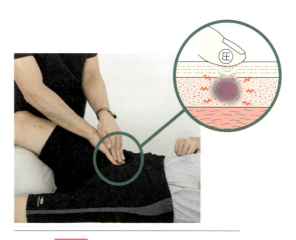

図3　瘢痕化した組織の圧縮

このため、瘢痕化・線維化した組織に伸張負荷が加われば、閾値の低いところが引っ張られるわけですから生理的な伸張負荷が加わるだけでも痛みが生じるようになります。

また、組織が損傷を繰り返されるようなシチュエーションでも同様なことが言えます。仮に微細な損傷でもそれが繰り返されると、修復の線維化が上乗せされることで、その部分に瘢痕化が生じることがよくあります 図4 。この場合も、瘢痕化したところに神経が豊富に入り込んでいますので、弱い伸張負荷でも痛みが生じやすい状態になります。

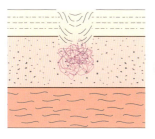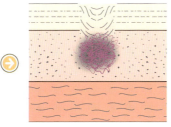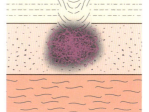

図4　組織の修復の上乗せ

微細な損傷でも、繰り返すと修復の線維化が上乗せされる

1　慢性痛はどうして起こるのか？　23

組織に炎症が生じる場合も、同様の機序で痛みが生じやすい状況になります。炎症が生じた場合も線維芽細胞による膠原線維（コラーゲン）が産生され、炎症部位周辺を線維化させます 図5 [4)5)]。また、炎症時には、プロスタグランジン、ブラジキニン、サイトカインなどの化学物質が放出されるため、弱い伸張負荷でも痛みを伴うようになります。ただし、この場合も通常は一定期間を過ぎると

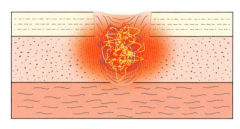

図5　炎症のある組織

炎症の場合も膠原線維が産生され、さらに線維化した組織には毛細血管が発達し、肉芽組織を形成する（2日後から4週間程度）。さらに血管と一緒に神経組織も侵入してくる

炎症が治まり、伸張負荷による痛みは基本的にはなくなります。しかし、炎症が繰り返されることで、線維化が上乗せされると、その部分に瘢痕化が生じ、弱い伸張負荷でも痛みが生じやすい状態になります。

改善のための糸口とテクニック

では、瘢痕化など組織が線維化したことで、伸張痛を有しているケースに対して、臨床の現場で私たちは、どのように考えたら良いのでしょうか。まず初めに改善のための糸口を考えてみましょう。

私たちセラピストができる方法として、最も一般的な方法は"ほぐす"ということです。単純に揉むということも考えられますが、私は瘢痕化した部位を移動させる操作を行います。このことを理解するために 図6 を見てください。この図のように瘢痕化した組織があった場合、左右から短軸で移動させる操作を行います。この操作を加えることで、内側と外側の両方から圧縮を加えることができます。また移動させることで瘢痕化した線維が内側と外側の両方向から変形させられることになります。圧縮しながら内外側から変形を繰り返すことで、瘢痕化した線維がほぐれていくと考えられます。このことによって瘢痕化した部位を柔らかくし、破壊→吸収→新生の速度[※1]を速められると私は考えています。分かりやすい例を挙げると、コー

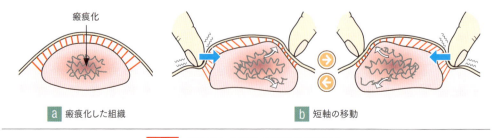

a　瘢痕化した組織　　b　短軸の移動

図6　瘢痕化した部位を移動させる操作

※1 損傷した組織が修復し再生するためには、破壊と吸収、新生と再生を繰り返しながらリモデリングしていくと考えられます。

ヒーの中に角砂糖を入れてそのままにしていても溶ける速度は遅いです。しかし、砕くと溶ける速度が速くなります。これと同じように瘢痕化した組織へ圧縮と変形を繰り返し行い、線維がほぐれていけばその吸収と新生も速まると考えられます。したがって、短軸で瘢痕化した組織を移動させる操作は臨床で効果を発揮するテクニックとして活用できます。さらに、"ほぐす"ための施術を行ったら、筋に収縮や伸張を加えることでさらに瘢痕部の改善を促進することができるでしょう。

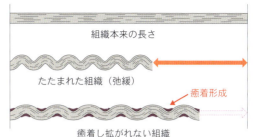

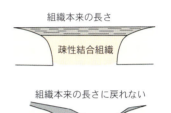

図7　組織が縮んで戻らない状態

また、瘢痕化・線維化は組織内だけではなく、その周辺にも及びます。例えば、一定期間の固定を行うと、縮んだ組織では撓む所が生じますので、図7-a のように撓んだ所に線維芽細胞などが沈着すると、元の状態に復元できなくなることがよくあります。また、図7-b のように組織が撓んだ状態で隣接組織と癒着を伴って元の長さに戻れないこともあります。このような組織を伸張しても、撓んだ所を戻せないわけですから、縮むことはできても伸ばすことができません。そのため、本来の長さを要求される運動では強い伸張負荷を受けるようになるため、伸張痛を生じるようになります。靭帯や腱など、密性結合組織は、本来、伸び縮みがほとんどない組織ですが、短縮が起こるのは、このようなメカニズムで生じているものと思われます[6]。

では、このような場合は改善の糸口としてどのように考えたら良いでしょうか。イメージとしては、図8 のように紐が張った状態と緩んだ状態をリズミカルに行うことで、元の長さを回復させていきます。つまり、組織が撓んで戻せない状態にあるわけですから、伸張と短縮を反復することが効果的であると考えています。

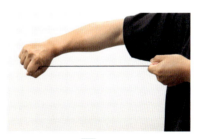

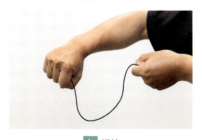

図8　組織の伸張と短縮の反復

例えば、腸骨大腿靭帯内側部を伸張するには、股関節内旋位で伸展・外転を加える操作で伸張しますので、伸張を加えたら、股関節屈曲・外旋・外転させて緩ませて、再度、伸展・外転を加える操作を交互に繰り返し行います 図9 。

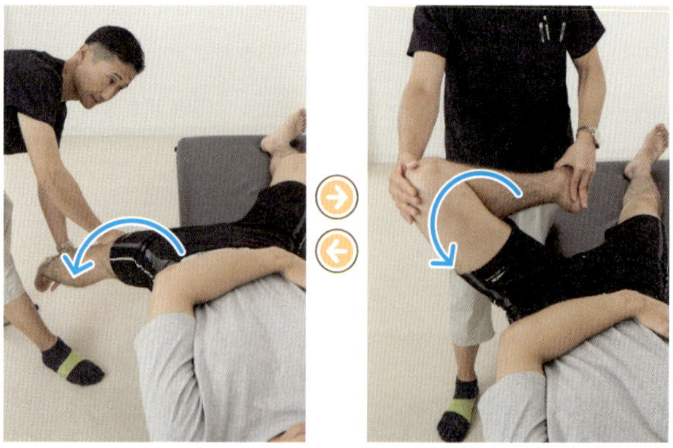

ⅱ）非生理的な伸張負荷

身体の組織は生理的な伸張だけでは通常は痛みが出ません。しかし、非生理的な伸張が生じると痛みを生じるようになります。

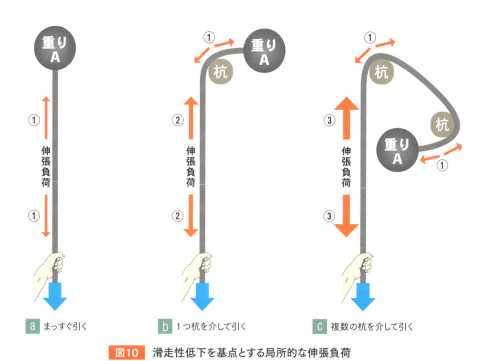

a 伸張　　b 短縮

図9　腸骨大腿靭帯を伸張する運動療法

・滑走性低下を基点とする局所的な伸張負荷

非生理的な伸張負荷としては、滑走性の低下との関連で生じる伸張が臨床で最も多いと私は考えています。これについては必ず理解していただきたいので、分かりやすく説明していきます。

例えば、重りAに紐をつけ、引っ張って動かす時に紐に生じる伸張負荷を考えてみます 図10 。この 図10-a のようにまっすぐ紐を引くと伸張力は紐全体で分散することができます。しかし、

a まっすぐ引く　　b 1つ杭を介して引く　　c 複数の杭を介して引く

図10　滑走性低下を基点とする局所的な伸張負荷

重りAを動かす力①はどれも理論的には同じ。しかし紐の遠位の張力は①<②<③となる

図10-b のように1つ杭を介すると、屈折部位に摩擦抵抗が加わりますので、重りAを動かすために 図10-a よりも強い力が必要になります。そして杭を基点に、杭から先の紐に加わる伸張力だけが 図10-a よりも大きくなります。また、図10-c のように複数の杭を介すると、各々の屈折部位で摩擦抵抗が加わりますので、重りを動かすためには更に強い力が必要になります。そして、最遠位の杭から先の紐に加わる伸張力だけが非常に大きくなります。このように滑走性低下を基点とする局所的な伸張負荷が生じていることは生体内では非常に多く、臨床でこのイメージができることが大切だと私は考えています。

次に、このことを臨床の具体例で考えてみましょう。骨折が生じると隣接する筋も損傷しますので、骨と筋に癒着が生じることはよくあります。このように組織の一部に癒着や滑走性低下が生じる状態で関節運動を行うと、その部位を基点に組織が伸張されることになります。これにより局所的な伸張負荷が繰り返し行われるようになることで、痛みが発生するようになります。生体内で組織が伸張される際は必ず隣接組織との滑走も伴います。組織が伸張される際、通常は伸張負荷を分散しあい、組織がまんべんなく伸張されるように滑走しあっているのです 図11-a。しかし、このように組織の一部分に滑走性低下が生じると、伸張を分散することができなくなり、滑走性が低下した部位を基点に局所的な伸張が生じるために痛みを惹起するようになるわけです 図11-b。このようなシチュエーションでの痛みは、臨床では非常に多いことを知っておくと、現場で頷けることを多く経験できると思います。

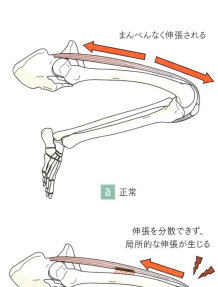

a 正常

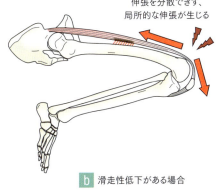

b 滑走性低下がある場合

図11 滑走性低下を基点とする局所的な伸張負荷

近年、注目されている筋膜性の痛みも滑走性低下を基点とする局所的な伸張負荷が関与していることが多いと私は考えています。これについて股関節周辺の筋膜を例に説明します。股関節の関節運動時にはその周辺の筋膜は伸張されますが、それと同時にかなりの距離を滑走しています 図12。そして筋膜層には皮神経が豊富に張り巡らされています。しかし、図12-c のように一部の筋膜の滑走性が低下すると、その部位を基点に局所的な伸張が生じ、非生理的な

伸張負荷が加わることによって痛みを惹起するようになるのです。

このように、滑走性低下との関連で生じる非生理的な伸張負荷が痛みの原因になっていることは臨床の至る所にみられます。これを「滑走障害」と表現するのか、「伸張障害」と表現するのかは医療者によって異なりますが、この機序で生じる痛みは臨床であまりにも多いので、必ず理解しておいてください。

・非生理的な関節運動による伸張負荷

その他にも臨床でよくある例として、非生理的な関節運動による伸張負荷を挙げることができます。腰椎の屈曲時に生じる椎間関節での痛みを例に考えてみましょう。例えば、L4/L5間の椎間関節障害があり、屈曲時痛を有している場合、関節包の伸張負荷によって痛みが生じることがあります[7]。この場合、L4の棘突起を徒手的に上方に押し上げ、上位椎体の関節面の上方への滑り運動を促すことで、屈曲時痛がその場で改善することを多く経験できます 図13 。しかし、関節包の伸張負荷によって痛みが生じているのなら、上位椎体を上方に操作し、関節面を引き離しているのに、なぜ痛みが

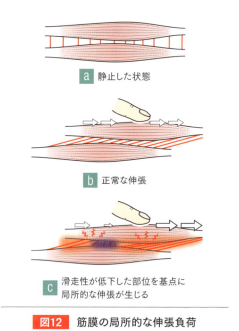

a 静止した状態
b 正常な伸張
c 滑走性が低下した部位を基点に局所的な伸張が生じる

図12 筋膜の局所的な伸張負荷

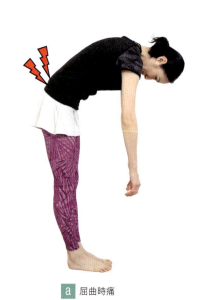

a 屈曲時痛

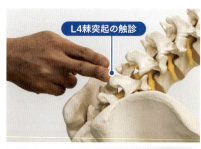
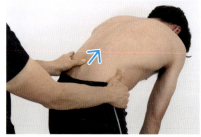

b L4の棘突起の押し上げ操作

図13 L4/L5間の椎間関節障害

改善するのでしょうか。普通に考えると逆のことをしていると思いませんか？

このことを理解するために、椎間関節の関節面を2枚のプレートに見立てて考えてみましょう 図14 。2枚の四角いプレートの上側を 図14-a のように滑り運動によって右側へ移動させると、①〜④の4つの角はほぼ均等な距離を移動します。しかし 図14-b のようにプレートの滑走する面の摩擦抵抗が何らかの原因で大きくなると、滑り運動は本来の可動域の途中で止まってしまいます。この状態からさらに滑り運動を強要しようとすると、運動が止まった部位を支点に回転運動も同時に生じるようになると考えられます。この回転運動は正常な軌道ではないため、正常な運動の軌道からズレた運動が生じるようになります。このように正常な軌道からズレて回転することで、図14-c の④のように動きが極端に小さくなる部位と、①のように極端に大きくなる部位が発生し、結果的に2枚のプレートの全体の移動量は、図14-a より 図14-c の方が小さいにもかかわらず、図14-a の状態よりも関節包に過度な伸張負荷を生じる部位が発生してしまうと考えられます。このように、一見、動きが制限されているように見えても、実は軌道からズレた運動が起こることで、偏った伸張負荷が生じるようになるわけです。これが腰椎の屈曲時に椎間関節の関節包に伸張痛が生じる発生機序であると考えられます。この考えは成田[7]が報告したもので、私はこの機序は様々な伸張痛を考える際に重要な概念になると考えています。椎間関節の関節包の伸張痛に関しては、腰椎の動く角度に依存して生じるわけではありません。例えば、ダンスや体操のように屈曲角度を大きく使う動作を繰り返しても基本的には痛みは生じません。しかし、このように非生理的な関節運動によって偏った伸張負荷が加わると、運動範囲がそれほど大きくなくても痛みが生じるようになると私は考えています。

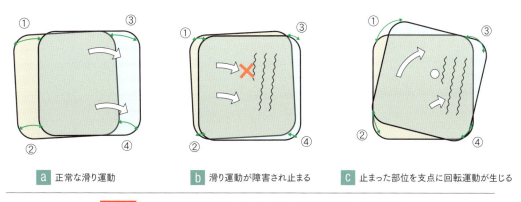

a 正常な滑り運動　　b 滑り運動が障害され止まる　　c 止まった部位を支点に回転運動が生じる

図14 滑り運動が障害されることで生じる周辺組織の伸張負荷

非生理的な関節運動による伸張負荷によって痛みを生じる例をもう1つ挙げましょう。若い女性で梨状筋に痛みを有している場合、私はスクインティングパテラの有無と、トレンデレンブルグ徴候の有無を必ず確認します。なぜ、この2つの確認が重要なのかを理解するために、

図15-a を見てください。梨状筋は股関節伸展位では外旋筋ですので、内旋すると伸張されます。これに加え、股関節が内転すると、梨状筋が大腿骨頭の真後ろに位置するようになるため 図15-b 、この位置で内旋すると大腿骨頭を基点に弯曲しながら伸張されることになります 図15-c 。これによって単に伸張するだけではなく、弯曲しながら伸張されるという非生理的な伸張負荷が生じることになります。こうした弯曲を伴うような非生理的な伸張負荷が生じることは、この例以外にも腸腰筋、膝蓋腱、アキレス腱など臨床ではよくあり、通常の伸張とは異なり、弯曲しながら伸張されることによって痛みが発生しやすくなります。

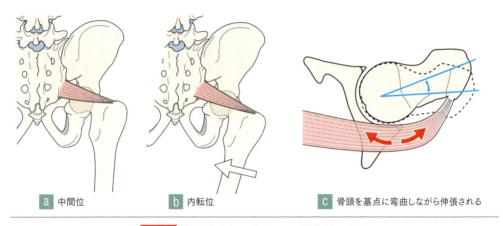

a 中間位　　b 内転位　　c 骨頭を基点に弯曲しながら伸張される

図15 股関節内転・内旋による梨状筋の伸張

改善のための糸口とテクニック

では、非生理的な伸張負荷によって痛みを有しているケースでは改善のための糸口をどのように考えたら良いのでしょうか。

・滑走性低下を基点に非生理的な伸張負荷が加わっている場合の介入

評価からどの組織とどの組織の間が滑走性低下を呈しているのかを見出すことが大切です 図16 。なぜなら、テクニックを持っていたとしても、そのテクニックをどこに使えば良いかが重要だからです。私たちの臨床では、痛みなどの症状が出現している部位だけを評価することは少なくありません。もちろん、症状を呈している部位をしっかりと評価することは大切ですが、伸張痛があるケースではその症状の根本原因が少し離れた別の部位にあることもよくあります。このことは、滑液包、神経・血管についても同様ですので、伸張痛を呈している場合は、常に念頭において評価することが大切になります。

次に、このことを臨床の具体例で考えてみましょう。例えば、坐骨神経を伸張した時に痛みや痺れを訴えるケースの場合、治療として伸張操作を行っても神経そのものはそれほど伸びま

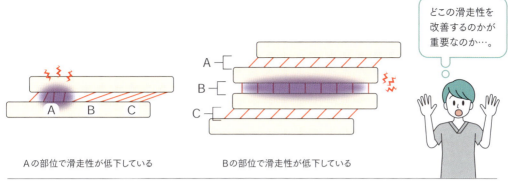

図16 組織間の滑走性の評価

せんし、伸ばしても伸張性は効果的に改善されないと思います 図17 。坐骨神経が伸張されることで痛みや痺れが助長されることが臨床でよく見られます。しかし、これは滑走性が低下している部位があるために、特定の部位が伸張されている状態であることが多いと私は考えています 図17-a 。そのため、滑走性が低下している領域を見つけ出し、その領域の滑走性を促すことで、伸張時の痛みや痺れが即座に改善することをよく経験します。これは滑走性を促したことで、局所的な伸張負荷がなくなり、伸張を分散しあえるようになったために痛みや痺れが減弱したのだと考えています 図17-b 。**つまり、滑走性が向上すれば、局所的に伸張されるところがなくなるため、全体の伸張性が向上する**と推察しています。

このように考えると、伸張性を改善することが目的でありながら、滑走性を改善させるための施術を行うことの意義がわかります。どちらにしても大切なことは、私たちセラピストは自分が何を操作しているのかを考えながら施術することです。自分が何を操作しているのかが明確だからこそ、施行したことに対するフィードバックができ、それがセラピストとしての成長に繋がるのです。

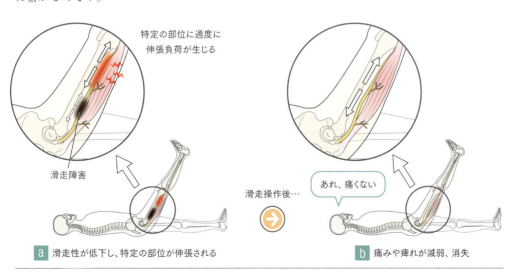

a 滑走性が低下し、特定の部位が伸張される
b 痛みや痺れが減弱、消失

図17 下肢の痛みやしびれなどの症状の改善

・**非生理的な関節運動によって伸張負荷が加わっている場合の介入**

評価から非生理的な関節運動が認められた場合、関節運動を正常化することが大切になります。例えば、先程の例で挙げたL4/L5間の椎間関節の滑走性低下がある場合、L4とL5の棘突起を把持しながら、棘突起間の開大と狭小を繰り返し操作することで滑走性を促します 図18 。

また、徒手操作などを用いて直接、関節運動を操作することは重要ですが、私は隣接関節も含めた身体の使い方を指導することはさらに効果的であると考えています。例えば、腰椎屈曲では 図19-a のように、全体で滑らかなカーブを描くことが理想ですが、 図19-b のように局所的な屈曲が生じる使い方は局所的な部位に負荷が生じます。また、 図19-c のように股関節が動かないような使い方も腰椎への局所的な負荷が多くなります。こうした身体の使い方を評価し、評価に基づいて改善を図ることが大切になります。

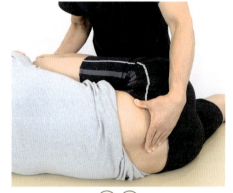
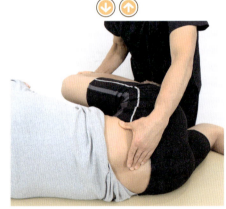

図18　椎間関節の関節運動の正常化

棘突起間の開大と狭小を繰り返し操作する

例えば、 図19-b のように腰椎の局所的な屈曲が生じている場合、股関節や胸椎でも屈曲運動を分散できる身体の使い方を学習したり、そのための可動性を改善するなどの方法が考えら

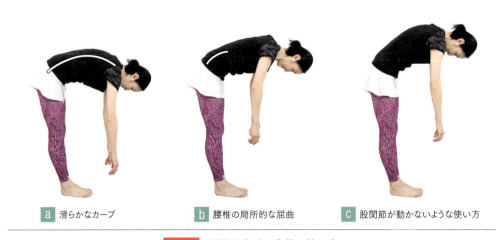

a 滑らかなカーブ　　　b 腰椎の局所的な屈曲　　　c 股関節が動かないような使い方

図19　腰椎屈曲時の身体の使い方

れます。また、図19-c のように股関節が動かないような使い方をしている場合、股関節の使い方を指導したり、ハムストリングスの伸張性を改善するなどの方法が考えられます。

ⅲ）筋緊張が亢進している筋への伸張負荷

私たちの臨床で筋緊張が亢進している筋に伸張を加えると、痛みが発生することをよく経験します。長期に及ぶ筋緊張の亢進は、血管の攣縮を生じさせ局所循環を停滞させます。このことで筋細胞は虚血に伴い組織が変性し、その過程において生じる発痛関連物質によって感作が生じるようになります 図20 [8)9)]。こうした機序によって、筋緊張が亢進していると圧痛や伸張痛を生じやすくなると考えられます。

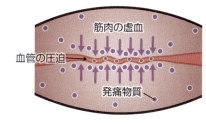

図20　筋緊張の亢進

長期に及ぶ筋緊張の亢進は、血管の攣縮を生じさせ局所循環を停滞させる

 改善のための糸口とテクニック

では、筋緊張が亢進している筋に伸張痛を有しているケースでは改善のための糸口をどのように考えたら良いのでしょうか。

このようなケースでは、筋緊張を緩和し、さらに筋の伸張性も改善することが大切です 図21 。筋緊張を緩和させる手段はたくさんありますが、私は最も簡便な方法として、「筋の短軸滑走」と「収縮と短縮からの伸張法」の2つの方法を主に活用しています。

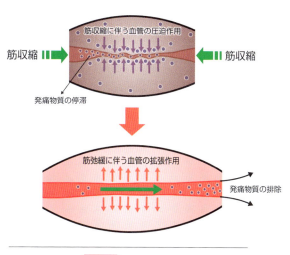

図21　筋緊張の緩和

・筋の短軸滑走

まずは、「筋の短軸滑走」の実際のテクニックを紹介します。例えば、腰部では最長筋のすぐ外側に隣接して腸肋筋が走行しています。臨床では腸肋筋が過緊張を呈するケースは多いですが、このようなケースではこの2つの筋間の滑走性が低下していることを多く経験します。そのため、この2つの筋間に治療者の指を入れ込み、2つの筋を引き剝がすように離開操作を加えます。この際、離開するだけなく、離開したらまた軽く戻し、また離開するといった操作を繰り返し行います 図22 。これにより、組織間が短軸で移動することになり、組織間の線維組織は伸び縮みを繰り返すことで伸縮性が促されると筋緊張が緩和することが必ず体感できる

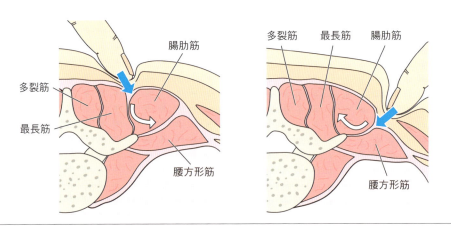

図22　腸肋筋の短軸操作

と思います。実際にこの操作を行った後、筋緊張が緩和し、筋の伸張性も同時に改善が得られることが多いと思います。

・収縮と短縮からの伸張法

　次に「収縮と短縮からの伸張法」の実際のテクニックを紹介しましょう。筋の伸張性の改善をする場合、通常、ストレッチングが施行されます。もちろん、ストレッチングも効果はありますが、これに生理学的な抑制を加えるとさらに効果的です。特に、私がよく利用するのが"反回抑制"と"相反抑制"です。

　例えば、薄筋の伸張性を改善する場合、薄筋を伸張した後に自動収縮を行わせ、短縮位まで収縮させた後に、さらに治療者が少しだけ徒手的に短縮させます。筋は収縮の後に抑制が働きますが、最後に短縮されることで、防御的に拮抗筋が収縮し、同筋は緩まなければならない状態になると考えられます。これにより、反回抑制と相反抑制が効果的に作用し、弛緩が得られると私は考えています。この方法を「収縮と短縮からの伸張法」と私は名付け、臨床で頻繁に使用しています 図23 。必ず効果を実感しますので、皆さんも是非試してください。

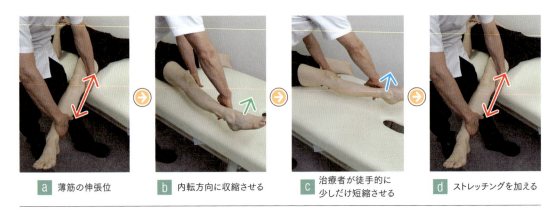

a　薄筋の伸張位　　b　内転方向に収縮させる　　c　治療者が徒手的に少しだけ短縮させる　　d　ストレッチングを加える

図23　薄筋の筋緊張緩和（収縮と短縮からの伸張法）

このように筋緊張が亢進しているケースに対して、単にストレッチングやマッサージだけでなく、効果的な方法を知り、実践を繰り返すことで技術を習得することが大切です。

　また、力学的要因によって筋緊張が亢進している場合、身体の使い方を改善することも必要になります。例えば、股関節外転筋の筋緊張が亢進しているケースで考えてみましょう。股関節の外転モーメントは骨盤外方位、骨盤挙上位、体幹の質量中心外方変位などが影響して大きくなります 図24 [10]。そのため、外転モーメントに影響している要因を症例ごとに評価から見出し、評価に基づいた改善を行うことが大切になります。

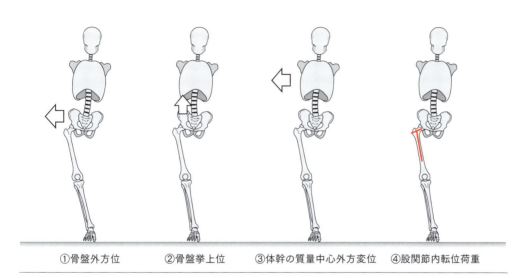

①骨盤外方位　　②骨盤挙上位　　③体幹の質量中心外方変位　　④股関節内転位荷重

図24 股関節外転モーメントの影響因子

② 摩擦負荷

　摩擦負荷とは、物体が別の物体に対して動く際に生じる抵抗力のことを指します。生体内では、組織が滑走しあうことで生じる負荷を言います。臨床でイメージしやすい例として、関節を動かす時に滑液包と腱に生じる摩擦負荷を挙げることができます。通常、滑液包は周辺組織との摩擦負荷を軽減していますが、非生理的な摩擦負荷が繰り返されると、痛みを惹起することがあります。

　摩擦負荷によって生じる痛みは、もちろん炎症も関与していますが、動かしていると徐々に痛みが減ることをよく経験します。しかし、よく考えると動かしたことで炎症が治まっていくわけではありません。では、なぜこのような現象が起こるのでしょうか？　これは動かすことで滑走性が改善し、摩擦負荷が小さくなってくると痛みも減ると考えると辻褄が合います。患者がよく「動き始めがとても痛いのですが、動いているとなんとかなっちゃうんです」と表現することがありますが、これは「動き始め＝摩擦負荷が大きい状態」、「動いている＝摩擦負荷

が徐々に小さくなる」と考えると、腑に落ちると思いませんか。

このように関節運動を行う際に、摩擦抵抗が強い状態で組織が滑り合うと、痛みを感じるようになるわけです。ただし、生理的な運動による摩擦負荷だけでは基本的には慢性痛が生じることはありません。実際に、1万歩歩けば1万回以上の摩擦負荷を受けますが、通常、痛みは出現しません。組織間の滑走性が低下していたり、非生理的な摩擦負荷が強いられることなどによって、慢性的な痛みを伴うようになります。これを踏まえ、ここでは「ⅰ）滑走性が低下した組織の摩擦負荷」と「ⅱ）非生理的な摩擦負荷」の2つの摩擦負荷について、具体例を挙げて解説し、治療の糸口と実際のテクニックを紹介していきます。

ⅰ）滑走性が低下した組織間の摩擦負荷

先述したように、組織に損傷があると損傷部位を修復する際に必ず線維化が生じます[4)5)]。この治癒過程において、修復組織だけでなくその周辺組織にも線維化が及んでしまうということを私たちは知っておかなければなりません。すなわち、周辺組織にも線維化が生じます 図25 。

そのため、損傷部位はもちろんですが、その周辺組織も運動時に生じる滑走性が低下することになります。こうしたことから、組織損傷が生じると、滑走性低下による機能障害が必発します。この機能障害は数日から数週間で回復することもあれば、数ヶ月かかることもあります。加えて言うと、癒着が生じることで滑走性がほとんど回復しないこともあります。臨床的には、靭帯損傷、骨折などを発症した後、損傷部位周辺が線維化して滑走性が低下することはよく見受けるため、イメージしやすいと思います。

また、組織損傷の場合だけでなく、いわゆる炎症が発生した場合も似たようなことが生じます[4)5)]。炎症が生じると、急性期では炎症反応によって充血と白血球の浸潤がはじまります。その後、線維芽細胞による膠原線維（コラーゲン）が産生され、炎症部位周辺を線維化させます 図26 。そのため、炎症部位とその周辺組織の間の滑走性は低下することになります。この場合も、滑走性低下による機能障害は、短期間で回復することもあれば、長期間を要すること

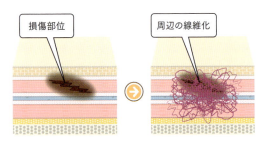

線維化は損傷部位を中心に周辺組織にも及ぶ

図25　組織の治癒過程

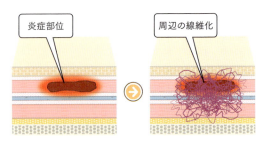

線維化は炎症部位を中心に周辺組織にも及ぶ

図26　炎症の治癒過程

もあります。

　組織間に線維化が生じると、滑走性が低下するために運動に伴う組織間の摩擦抵抗が大きくなります。このような状態で運動すると、通常より摩擦負荷が累積することで痛みを惹起するようになります 図27 。

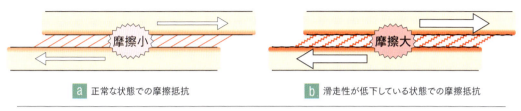

a 正常な状態での摩擦抵抗　　　b 滑走性が低下している状態での摩擦抵抗

図27　組織間の摩擦抵抗

　滑走性低下は、臨床では様々なケースで生じます。例えば、術後や外傷後では、多数の組織に滑走性低下が生じます。術後や外傷後には表層組織は必ず損傷を受けますので、筋膜や脂肪層にも滑走性低下が生じます。運動時に筋膜や脂肪層は相当な距離を滑走しますが、この時の摩擦負荷が非常に大きくなります。このため、術後や外傷後では筋膜性の痛みも必ず関与していると考える必要があります 図28 。

　また、侵襲や損傷がなくても、炎症を繰り返すことによって炎症部位周辺は線維化しますので、これによっても滑走性低下が生じます。

　こうしたことが分かってくると、問診で滑走性に影響する背景があるかどうかを聞き取ることも重要であると分かります。例えば、「どんなことをきっかけに痛みが生じるようになったのですか？」などの質問の回答の中に、滑走性低下と関与する背景があったのかを考察しながら問診を進めていくようにします。

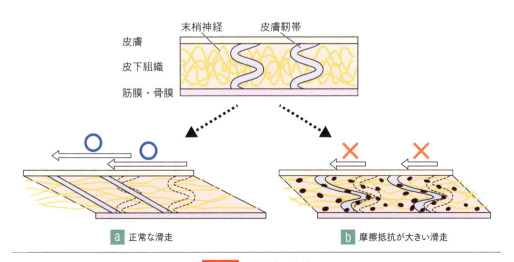

a 正常な滑走　　　b 摩擦抵抗が大きい滑走

図28　筋膜性の疼痛

改善のための糸口とテクニック

　では、組織間が線維化したことで摩擦負荷が大きくなり、痛みを有しているケースでは、改善のための糸口をどのように考えたら良いのでしょうか。このことは臨床であまりにも重要であるため少し詳しく解説していきましょう。

　まずは、生体内の組織間の滑走をイメージするために 図29 を見てください。生体内の組織は表皮から深部までが層構造に並んでいますが、各々の層の組織は、全て線維性に連結されています。つまり、どの組織をとっても、1つとして浮遊している組織はないということを知っておく必要があります[11]。線維性に連結されている組織同士が滑走しあいながら動いていることをイメージすることが大切であると私は感じています。

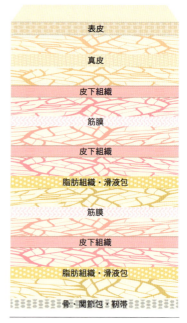

図29　**生体内の組織間**
（文献11を参考に作図）

　生体内でどのように組織同士が滑走しあっているのかをイメージするために 図30 をみてください。 図30-a は、筋、神経、靭帯の3つの組織が重なり合っている部位を抜粋してシェーマで示しています。このシェーマのように組織間は隣接しあって、生体内に存在しています。

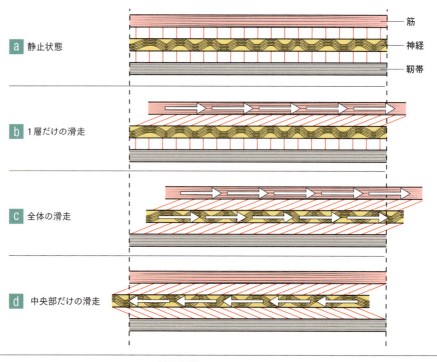

図30　**組織間の滑走**

これら隣接しあっている組織は、必ず線維性に連結していますので、1つの組織が動けば、間に介在している線維は伸張されるわけです 図30-b 。加えて、組織が全体で動くこと 図30-c や、中央の部分だけが移動することもあります 図30-d が、関節運動や筋収縮が起これば、その周囲では必ず組織間が滑走しあっています。そして組織間に介在する線維は伸張されていることになります。

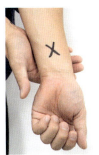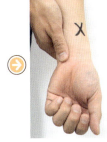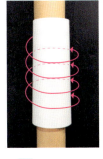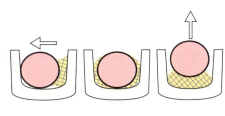

a 皮膚とその下の層の滑走　　b 筒を包んだ紙　　c 上腕二頭筋長頭腱の線維が伸張されながら滑走するイメージ

図31 組織間の滑走のイメージ

例えば、図31-a のように手首を軽く掴んで回すように皮膚を動かすと、皮膚はかなりの距離を移動することが分かります。この移動は皮膚がその下の層と滑走が生じていることで起こります。しかし、図31-b の筒を包んだ紙のようにどこまでも動くわけではなく、途中で止まります。これは下の層と線維性に連結されていて、その線維が限界まで伸張されるとそれ以上は滑走できなくなるため、皮膚の移動は途中で止まってしまうわけです。こういったことが生体内の全ての組織間で起こっているのです。このようなことがイメージできるようになると、身体内で各々の組織がどのように動いているかがこれまでと少し違って見えるのではないでしょうか。

例えば、結節間溝を上腕二頭筋長頭腱が滑ることを考えても、教えられてきたトンネル内を腱が通過するようなイメージは間違っていると思われます。この場合もトンネルと腱は線維性に繋がっていて、その線維が伸張されながら滑走しているイメージをできることが必要であると私は考えています 図31-c 。

このような生体内の組織間で生じている移動を踏まえ、滑走性を改善するためのテクニックとして、最も有効な方法は「組織間を移動させる」ことだと私は考えています。滑走性が低下している組織間を短軸および長軸で移動させることで、滑走性を促すことができます 図32 。

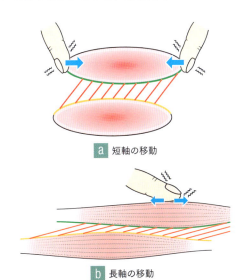

a 短軸の移動

b 長軸の移動

図32 組織間の移動

次に、このことを臨床の具体例で考えてみましょう。例えば、臨床で長軸に組織間を滑走させる場合、2つの隣接する組織のうち、片方の組織だけ伸張したり、収縮させたりすることで、組織と組織の間を長軸方向に移動させることが可能です。これにより、組織間の滑走を促します。

例えば、股関節の後面では、坐骨結節から大腿骨転子間稜に向かって大腿方形筋がありますが、この筋の深層には外閉鎖筋があります 図33-a 。臨床でこの2つの筋間の滑走性が低下することで、股関節開排動作などでこの部位に詰まり感や痛みを訴えることがあります。このようなケースでは、この2つの筋間の滑走性を引き出すために、片方の筋だけを伸張および収縮させることで、片方の筋だけ長軸方向への移動を引き出すことができます。具体的には、大腿方形筋は股関節屈曲位で伸張されますので、腹臥位で股関節を伸展すると、短縮した肢位になります。この肢位から股関節の自動運動での外旋（収縮）と徒手的な内旋（伸張）を繰り返すことによって、大腿方形筋に対して外閉鎖筋を優位に長軸方向に移動させることができます 図33-b.c 。

加えて、大腿方形筋を短軸方向へ移動させる操作を加えると、この2つの筋間の移動をさらに効果的に引き出すことができます。

また、滑走性を促す操作には、筋緊張の緩和を引き出す効果もあります。実際にこの操作を行った後、筋緊張が緩和し、滑走性が改善した両方の筋の伸張性も同時に改善が得られることが多いと思います。

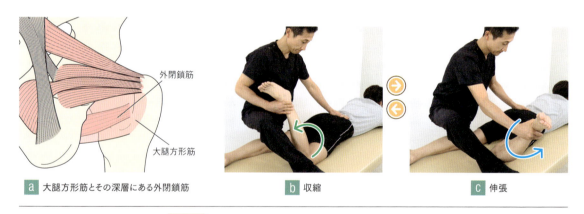

a 大腿方形筋とその深層にある外閉鎖筋　　b 収縮　　c 伸張

図33 大腿方形筋と外閉鎖筋の長軸への滑走操作

ⅱ）非生理的な摩擦負荷

ここでは、非生理的な摩擦負荷として、「圧力を伴った摩擦負荷」「非生理的な関節運動による摩擦負荷」について紹介します。この2つの摩擦負荷を理解すると、臨床で生じている現象をさらに解釈しやすくなります。

・**圧力を伴った摩擦負荷**

圧力を伴って組織が滑走すると、摩擦抵抗が強くなります。例えば、図34 のようにA点を

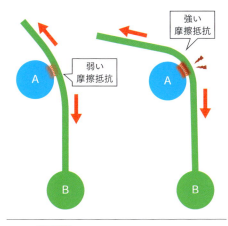

図34 屈折と摩擦抵抗との関係

基点に紐が滑る時、A点での屈折が小さければ摩擦抵抗はそれほど大きくなりません。しかし、この屈折が大きくなればなるほど摩擦抵抗は大きくなることは誰でも容易にイメージできると思います。

生体内では組織が屈折しながら滑走するところは多くあります。例えば、腸腰筋は、大腿骨頭を基点に屈折しながら滑走しています。このように組織が屈折しながら滑走するような部位では、滑液包が介在し摩擦抵抗を減弱させる機能が備わっています。腸腰筋と大腿骨頭との間にも腸恥滑液包（以下、腸恥包）が介在し、摩擦抵抗を最小限にしています。しかし、図35のように骨盤の後傾や前方変位があると、この屈折が強くなり腸腰筋が大腿骨頭を押し付ける圧力が増大し、これに伴って摩擦抵抗も大きくなります。この状態で運動を継続すると、非生理的な摩擦負荷が繰り返されることで、この部位に炎症を生じるようになり、ひいてはこの部位の線維化を招き、痛みを生じるようになることがあります。

また、組織が伸張された状態で滑走したり、筋の筋緊張が亢進した状態で滑走する場合も同じように摩擦抵抗は大きくなります。例えば、図36-bのように組織が伸張されると組織間に加

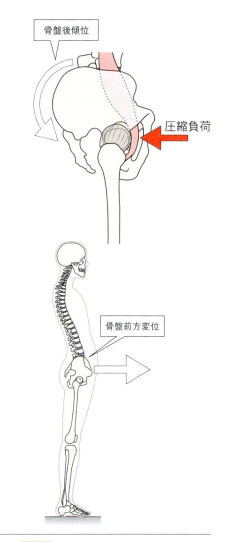

図35 腸腰筋と腸恥包間の滑走負荷

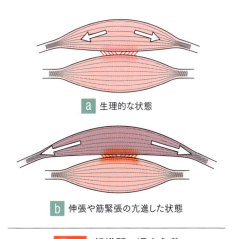

図36 組織間の滑走負荷

1 慢性痛はどうして起こるのか？　41

わる圧力は増大します。この状態で運動が繰り返されると非生理的な摩擦負荷が繰り返されることになり、炎症を生じることがあります。

以上のように圧力を伴った組織の滑走は、非生理的な摩擦負荷による痛みを生じさせる要因となります。

・非生理的な関節運動による摩擦負荷

非生理的な関節運動も摩擦負荷を大きくする要因となります。非生理的な関節運動による障害も臨床では非常に多く発生するため、分かりやすく説明していきます。

例えば、図37 のように骨盤が挙上するトレンデレンブルグ徴候は臨床でよく見受けます。トレンデレンブルグ徴候は変形性股関節症の特徴的な動きとして知られていますが、よくよく観察してみると、実は健常なヒトにも多く見られる動きであることが分かります。トレンデレンブルグ徴候は立脚期の骨盤挙上として捉えられることが多いですが、私は"股関節が急速に内転する動き"と捉えています。

股関節が急速に内転する動きを繰り返すと生体内でどのようなことが起こるでしょうか。この時に生じる摩擦負荷について、大腿直筋の反回頭を例に考えてみましょう。大腿直筋の直頭は下前腸骨棘に付着することはセラピストなら誰でも知っていますが、反回頭がどこに付着するのかはそれほど知られていないかもしれません。反回頭は臼蓋上縁から始まり関節包とも連結しています 図38-a 。トレンデレンブルグ徴候によって急速な股関節内転運動が繰り返されると、関節包と反回頭との間に非生理的な摩擦負荷が繰り返されることになります 図38-b 。これにより炎症が生じ、ひいては痛みを生じるようになります。このように非生理的な関節運動が生じることで摩擦負荷や伸張負荷が強く生じているケースは臨床であまりにありふれているのです。

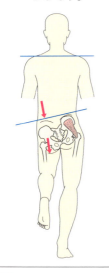

図37 トレンデレンブルグ徴候

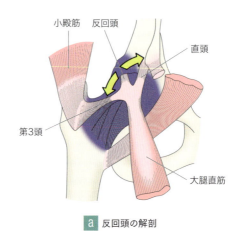

a 反回頭の解剖

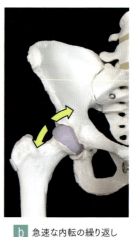

b 急速な内転の繰り返し

図38 大腿直筋反回頭への摩擦負荷

改善のための糸口とテクニック

　では、非生理的な摩擦負荷によって痛みを有しているケースでは改善のための糸口をどのように考えたら良いのでしょうか。

　まずは、摩擦負荷を減弱させるために、滑走性を促す操作を行うことです。組織間の滑走性が向上すれば、加わる圧力が同じであっても摩擦抵抗は小さくすることができます 図39 。そのため、滑走性を促す操作を施行すれば、その場で痛みが軽減します。

　次に、このことを臨床の具体例で考えてみましょう。例えば、先ほど例に挙げた腸腰筋と腸恥包の滑走性低下がある場合、この2つの組織間の滑走性を促すことが大切です。実際のテクニックを紹介すると、 図40-a のように股関節を軽度屈曲位にして、大腿骨頭の位置を確認します。大腿骨頭の位置が確認できたらその表層部分に腸腰筋が位置していることをイメージして触知します 図40-b 。そして腸腰筋を徒手的に短軸方向に滑走操作を加えます。このことによって腸腰筋と腸恥包の滑走性が改善し、さらに筋緊張も緩和させる効果もあります。この滑走操作を施行することで痛みをその場で緩和することができます。

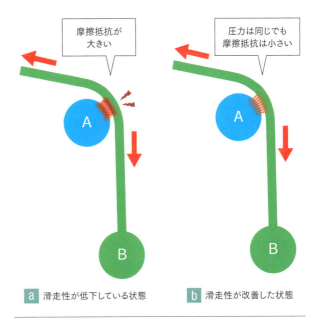

a 滑走性が低下している状態
b 滑走性が改善した状態

図39　滑走性と摩擦抵抗の関係

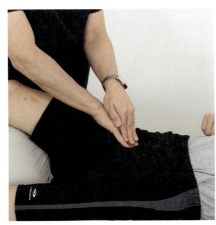

a 大腿骨頭の確認

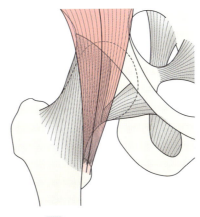

b 腸腰筋の位置のイメージ

図40　腸腰筋と腸恥包の滑走性を改善するための徒手操作

1 慢性痛はどうして起こるのか？　43

また、非生理的な関節運動を正常化することも大切になります。姿勢や肢位の観察、および動作分析の評価から、摩擦負荷を大きくする要因を見出し、その要因に介入することが重要です。

　例えば、前述の骨盤の後傾や前方変位を呈している場合、ハムストリングスの伸張性向上、胸椎後弯の改善、姿勢指導などを行うことで、腸腰筋への摩擦負荷を減弱させることが考えられます 図41 。

　また、トレンデレンブルグ徴候を呈している場合であれば、股関節外転筋の筋力強化や 図42-a 、荷重位で反対側の骨盤を挙上させる運動学習 図42-b 、片脚立位の運動学習 図42-c などの運動療法などを行います。こうした運動療法よって荷重位の股関節内転を軽減することができれば、大腿直筋反回頭への摩擦負荷を減弱させることが考えられます。

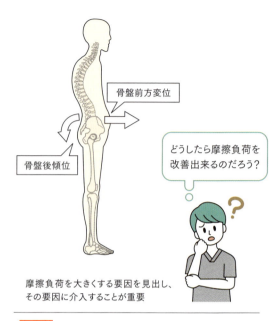

摩擦負荷を大きくする要因を見出し、その要因に介入することが重要

図41 非生理的な摩擦負荷に対する改善の糸口

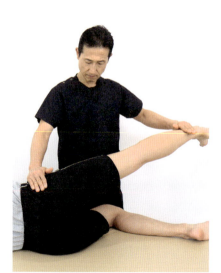

a 股関節外転筋の筋力強化

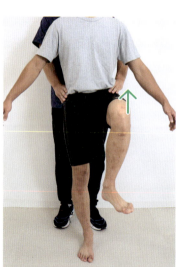

b 荷重位で反対側の骨盤を挙上させる学習ex.

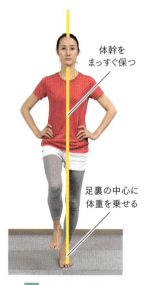

c 片脚立位の学習

図42 トレンデレンブルグ徴候を改善するための運動療法

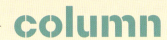

滑走性の改善と筋緊張緩和

　本文でも触れましたが、過緊張を呈している筋に対して、隣接組織との滑走性を改善させると、筋緊張が緩和することは、どのセラピストも体感できると思います。ここで、このことを必ず実感できるテクニックを紹介しておきましょう。

　例えば、ハムストリングスを短軸方向と長軸方向への滑走を促すと、SLRの角度は必ず改善されます 図43 。ここではハムストリングスの短軸方向への滑走操作を紹介しますので、職場の仲間と実際に行ってみてください。ハムストリングスの筋緊張が緩和し、SLRの角度が明らかに改善することを必ず体験できるはずです。

　まずはじめに背臥位でSLRを行い、角度と張り感を確認します 図43-a 。この際、張り感だけでなく、張る場所も確認しておきましょう。その後、腹臥位とし、膝関節を屈曲方向に自動運動させると内側ハムストリングスの筋腹が浮き上がりますので、その状態で筋のレリーフを確認します 図43-b 。筋腹を確認することができたら、筋腹の外側から内側方向、内側から外側方向へと繰り返し短軸方向に滑走を促します。この時、起始から停止までの滑走操作を行う中で、最も硬さを感じる部位を見出し、その部位を中心に介入すると良いでしょう 図43-c 。この操作を外側ハムストリングスでも同じように行います。以上の滑走操作を施行した後、再び背臥位でSLRを行うと、角度が明らかに増大し、さらに張り感と張る場所が介入前とは変わっていることが分かると思います 図43-d 。

　このような滑走性の改善と筋緊張の緩和のメカニズムについて、私の中に明確な科学的根拠はまだありません。ただ、現象としてこのようなことが起こることが皆さんも体感できるはずです。

　プロのセラピストとして筋緊張を緩和させる場合、いわゆるマッサージを行うのではなく、こうしたテクニックを駆使することで、短時間で筋緊張を緩和させる方法を習得することは極めて重要だと考えています。また、これまでのマッサージと異なる概念の施術ができれば、商業的にもいわゆるマッサージ店との違いを見出すことも可能かと思います。

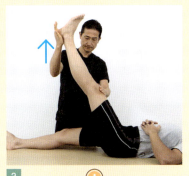
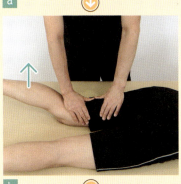
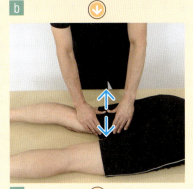
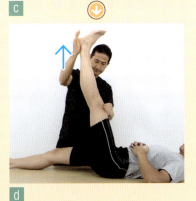

図43　ハムストリングスの滑走操作による介入効果

❸ 圧縮負荷

　圧縮負荷とは、外から圧力が加わり、それが内部に応力として生じる状態を指します。生体内では、組織と組織が近づく運動をする際に、圧力が加わることで生じる負荷を言います。実際の臨床では「圧縮」だけなく、「縮む・撓む」といった負荷が含まれます。臨床でイメージしやすい例として、インピンジメント症候群を挙げることができます。インピンジメント症候群は肩関節、股関節、足関節など多くの部位で生じるため、医療者なら誰でもイメージできると思います。

　ただし、生理的な関節運動による圧縮負荷だけでは基本的には慢性痛が生じることはありません。実際に、腰を最終域まで反ったり、股関節を最終域まで曲げると強い圧縮負荷を受けますが、通常、痛みは出現しません。持続的な圧縮が加わったり、非生理的な関節運動が強いられることなどによって、慢性的な痛みを伴うようになります。これを踏まえ、ここでは「ⅰ）持続的な圧縮負荷」と「ⅱ）非生理的な関節運動による圧縮負荷」の2つの圧縮負荷について、具体例を挙げて解説し、治療の糸口と実際のテクニックを紹介していきます。

ⅰ）持続的な圧縮負荷

　持続的な圧縮負荷が生じることが、痛みを引き起こす例は他にたくさんあります。養成校でも必ず学ぶ例としては、ギプス固定時に生じる腓骨神経の絞扼障害があります。これは腓骨の後下方を走行する腓骨神経がギプスによって持続的な圧縮負荷を受け、痛みや麻痺を生じるようになることを言います 図44 。また、就寝時によくある例として、多裂筋への圧縮負荷があります。図45 のように、背臥位では仙骨部に最も圧力が加わります[12]。そのため、仙骨に付着する多裂筋が持続的な圧縮を受け続けることで、多裂筋と仙骨孔から多裂筋の深層を走行する

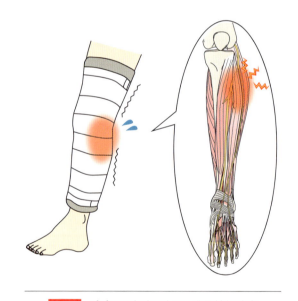

図44　ギプス固定時に生じる腓骨神経障害

神経[※2]に絞扼障害が生じることがあります。「朝起きると、しばらく起き上がれないくらい腰（仙骨周辺）が痛い」と訴えるケースでは、私ならまずは仙骨での圧縮負荷が要因になっていることを念頭に評価を進めます。

※2　仙骨孔は、中殿皮神経など仙骨神経叢からの後枝外側枝が通過します。

その他にも組織が圧縮されることで、組織に「縮む・撓む」といった負荷が加わり、痛みが生じることもあります。組織が伸張されることで痛みを生じることは誰でもイメージできると思いますが、組織が縮むこと（組織と組織が近づく運動）で痛みが生じることについては、イメージできないかもしれません。例えば、皮膚や筋が縮むことで痛みが生じることをイメージできる医療者は少ないと私は感じています。しかし、「縮む・撓む」ことで痛みが生じることは、日々の臨床で頻繁に生じています。例えば、腰椎を伸展する際、深層にある軟部組織（椎間板など）や椎間関節が圧縮されることは誰でもイメージができると思います。一方、表層にある筋や表層組織（皮膚や皮下組織、筋膜など）には「縮む・撓む」方向への作用が働きます 図46-a 。組織が撓む際には、 図46-b のように組織同士に浮き上がる力が生じますので、組織間の癒着や滑走性低下があれば、柔軟性の

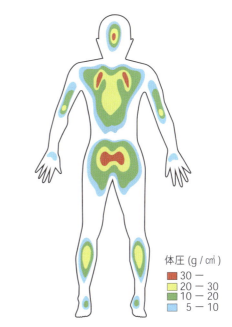

背臥位では仙骨部に最も圧力が加わる

図45 背臥位の支持基底面

ない組織間を引き離されるわけですから痛みを生じるようになります。大きめの擦り傷があると、「伸張」でも「縮む・撓む」でも痛みが生じることは、誰でも経験したことがあると思いますが、これはこのような機序によって「縮む・撓む」時にも痛みが生じると考えられます。

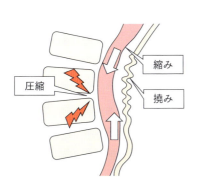

a 腰椎の伸展時の縮み・撓み

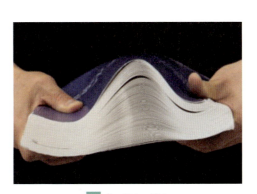

b 本の縮み・撓み

図46 組織の縮みと撓み

改善のための糸口とテクニック

では、圧縮負荷によって痛みを有しているケースでは、改善のための糸口をどのように考えたら良いのでしょうか。

この糸口として、私は組織の柔軟性や滑走性を引き出すことが大切だと考えています。なぜなら、変性や線維化が生じると、圧縮を分散することが難しくなるからです。例えば、背臥位で多裂筋と仙骨孔から走行する神経に圧縮負荷が加わることで痛みが出現するケースで考えてみましょう。仙骨孔のすぐ背面には多裂筋が覆うように走行し、この深層に仙骨孔を通過する神経が走行します。この部位に変性や線維化などの何らかの要因で滑走性低下があると圧縮に対する分散ができなくなり、長時間の圧縮後にこの部位を動かすことで痛みを生じることがあるわけです 図47 。

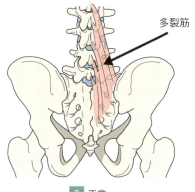

a 正常

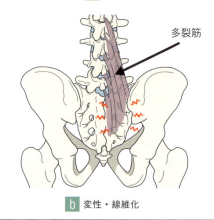

b 変性・線維化

図47 仙骨孔周辺の多裂筋と神経の滑走

そのため、この部位の柔軟性や滑走性を改善することで加わる圧力を分散しやすくすることができます。方法はたくさんありますが、徒手的に多裂筋の滑走性を促す方法 図48-a や深層の多裂筋の伸張と収縮を促すことなどが実際のテクニックとして考えられます 図48-b 。

また「縮む・撓（たわ）む」ことで痛みを有する場合も、組織間の癒着や滑走性低下によって組織同士に浮き上がる際に痛みが発生するわけですから、この場合は組織間の滑走性を促すことが糸

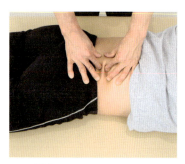

a 徒手的に多裂筋の滑走操作

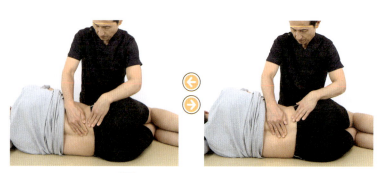

b 多裂筋の伸張と収縮を促す操作

図48 多裂筋の滑走性を促す徒手操作

口の1つとして考えることができるわけです。「縮む・撓む」ことでの痛みは特に表層組織で多いので、具体的なテクニックを紹介しておきましょう。

皮膚（浅筋膜層）の部位で痛みを発している場合、表層だけを滑走するように操作します。浅脂肪組織は皮膚と強く連結し一体となって滑走するため、表層だけを滑走させることで皮膚（浅筋膜層）を効果的に滑走させることができます 図49-a 。一方、筋膜（深筋膜層）の部位で痛みを発している場合、浅筋膜までの層を浮き上げるように操作します。これにより、深脂肪組織と深筋膜層に陰圧を加えながら動かすことができ、筋膜（深筋膜層）を効果的に移動させることができます 図49-b [7]。

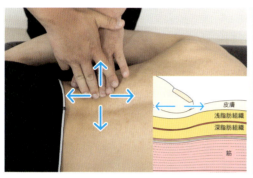
a 皮膚（浅筋膜層）の滑走操作

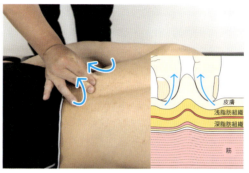
b 筋膜（深筋膜層）の滑走操作

図49 表層組織の滑走性を促す徒手操作

ⅱ) 非生理的な関節運動による圧縮負荷

関節包や外旋筋群など股関節後方支持組織の伸張性が低下すると、股関節屈曲に伴い大腿骨頭が前方へ押し出されることで、前方組織のインピンジメントが誘発されることがあります。このことは圧縮負荷を考える上で重要な概念になりますので、これを理解するために 図50 を見てください。

股関節後方支持組織は屈曲の最終域で緊張しますが、その途中の角度では運動を制限しません。しかし、後方支持組織に伸張性低下がある場合は、股関節屈曲に伴い後方組織が最終域に到達する前に緊張が高まることになります。そのため、これ以上屈曲運動を強要しても後方支持組織はそれ以上伸張しないため、従来の屈伸軸は前方へ変位し、股関節前方

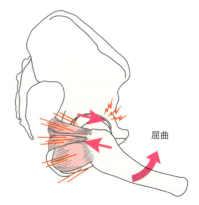

股関節後方支持組織の伸張性の低下があると、obligate translationにより大腿骨頭が前方へ押し出されることで、前方組織のインピンジメントが誘発される

図50 後方組織の伸張性低下によるインピンジメント

の組織には圧縮力が作用し痛みが出現する原因となることがあります。このように偏った部位の伸張性低下は関節の求心性を乱し、関節の正常な運動の軌道から逸脱しやすくします。この概念は、oblique translation 理論[※3]と呼ばれています[8)13)14)]。このように滑走性や伸張性低下を基盤に非生理的な関節運動によって圧縮負荷が生じることも臨床ではよく見受けます。

💡 改善のための糸口とテクニック

では、非生理的な関節運動によって圧縮負荷を受け、痛みを有しているケースでは改善のための糸口をどのように考えたら良いのでしょうか。

この場合は、関節運動の正常化が必要です。oblique translation によって非生理的な関節運動が生じている場合は、その要因となっている組織の伸張性の改善が必要です 図51 。

臨床でよくある例を挙げると、外閉鎖筋の伸張性低下によって股関節前方に圧縮負荷を生じることがあります。外閉鎖筋は 図52-a のように大腿骨に巻き付くような構造をしているため、伸張性の低下が生じると大腿骨頭を前方に引き出すようになるわけです。そのため、外閉鎖筋の伸張と収縮を繰り返し行う運動療法などによって、この筋の伸張性が改善することで股関節屈曲時の痛みを緩和できることはよく経験できます 図52-b 。

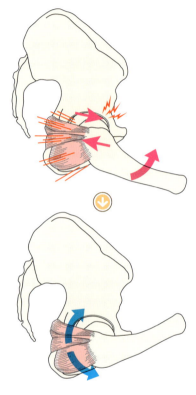

後方組織の伸張性を改善することでインピンジメントが改善する

図51 前方組織のインピンジメントの改善

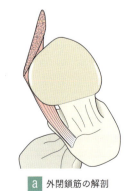

a 外閉鎖筋の解剖

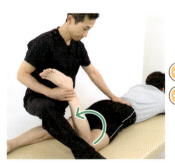

b 外閉鎖筋の収縮と短縮からの伸張法

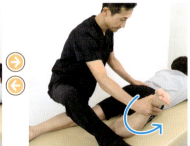

図52 外閉鎖筋の伸張性を改善するための運動療法

※3
oblique translation 理論とは：oblique translation 理論とは、隣接する組織の硬度バランスが異なることによって、関節軸が変位するという概念です。関節軸は、関節運動の中心点であるため、関節軸の変位は、正常な関節運動を阻害します。

50　1 慢性痛はどうして起こるのか？

4 収縮負荷

　収縮負荷とは、文字通り筋が収縮することで内部に応力として生じる状態をいいます。臨床で筋の収縮によって痛みが生じることは少なくないので、運動器疾患に関わる医療者なら誰でもイメージしやすいと思います。ただし、生理的な収縮負荷だけでは基本的には慢性痛が生じることはありません。実際、運動中は強い収縮負荷を繰り返し受けますが、通常は慢性痛を生じていません。筋の損傷や炎症を伴ったり、筋と隣接組織との間で滑走性が低下したり、非生理的な関節運動が強いられることなどによって、慢性的な痛みを伴うようになります。これらについて具体例を挙げて考えてみましょう。

ⅰ）変性や瘢痕化を呈する筋への収縮負荷

　筋が損傷、炎症、過緊張、瘢痕化など、異常な状態で収縮すると痛みを生じるようになります。損傷した筋が収縮すれば痛みを生じることは誰でも理解できますが、通常は一定期間を経過すれば、修復され収縮時痛はなくなります。しかし、損傷後に変性や瘢痕化を伴うと慢性的な収縮時痛が生じる要因となります 図53-a 。

　炎症している筋も同様です。炎症を伴った状態で筋が収縮すれば痛みを生じることは容易に理解できますが、通常は一定期間を経過すれば、炎症が治まり収縮時痛はなくなります。しかし、炎症を繰り返すことによって変性や線維化を伴うと慢性的な収縮時痛が生じる要因となります。

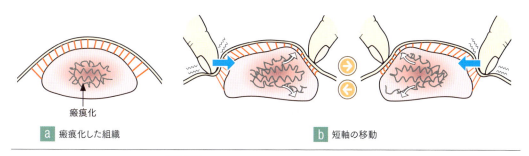

a 瘢痕化した組織　　　　b 短軸の移動

図53　瘢痕化した部位を移動させる操作

改善のための糸口とテクニック

　では、変性や瘢痕化を呈する筋が収縮時痛を有しているケースでは改善のための糸口をどのように考えたら良いのでしょうか。改善のための糸口はすでに説明してきましたが、変性や瘢痕化を改善し、筋の柔軟性や伸張性を回復することが大切です。

　例えば、揉んだり、ほぐしたりして、破壊→吸収→新生のプロセスを促すことが考えられます。加えて、変性や瘢痕化を生じている筋に対して、選択的に滑走性を促すことも有効です。

先述しましたが、短軸方向への徒手的な滑走操作は、特に効果的だと私は考えています。具体的には、図53-b のように変性や瘢痕化した筋に対して、内側と外側の両方から移動させる操作を加えます。このことで、圧縮を加えながら内外側から変形させる操作を繰り返すことで、瘢痕化した線維がほぐれていきます。瘢痕化した部位が柔らかくなれば、破壊→吸収→新生の速度を早められると考えられます。

ⅱ）過緊張を呈する筋への収縮負荷

　筋の過緊張が長期に及ぶと、血管の攣縮を生じさせ局所循環を停滞させます。このことで筋細胞は虚血に伴い組織が変性し、その過程において生じる発痛関連物質によって感作が生じるようになります[8)9)]。これにより収縮時痛が生じるようになることがあります 図54。

　また、偏った身体の使い方によって、非生理的な筋収縮が強いられる状態でも収縮時痛の要因になることがあります。例えば、股関節内転モーメントは骨盤内方位、骨盤下制位、COM内方位[※4]、股関節外転位荷重などが影響して大きくなります 図55 [10)]。このような要因で非生理的な筋収縮が持続することは、収縮時痛の要因になることがあります。

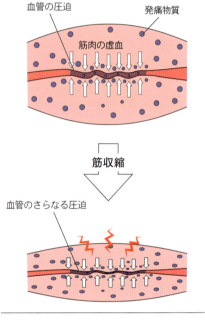

図54 過緊張を呈する筋への収縮負荷

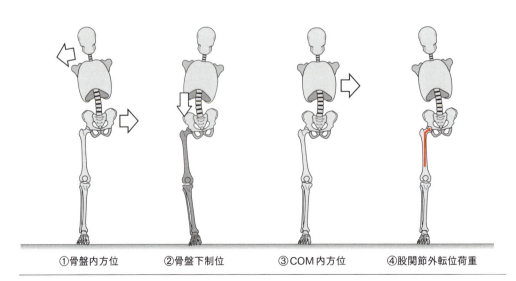

①骨盤内方位　　②骨盤下制位　　③COM内方位　　④股関節外転位荷重

図55 股関節内転モーメントの影響因子

※4 「COM」とは体幹の質量中心のことです。

改善のための糸口とテクニック

　では、過緊張を呈する筋が収縮時痛を有しているケースでは改善のための糸口をどのように考えたら良いのでしょうか。この場合、筋緊張を緩和し、筋の伸張性を改善することが大切です。

　筋の過緊張を緩和させるためには、前述した短軸方向への滑走操作に加え、長軸方向への滑走性と伸張性を促すことが大切です。私は短軸および長軸方向への滑走性を促す操作を先行し、その後に伸張性の改善を図るようにしています。筋の伸張性改善のためのテクニックはたくさんありますが、過緊張を呈する筋は単にストレッチングを行うだけでは効果的な伸張は得られないと私は感じています。もちろん全く効果がないわけではないですが、自動収縮を組み合わせることでより効果的な伸張が得られると考えています。そのため、伸張性の改善を図る際は、私は狙いとする筋の選択的収縮と伸張を繰り返すようにしています。特に、前述した「収縮と短縮からの伸張法」は、非常に効果的な伸張法です（P34）。この書籍内で、随所にこの伸張法の活用方法を紹介していますので、適切に習得して活用してみてください 図56 。必ず効果を実感できるはずです。また、実践の中でさらに生理学的な機序を応用したテクニックを加えながらより効果的な方法を模索するのもよいでしょう。

　最後に、姿勢や動作の改善について触れておきましょう。筋の収縮時痛が長期間継続しているケースでは、大なり小なり姿勢や動作に関連した力学的な負荷が関与しています。このため、私たちセラピストはどうしても力学的視点を持って評価することが必要であり、姿勢や動作の分析が苦手だとしても避けて通ることはできません。特に、病態と姿勢や動作との関連を考察することが大切になります。

　例えば、腰痛患者を評価すると、片側の腰背部の筋だけに過緊張を呈していることはどのセラピストも頻繁に経験すると思います。このような患者では片側の腰背部の筋だけが活動せざるをえない力学的要因が必ず潜んでいます。そのため、私たちセラピストが姿勢や動作の評価からその要因を見つけ出し、そしてその要因に対して介入することが求められます。具体例を挙げる

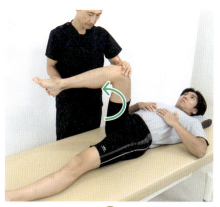
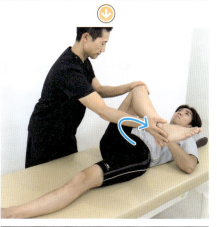

図56 収縮と短縮からの伸張法

梨状筋の過緊張を緩和させる場合

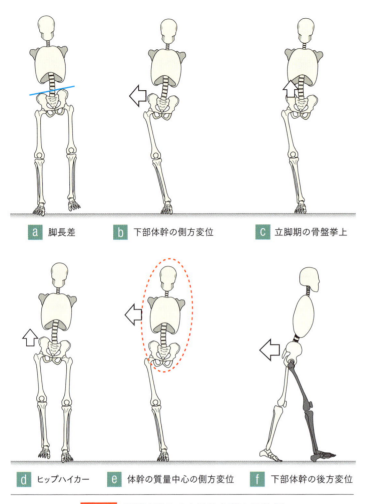

図57　腰痛が生じる力学的負荷の具体例

と、脚長差 図57-a 、下部体幹の側方変位 図57-b 、立脚期の骨盤挙上 図57-c 、前遊脚期（PSW）の下肢挙上（ヒップハイカー）図57-d 、体幹の質量中心の側方変位 図57-e 、立脚期の下部体幹の後方変位 図57-f などが、片側の腰背部の筋だけに過緊張を呈する要因となります。私たちセラピストは常に姿勢や動作を観察し、筋の過緊張に影響している力学的要因を症例ごとに評価から見出し、評価に基づいた改善を行うことが大切になります。

参考文献
1) Boyd:Text Book of Pathologie,5,Lea&Febiger,1947.
2) 安東祐子・他：ラットアキレス腱切断後の修復過程について,広大保健学ジャーナル,vol.6:32-42,2006.
3) 園部俊晴：臨床実習生・若手PTのための理学療法実践ナビ 運動器疾患編.運動と医学の出版社.2022,pp30-31.
4) 井上秦：看護学生のための病理学教室〜病気のしくみを学びにゆく〜.Vol34 No3,pp5-7.2013.https://www.kanto-ctr-hsp.com/patient/department/images/byori/pdf/201303.pdf,(参照2024-11-01).
5) Keyence corporation.All Rights Reserved：顕微鏡の用途事例や解析手法を学ぶ,顕微鏡観察ラボ,https://www.keyence.co.jp/ss/products/microscope/bz-casestudy/fibrosis-quantification.jsp,(参照2024-11-01).
6) 橋本貴幸：膝関節拘縮の評価と運動療法.運動と医学の出版社.2020,pp1-12,
7) 成田崇矢：成田崇矢の臨床 腰痛.運動と医学の出版社.2022,pp93-313.
8) 赤羽根良和：肩関節拘縮の評価と運動療法(改訂版).運動と医学の出版社.2023,pp.85−217.
9) Johansson H,et al：Pathophysiological mechanisms involved in genesis and spread of muscular tension in occupational muscle pain and chronic musculoskeletal pain syndromes：a hypothesis.Med Hypotheses 35：196-203,1991.
10) 入谷誠・園部俊晴：関節モーメント.入谷誠の理学療法.運動と医学の出版社.2020,pp21-49
11) Jean-Claude GUIMBERTEAU・他：人の生きた筋膜の構造.竹井仁(翻訳).医道の日本社,2018.
12) 髙橋 幸治：ヒューマンムーブメント.脳卒中後遺症者へのボバースアプローチ〜基礎編〜.運動と医学の出版社.2015,pp171-224.
13) 林典雄：運動療法のための運動器超音波機能解剖 拘縮治療との接点.文光堂.杉本勝正(監修).2015,pp2-11.
14) Rockwood CA et al：The Shouledr, 3rd ed, Saunders, 2004.

2 慢性痛を考える際の留意点

　ここまで慢性痛が生じる理由と、疼痛部位に加わる4つの負荷について説明してきました。この項目では、慢性痛を考える際の2つの留意点について、触れておきます。

　1つ目の留意点は、痛みを生じさせている負荷は1つではないという事実です。

　痛みの改善には、病態を理解し、その病態にどのような負荷が加わっているのかを推論することは必須です。しかし、痛みを有する多くのケースでは、複数の負荷が複合して加わっています。そのため、複数の負荷の中で、主となる負荷がどの負荷なのかを評価から推論することが大切です。その上で、どうすればその負荷を改善できるのかを考えながら、治療に望む必要があります 図1 。例えば、先に例に挙げた腸腰筋に慢性痛を有する患者では、伸張負荷、摩擦負荷、圧縮負荷など複数の負荷が加わっています。しかし、同じ部位の慢性痛でも主となる負荷が患者によって異なることはよくあります。そのため、個々の患者ごとに姿勢や動作を観察し、どの負荷が主となる負荷なのかを推論しながら、介入を進めていくことが大切になります。

　2つ目の留意点は、介入の順番です。

　ここまで説明してきた「改善のための糸口と実際のテクニック」を振り返ってみると、改善のための糸口には、組織自体に変化を与える"**組織学的介入**"と、姿勢や動作に変化を与える"**力学的介入**"とがあることが分かります。運動器疾患の治療には、必ず"組織学的介入"と"力学的介入"の両方が必要なのです。

　この2つの介入のうち、まずはじめに取り組まなければならないことは、"組織学的介入"であると私は考えています。その理由は、狙いとする組織が明確になってはじめて"力学的介入"が活きてくるからです。そのため、介入の順番として、"組織学的介入"から始め、それから"力学的介入"を行うという流れを私は鉄則としています。このことで、狙いを明確にした介入を日々の臨床で繰り返すことができると私は考えています。

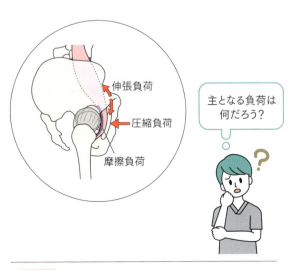

図1　複数の負荷が加わるシチュエーション

第Ⅰ部 第1章 滑走性と伸張性のテクニックを手に入れる重要性

3 慢性痛には常に滑走性と伸張性の改善が鍵を握っている

　痛みのある患者と真摯に向き合い、臨床を突き詰めていくと、どのセラピストも必ず気づくことがあります。それは、"組織学的介入"のどの糸口を突き詰めて考えてみても、「組織間の滑走性」と、「組織の伸張性」の改善が常に鍵を握っているということです。このことは、皆さんに必ず理解していただきたいことなので、以下に分かりやすく解説していきます。

　「1）慢性痛はどうして起こるのか？」の項目では、慢性的な痛みは"伸張"、"摩擦"、"圧縮"、"収縮"の４つの負荷が関与していることを説明しました。これらの負荷が繰り返されることによって、痛みが生じるようになると考えられます。ただし、慢性的な痛みを生じさせている負荷が、"伸張"、"摩擦"、"圧縮"、"収縮"のどの負荷であったとしても、改善の糸口を考えると、「滑走性」と「伸張性」が関与していると私は感じています。

　このことを理解するために 図1 を見てください。例えば、圧縮負荷の改善の糸口を考えてみると、P49で例に挙げた股関節屈曲時の圧縮負荷による股関節前方の痛みは、股関節後方の関節包や外旋筋群などの股関節後方支持組織の硬さによって大腿骨頭が前方へ押し出されることで生じることがよくあります。この場合、これら後方支持組織の伸張性を改善することが圧縮負荷改善の糸口になります 図1 。さらに言うと、その伸張性を改善するためには、関節包や外旋筋群など組織間の滑走性を促すことで効果的に伸張性を引き出すことができます。

　次に、肩関節でも圧縮負荷の改善の糸口を考えてみましょう。 図2 を見てください。正常な関節包では、 図2-a のように関節運動を行った時に最終域で靭帯や関節包が適度に緊張することで正常な可動域と安定性が得られます。しかし、靭帯や関節包の伸張性が低下している症例では、関節運動の最終域に到達する手前で関節包の緊張がピークに達し、

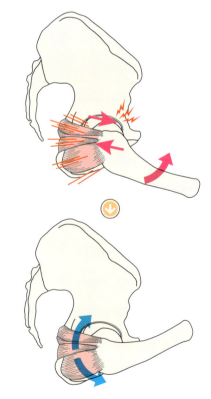

後方組織の伸張性を改善することでインピンジメントが改善する

図1 　後方組織の伸張性低下によるインピンジメント

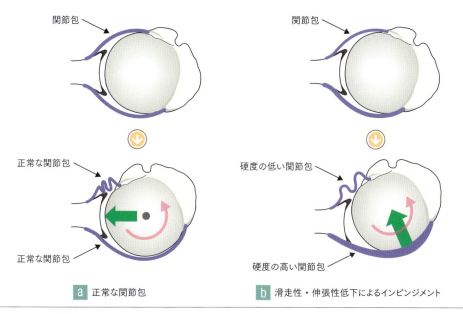

図2　肩関節後方組織の滑走性・伸張性低下によるインピンジメント

上腕骨頭を変位させる力が発生します。よくある例として関節包の後方組織に拘縮が生じた場合、図2-bのように上腕骨頭は求心位を保つことが難しくなり前方に変位します。これによって、肩関節前方には圧縮負荷が生じることになり、周辺組織に侵害刺激が加わることが痛みの原因となることが多いです[1)2)]。このため、このようなケースでは肩関節後方組織の滑走性と伸張性を改善することで、圧縮負荷が減弱し肩関節前方への侵害刺激を少なくすることができます。実際に、水平内転や屈曲動作で肩関節前方部に痛みを訴えるケースでは、小円筋や棘下筋などの筋緊張、後方の関節包の硬さなどを確認し、特に硬さを認めた組織への伸張性と滑走性を促す介入が大切であり、これにより即座に疼痛が減弱するケースは多いです。このことが分かると、肩関節の臨床でよく見受ける肩峰下インピンジメントや前上方インピンジメントなども、圧縮負荷の改善するためにはどうしたらよいのか、その糸口はおのずとみえてくるわけです。

以上の説明から、圧縮負荷の改善には、組織間の**滑走性**と、組織の**伸張性**の改善が鍵を握っていることが分かります。

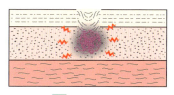

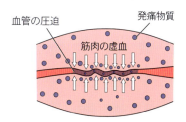

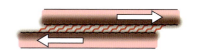

図3　収縮負荷を大きくする要因

次に、収縮負荷の改善の糸口を考えてみましょう。先述したように、筋の変性や瘢痕化、過緊張、滑走性低下などがある状態で収縮負荷が加わると疼痛が発生しやすくなります 図3 。

このうち、筋の変性や瘢痕化の改善を考えてみると、変性や瘢痕化した部位を内外側から移動させる「筋の短軸滑走」のテクニックは効果的です。このテクニックによって、圧縮を加えながら内外側から変形させる操作を繰り返すことで、瘢痕化した線維がほぐれていきます 図4 。瘢痕化した部位が柔らかくなれば、筋緊張はその場で緩和します。加えて、破壊→吸収→新生の速度を速めることができると考えられます。

また、過緊張を呈している筋の改善では、「筋の短軸滑走」に加え、「収縮と短縮からの伸張法」を活用するテクニックが効果的です。すなわち、収縮負荷の改善には、どの状況においても筋とその周囲の滑走性の改善と、筋の伸張性を改善することが鍵を握っていることが分かります。

そして、伸張負荷、摩擦負荷によって生じている慢性痛の改善の糸口として、滑走性と伸張性の改善が必要なことは言うまでもありません。

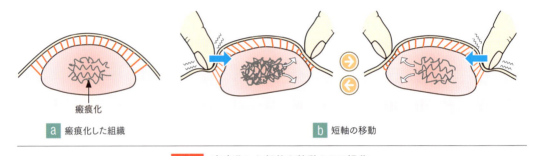

a 瘢痕化した組織　　**b** 短軸の移動

図4 瘢痕化した部位を移動させる操作

ここまでの説明を鑑みると、慢性的な痛みを生じさせている負荷が、"伸張"、"摩擦"、"圧縮"、"収縮"のどの負荷であったとしても、改善の糸口を考えると、「滑走性」と「伸張性」の改善が鍵を握っていることが分かります。つまり、**"組織学的介入"を実施するに当たり、「組織間の滑走性」と、「組織の伸張性」を改善させるテクニックは私たちセラピストに最も重要であり、かつ必須の徒手的技術になる**と私は考えています。そして、ほとんどの慢性痛には、「滑走性」と「伸張性」が関与していることを理解し、実際に「滑走性」と「伸張性」を改善できると、多くの痛みがその場で改善もしくは減弱できるようになります。

このため、この書籍では特に**「滑走性」**と**「伸張性」**について深掘りして解説しています。滑走性と伸張性の理解が深まることで、皆さんの臨床が変わるきっかけになることをお約束します。

参考文献
1) 沖田実：痛みの発生メカニズム—末梢機構. ペインリハビリテーション. 三和書店.2011,pp134-177.
2) 山本宜幸, 他：バイオメカニクス. 最新整形外科学大系 肩関節・肩甲帯 13. 高岸憲二, 他（編）中山書店.2006,pp15-20.

4 痛みを生じさせる組織とは

ここまで慢性痛はなんらかの負荷の繰り返しによって生じていることを説明してきました。しかし、**負荷＝痛み**ではありません。痛みを発しているのは、あくまでも「負荷」ではなく、「組織」です。つまり、負荷を受けて痛みを発している組織があるから痛いのです。だから、私たちの臨床では、痛みを発している組織を見つけて、その組織に対して介入するという流れが必要なのです。この痛みを発している組織こそ、痛みの真の原因であり、この組織を私は**「痛みの原因組織」**と呼んでいます。

では、負荷を受けることで痛みを発する組織、すなわち痛みの原因組織には、どんな組織があるのでしょうか。股関節、膝関節、足関節、腰部など部位を問わず、痛みを発している組織があるからヒトは痛いと感じるわけですから、私たちの臨床でどんな組織が対象になるのかをここで知っておきましょう。

臨床で痛みを生じさせる組織は、表層組織（皮膚・皮下組織）、筋・筋膜、靭帯・関節包、滑液包、神経・血管、骨・骨膜になります。つまり、痛みの原因組織は、これらの組織に限定されるわけです。ですから、痛みのある患者に対して、これらの組織に対する施術を行なったり、これらの組織へ加わる負荷を減らすことが、私たちの仕事になると言えるわけです。

これらの組織はどの部位でも必ず層構造になっています　図1 。関節運動が生じるとこれら層構造の組織は一体となって動くわけではなく、各々が滑り合って運動が生じます。そのため、各々の組織の滑走性が低下すると、摩擦負荷や伸張負荷が大きくなり、運動の効率性も低下します。

この層構造についてさらに理解を深めるために、 図2 を見てください。表層から説明すると、まず表皮があり、その下にその真皮があります。さらに、その下には皮下組織がありますが、皮下組織は通常、浅脂肪組織（Protective Adipofascial System：PAFS）と深脂肪組織（Lubricant Adipofascial System：LAFS）との2層に分かれています[※1]。浅脂肪組織は真皮と強く結合を成し、外力から深部を守る役割を果たしています。深脂肪組織は比較的緩い結合様式を成し、可動性が高く、筋に対して皮膚を動かす役割を果たしているといわれています[※2]。なお、この脂肪層には、「浅筋膜（superficial fascia）」

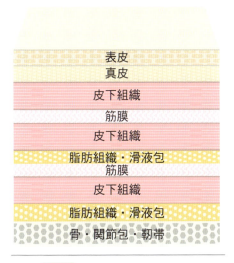

図1 関節周辺の層構造

[※1] 部位によって区分けが難しいこともあります。

[※2] 浅脂肪組織は、脂肪小葉が粒状で周囲膜も硬く外力から守る機能があり、深脂肪組織は、脂肪小葉は扁平で膜の可動性も高く、筋に対して皮膚を滑走させるという機能があります。

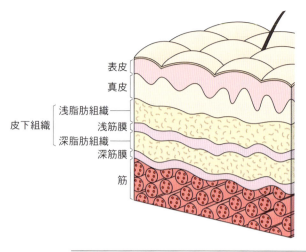
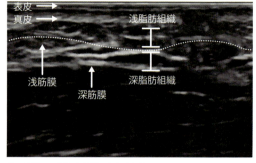

皮下組織は、浅脂肪組織と深脂肪組織とに分けられる
運動に伴う皮膚滑走は深脂肪組織で行われる

図2　皮下の構造と滑走ポイント（文献1から引用）

「深筋膜（deep fascia）」の2つの筋膜があり、非常に多くの感覚受容器を有しています。そのため、これらの筋膜組織は痛みや可動域に関与していることを知っておいてください。

通常、皮下組織の下には筋があり、筋や腱も層構造に重なり合っています。このため、運動が生じる時には各々の筋が層構造の中で滑り合っていることをイメージすることが必要です。

さらに、筋間、筋と骨間、筋と関節包・靭帯間には、脂肪組織や滑液包が介在し、各組織間の滑走を促しています。特に、股関節や肩関節のように大きな可動性が必要とされる関節では、関節周辺に大量の脂肪組織が介在しています 図3 。この脂肪組織の変性や線維化が生じると、関節周囲の組織間の摩擦負荷が大きくなり、痛みや可動域に大きな影響を及ぼすようになります。

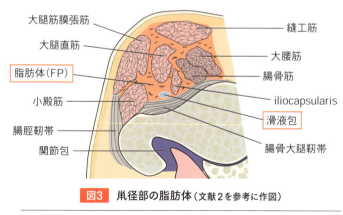

図3　鼠径部の脂肪体（文献2を参考に作図）

鼠径部には多くの脂肪体（FP）があり、iliocapsularisと小殿筋、大腿直筋、大腿骨に囲まれた隙間を埋めている

このように身体は多くの組織が層構造になっています。そのため、単に圧痛だけではどの組織が痛みを発しているのかは断定できないことが多いと考えるべきです。層構造のどの組織が痛みを発しているのかを区分けして評価することが必要であり、そのための機能解剖の知識と各々組織を区分けして施術できる技術が私たちセラピストに求められています。

参考文献
1) 橋本貴幸：膝関節拘縮の評価と運動療法. 運動と医学の出版社, 2020.
2) 工藤慎太郎：機能解剖と触診, 羊土社, 2019.

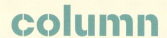

力学的推論を学ぶために

　まだ序盤ではありますが、ここまで読み進めていただき、**「この本は、これまでの運動器疾患の書籍とは、ちょっと違うぞ」**と思っていただけたのではないでしょうか。

　すでに述べたように、運動器疾患の治療には、必ず"組織学的介入"と"力学的介入"の両方が必要です。評価から痛みの原因組織を導き出し、その組織に介入するプロセスを私は『組織学的推論』と呼んでいます。さらに痛みを発している組織が同定できたら、次になぜ痛くなったのかという力学的評価を行い、痛みの原因となっている力学を導き出し、その力学に介入するプロセスを私は『力学的推論』と呼んでいます。病態を仮説検証する『組織学的推論』と、動作やアライメントから病態に加わる力学を仮説検証する『力学的推論』の2つのプロセスが実践できるようになると、あなたの臨床は画期的に面白くなります。このうち、この書籍では『組織学的推論』を中心に記述しています。まずは、多くのセラピストに『組織学的推論』のプロセスを習得してもらい、臨床の楽しさを実感してもらいたいと思っています。そして、あなたの技術でたくさんの患者さんを笑顔にし続けてほしいと願っています。

　また、『力学的推論』を深く理解したいという方のために、『園部俊晴の力学的推論シリーズ』を制作しています。私の力学的推論をロードマップ形式で学ぶことができるプログラムです。私の30年の臨床で培った力学的推論の考え方が全て詰まっています。本気で力学を学びたいセラピストは、ぜひ、ご覧ください。

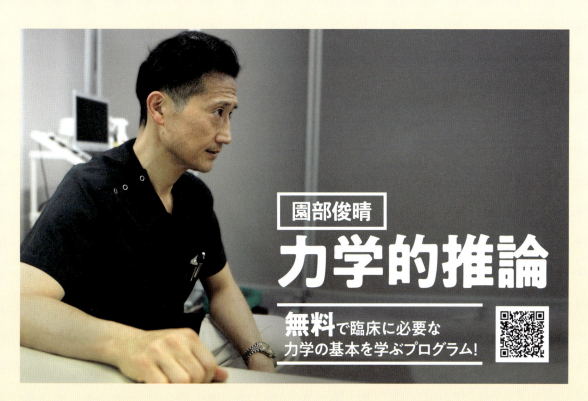

第Ⅰ部

第**2**章

最高のセラピストになるための絶対条件「第3水準の評価とは」

1. よく見受ける事例
2. 運動器疾患の治療に必要な流れ
3. 第3水準の評価
4. 第3水準の評価までのプロセスを実践するために

第I部 第2章 最高のセラピストになるための絶対条件「第3水準の評価とは」

1 よく見受ける事例

事例①

　49歳女性のAさんは、時々、腰痛がありましたが、これまで股関節が痛くなることはありませんでした。しかし3ヶ月前から、朝に股関節に違和感を感じるようになります。しばらくすると、長く座った後に歩きはじめだけ右の鼠径部に痛みを感じるようになりました。始めは「すぐ治るかな？」と思っていましたが、その頻度が多くなり、心配になったので、自宅近くの医療施設に受診することにしました。

　問診とX線の結果から、B医師は「右の股関節が浅いですね。医学的には臼蓋形成不全と言います。臼蓋形成不全による痛みですよ。」「もしかしたら、将来は変形性股関節症になるかもしれませんね」とAさんに告げました。B医師は「鎮痛薬と湿布で様子を見てください。それと、できるだけ体重を減らすようにしてください。」と伝え、「非ステロイド性抗炎症薬」と「貼り薬」を処方しました。さらに毎日「股関節の筋力エクササイズ」を行うようにと、施行方法が記載された用紙を渡しました。Aさんは「私の股関節は、股関節が浅いのか…、やはり医療施設に来てよかった」と思いました。

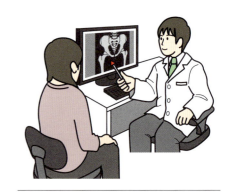

図1　Aさんの受診の様子

　Aさんのような事例は、どこにでもありそうなクリニックの日常的に繰り広げられているシーンであると思われます 図1 。一見、何も問題ないように見えますが。しかし…、はたして本当に何も問題はないのでしょうか。本当に、「正しい診断」と「診断に基づく適切な治療」がなされたと言えるのでしょうか。おそらく鋭い医療者であれば、このエピソードに疑問を抱くのではないでしょうか。

　よく考えてみてください。<mark>臼蓋形成不全とは、「股関節が浅いです」とあくまでも形をお知らせするだけの病名です。何の組織が痛いのかを示す病名ではないです</mark> 図2 。それに、それまで普通に生活できたAさんが、股関節が浅いとなぜ痛みが出るのでしょうか。これだけの情報では痛みが出る理由は見当たりません。そう考えると、B医師は、何が痛みを発していると思って鎮痛薬と湿布を処方したのでしょうか。もし、痛みの原因組織がよく分かっていないのに、内服薬を処方しているのであれば、どこが痛いのかも分からず、身体にダメージを与える

薬を処方するわけですから、私が同じ患者の立場であれば、耐えきれないほどの痛みが無い限り、正直受け入れられません。また「股関節の筋力エクササイズ」は、何を狙って行われているのでしょうか。さらに患者の立場に立ってみると、「私は将来、変形性股関節症になるかも…」という不安を抱えて生活することになりますし、「この痛みは股関節が浅いから痛いんだ」と、的外れな解釈をして生活をすることになります。

このケースAさんが私のところへ来たのは、それから8ヶ月経ってからのことです。その8ヶ月は痛みの改善は見られず、負担をかけると痛みが強くなるので、無理をしないでだましだまし生活をしていたそうです。実際に私が評価をしてみると、骨盤が前方位の姿勢を呈し、そのことで恥骨筋の過緊張を伴っていました 図3 。そのため、恥骨筋の筋緊張を緩和し、姿勢も含めたセルフエクササイズを指導したことで、痛みが改善し、3回ほどの通院で症状がほとんどなくなりました。つまり、実は痛みの真の原因は、恥骨筋の過緊張とその周囲の滑走性低下によるものだったのです。

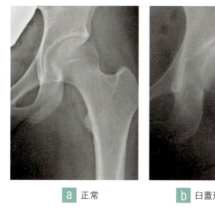

a 正常　　　　b 臼蓋形成不全

図2 股関節のX線画像

「臼蓋形成不全」は形を示しているだけで、「痛みの組織」は示していない

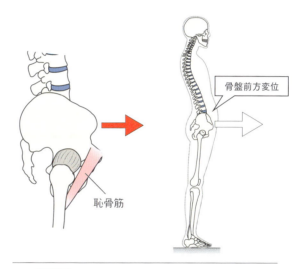

図3 背中が丸く骨盤が前方位を呈した姿勢

以上、よく見受ける事例としてAさんを紹介しました。「確かにそうだ」と肯けることが多かったのではないでしょうか。

事例②

次にもう1例、よく見受けるケースを紹介しましょう。51歳男性のCさんは、タクシードライバーをしています。これまでも時々腰痛を起こすことがありましたが、3ヶ月前から出始

めた腰痛は、これまでと少し違う感覚がありました。朝は顔を洗う時に腰を曲げるのが非常につらく、仕事中も腰と殿部の痛みがありました。このままではどんどん悪くなると感じたCさんは友人の紹介で有名な整体院を受診することにしました。

問診と姿勢観察から、D先生は「これは反り腰ですね。筋を触っても硬いから、反り腰が原因で筋が張って痛くなっているのですよ」とCさんに告げました。D先生は腰のマッサージを行い、Cさんに「反り腰だから腹筋を毎日行うようにしてください」と告げました。Cさんは「原因が分かってよかった」と思いました。

Cさんのような事例も、どこにでもありそうな整体院の日常的に繰り広げられているシーンであると思われます。一見、何も問題ないように見えますが。しかし…、このケースも本当に何も問題はないのでしょうか。本当に、「正しい評価」と「評価に基づく適切な治療」がなされたと言えるのでしょうか。このケースでも鋭い医療者であれば、このエピソードに疑問を抱くのではないでしょうか。

よく考えてみてください。Cさんの反り腰はもともとあったもので、それが原因で痛みを生じている可能性はありますが、それ以外の原因で痛みを生じている可能性もあるはずです。つまり、身体の形そのものが痛みを出す原因かどうかは、もう少し詳細に評価しなければ、分からないと思います。それにCさんはタクシーの運転手です。つまり、日常生活で一番長くとる姿勢は座位ですから、腰椎が屈曲している姿勢です。それを踏まえると、反り腰と痛みとの関連性はさらに疑問になるのではないでしょうか。**姿勢に特徴的な問題があると、医療者はどうしても痛みと関連付けたくなります。**しかし、異常姿勢と痛みには関連がないことはよくあるため注意が必要です 図4 。

このケースのCさんが私のところへ来たのは、それから4ヶ月経ってからのことです。評価をしてみると、腰椎の伸展痛も屈曲痛もあり、腸骨稜の皮膚を撓(たわ)ませるように徒手操作を加え

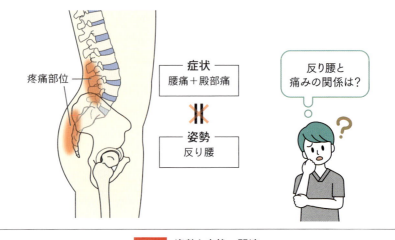

図4　姿勢と症状の関連

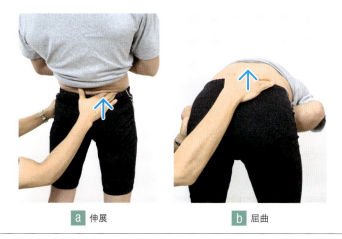

| a 伸展 | b 屈曲 |

図5 　上殿皮神経の第3水準の評価

たまま、腰椎の伸展と屈曲を行うと痛みが消失しました 図5 。

　そのため、 図6 のように、上殿皮神経が貫通する胸腰筋膜や骨線状靭帯トンネル[※1]の上殿皮神経の走行部位の滑走性を促しました 図6-a 。さらに、大殿筋上部線維の収縮と短縮からの伸張法を施行し、上殿皮神経と大殿筋上部線維との滑走性を促す操作を行いました 図6-b 。その結果、痛みが徐々に緩和し、3ヶ月ほどの通院で症状がほとんど生じることはなくなりました。つまり、実は痛みの真の原因は、上殿皮神経によるものだったのです。

　以上、よく見受ける事例としてCさんを紹介させていただきました。Cさんの場合も「確かにそうだ」と肯けることが多かったのではないでしょうか。

　冒頭で述べたように、運動器医療では医療施設に訪れる理由の大半は「痛み」です。だからこそ、私たち医療者が行うべきことは、痛みの原因組織を見つけ、さらに、その痛みが"なぜ"生じるようになったのかを推論し、適切な治療をすることだと考えます。

※1 上殿皮神経が腸骨稜近傍を乗り越える際に腸骨稜と胸腰筋膜で形成されたトンネル（osteofibrous tunnel）をいいます。破格が多く、無い者も多い。

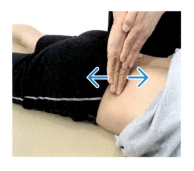
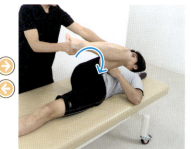

| a 上殿皮神経の走行部位の滑走性を促す | b 大殿筋上部線維の収縮と短縮からの伸張法 |

図6 　上殿皮神経に対する滑走操作

2 運動器疾患の治療に必要な流れ

　ここまでの2つの事例から運動器疾患を診る医療者はまず初めに、痛みの原因組織を見つけてから、その組織の治療をする流れが重要であることが分かります。「そんなの当たり前だよ」と、感じた医療者がいるかもしれません。しかし、実際の臨床の現場で本当に痛みの原因組織を見つけてから治療しているかというと、実態はそうではないことが多いと私は感じています。例えば、鼠径部痛症候群、腰痛症、変形性股関節症などの診断名は何が痛みを発しているのかを示しているわけではありません。例えば、変形性股関節症を例に挙げると、骨が変形しているから痛いのではありません。痛みを発する組織があるから痛いのです。しかし、臨床の現場で変形性股関節症の症例に対して、本当に痛みの原因組織を同定してから治療をしていると言えるでしょうか。そうではないことが多いはずです。実際に、変形性股関節症の症例を担当したセラピストは、可動域制限があるから可動域エクササイズを行って、外転筋が弱いから強化して、跛行があるから歩行練習を行って、このようなことを行っているセラピストが多いのではないでしょうか 図1 。

　これがすべて無駄というわけではないですが、これでは肝心な主訴である痛みに対しては、その原因組織がよく分からず治療していることになります。だからこそ、症例ごとに何が痛みの原因組織なのかを私たちセラピストが的確に評価し、痛みの原因組織を見つけた上で治療を行う流れが大切なのです。この流れこそが臨床推論だといえます。私はこの臨床推論の思考過程を仮説検証作業と呼んでいます[1]。臨床家として成長し続けるためには、日々の臨床でこの仮説検証作業を行い続けることが重要です。実際に、これまでに私たちの業界の多くの一流の臨床家と対話してきましたが、彼らが最も重要視しているのは治療技術ではありません。仮説検証作業です。これについては例外がないかと思います。

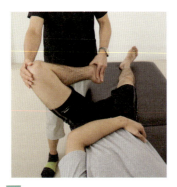
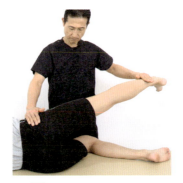
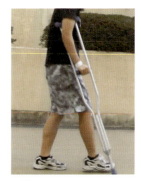

a 可動域制限があるから可動域エクササイズ　　b 股関節外転筋の筋力強化　　c 跛行があるから歩行練習

図1 変形性股関節症の症例を担当したセラピストがよく行うこと

参考文献
1) 園部俊晴：園部俊晴の臨床 膝関節. 運動と医学の出版社. 2021, pp16-24.

3 第3水準の評価

事例①、事例②と上記の流れの中で、B先生とD先生が行ったことで何が足りなかったのでしょうか。繰り返しになりますが、私たち医療者が行うべきことは、痛みの原因組織を見つけ、さらに、その痛みが"なぜ"生じるようになったのかを推論し、適切な治療をすることです。しかし、今回紹介した事例①、事例②では、プロセスとして痛みの原因組織を同定する作業が足りなかったと私は考えています。**どちらの先生も痛みの組織を推測はしていると思いますが、それを同定する作業はしていません。**そのため、痛みの組織の推測が合っていれば改善が得られるかもしれないですが、推測が間違っていたら改善は得られません。これは手術に関しても同じです。例えば、股関節の前側の痛みがあり、MRIで関節唇損傷が見つかったため手術が決まったケースで考えてみましょう。この場合、痛みの原因組織が本当に関節唇であれば、痛みは改善すると思います。しかし、関節唇は壊れていても、特に痛みは発生しないことはよくあります。だから、もし関節唇は痛みとは関連せず、他の組織が痛みを発しているならば、凄腕の医師が手術しても痛みが改善することはないでしょう。

このようなことが分かってくると、B先生とD先生についても、何の組織が痛みを発しているのかを推測ではなく、同定する作業を行ってから治療をした方が、効果が得られる確率が高くなるに決まっていると思いませんか。加えて言えば、痛みの原因組織を同定してから治療を行えば、行った施術やエクササイズが有効だったのか、そうでなかったのかを医療者自身がフィードバックしやすくなります。これによりフィードバックの質が変わりますので、当然、成長に大きく影響を与えることになります。

だからこそ、私たちは日々の臨床で患者ごとに痛みの原因組織を同定してから治療を行うことが大切になるのです。**では、痛みの原因組織を見つけるにはどうしたら良いのでしょうか。**ここが一番肝心なのですが、**実は、理論は理解できても、現場で痛みの原因組織を見つけ出すことができないから多くのセラピストがそこから先に進めないのです。**つまり、運動器疾患の大半は痛みがあるから医療施設に訪れるにも関わらず、この一番はじめに行うべき、痛みの原因組織を同定するための評価が高い壁となって、私たちセラピストに立ちはだかっているのです。

この壁を乗り越えるための明確な言語化が私の中に浮かんできたのです。その言語化が、**「第3水準の評価」**です[1)2)3)]。

「第3水準の評価」について、誤解なくご理解いただきたいので、ここから詳しく説明させてください。 図1 を見てください。私は「痛みの原因組織」を見つける評価プロセスを3つの水準に分けて進めています。この図にある3つの水準の評価を1つずつ説明していきます。

仮説		検証
適正な検査や評価を行った後、痛みの原因と改善に必要な方法の仮説を立てる	←→ 繰り返す	仮説に基づいた治療を行うことで、その仮説が正しいか、間違っているのかを検証する

第1水準の評価 　画像から病態を予測する
→ 全く足りない

第2水準の評価 　各種テストで、疼痛を誘発する
→ 必要。でも足りない

第3水準の評価 　疼痛誘発動作の疼痛を除去させる
→ これが「痛みを発生させている組織」と判断できる

図1　病態を評価する際の3つの水準

第1水準の評価

　第1水準の評価は、画像と問診から病態を予測する段階のことをいいます 図2 。画像と問診から病態を予測することは重要なことですが、これだけでは全く足りないということが、ここまでの内容を読んでくださった方であれば理解できるはずです。画像所見は、医療分野で重要なツールです。しかし、運動器疾患で画像所見を考える時、次の2つのことを念頭に置く必要があります。

　1つ目は、部位に限らず多くの慢性痛の原因は、画像に写らないという事実です。一度の外力で生じる骨折・靭帯損傷などの「外傷」を除いて、日々の生活や運動による負荷によって生じる慢性痛に関しては、その原因は画像には写りません 図3 。また、異常が画像に写ったとしても、その画像上の異常が、痛みを発生させていると証明することができないことが多いです。このことは、後述する第

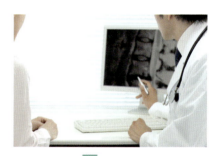

a　画像所見

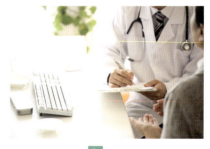

b　問診

図2　第1水準の評価

画像と問診から病態を予測する評価・診断
aのように画像上で異常が検出されても、それが痛みを発しているかどうかは、この時点では分からない

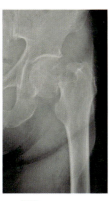
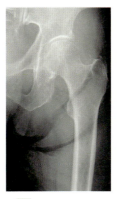
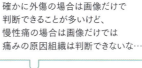
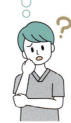

a 外傷（骨折）　　b 変形性股関節症

確かに外傷の場合は画像だけで判断できることが多いけど、慢性痛の場合は画像だけでは痛みの原因組織は判断できないな…

図3　慢性痛の原因は画像に写らない

3水準までの評価ができるようになった医療者であれば、同じことを感じると思います。

　2つ目は、高齢者は痛みの有無にかかわらず、画像上は大半のヒトが異常所見を有するという事実です 図4 。初めから異常があるわけですから、画像上の異常が痛みと関連していることもありますし、関連していないこともあるわけです。具体例を挙げると、50歳以上（平均66.9歳）のヒト938例を無作為に腰部のMRI検査をしたところ、なんと77.9％の方に中等度以上の脊柱管狭窄があったそうです。そのうち、脊柱管狭窄症特有の症状を有していたのは、12.9％であったと報告されています[4]。つまり、画像上の異常だけでは、症状の有無は判断できないことが分かります。そう考えると、多角的な視点で捉える必要があることが分かります。

　以上のことから、問診でしっかり聴取していたとしても、画像から病態を予測する段階では、痛みの原因組織を同定することは、多くの場合で困難であることが分かります。後述する第3水準までの評価ができる医療者にとってこのことは、例外なく肯いていただけることだと思います。

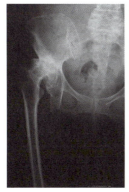
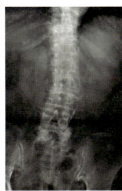
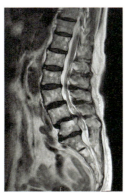
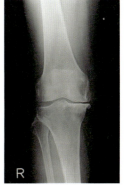

a 大腿骨頭扁平化　　b 脊柱の変形　　c 椎体のすべり　　d 関節面の狭小

図4　高齢者の多くは異常所見を有する

第2水準の評価

　第2水準の評価とは、各種のテストで痛みを誘発するという段階のことをいいます。運動器の分野では、痛みを誘発するためのたくさんのテストがあり、こうした技術は、医療において重要な役割を担っています。実際に、整形外科テストの大半は痛みを誘発するテストであることが分かります。この作業は必要ですが、十分ではありません。なぜなら、各種のテストを上手に行ったとしても、特定の組織だけに負荷を加えることは困難だからです。例えばケンプテスト 図5-a やパトリックテスト 図5-b で考えてみましょう。

　ケンプテストは、腰椎に伸展・側屈・回旋を同時に加えるテストです。椎間関節に強い負荷を与え、さらに椎間孔への圧迫を加えることもできるテストです。しかし、単独の部位や組織に負荷を与えるわけではなく、複数の部位や組織に負荷を与えてしまいます。このためケンプテストが陽性であっても、実際には、何の組織が痛みを発しているのかはこの時点では同定できません。このことは、パトリックテストでも同様なことが言えます。パトリックテストは、股関節に屈曲・外転・外旋を同時に加えるテストです。股関節の靭帯や筋に負荷を与えますが、仙腸関節にも負荷を与えることになります。つまり、このテストでも単独の部位や組織に負荷を与えるわけではなく、複数の部位や組織に負荷を与えてしまいます。このためパトリックテストが陽性であっても、実際には、何の組織が痛みを発しているのかはこの時点では分かりません。

　こうしたことから、痛みを誘発できる技術は大切ではありますが、次の段階のその痛みを除去する技術はさらに重要になります。

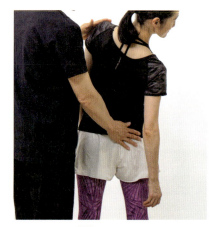

a　ケンプテスト

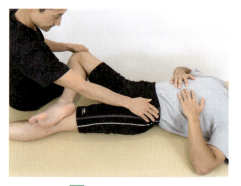

b　パトリックテスト

図5　第2水準の評価

第3水準の評価

　第3水準の評価とは、疼痛を誘発する動作の痛みを除去させる段階のことをいいます。痛みの除去までのプロセスができれば、高い確率で「痛みの原因組織」を同定できます。

　このことを前述した「股関節の前側に痛みがあり、MRIで関節唇損傷が見つかったケース」で考えてみましょう。図6 のように背臥位で他動的に股関節を屈曲すると鼡径部に痛みがあ

り、「これがいつも感じている痛みです」と患者が訴えることは臨床で多く経験します。このような場合、他動的な股関節屈曲が疼痛を誘発する動作として利用することができます。大腿骨頭を触診すると、骨頭よりも少しだけ外側に痛みがあることが分かりました。そこで、大腿直筋反回頭を把持し、反回頭と関節包との間に滑走操作を加え、その後、再度、他動的に股関節を屈曲すると、はじめに生じていた痛みが消失しました[※1]。この場合、大腿直筋反回頭だけを把持して滑走を加えていますので、痛みの原因組織は大腿直筋反回頭であると高い確率で同定することができます。

このように、各々の痛みに対し、特定の組織だけを操作して、その場で痛みを除去することができれば、高い確率で痛みの原因組織を同定することができます。私の臨床では、図7 に示すように、「画像と問診で病態を推測」「どうしたら痛みを誘発できるかを確認」「痛みの除去」の3つの段階で評価をするようにしています。実際の臨床では痛みの消失まで至らない

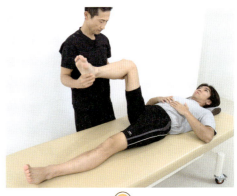
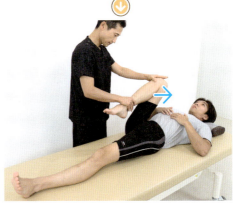

図6　鼠径部痛に対する第2水準の評価

図7　病態を評価する際の3つの水準

※1
実際の操作方法は、P253の大腿直筋反回頭の項目で解説しています。

ケースもあります。しかし、消失しないまでも、少なくとも痛みを著明に減弱させることができれば、施術した組織が痛みの原因組織だと高い確率で判断できると考えています。

最近では、エコーガイド下で狙った組織に確実に注射を打つ技術が、脚光を浴びていますが、この技術は、まさにこの第3水準の評価の概念を反映しています。例えば、上肢を挙上した時に肩の上方に強い痛みがある症例で、肩峰下滑液包にエコーガイド下で確実にキシロカインを注入します。その結果、痛みがなくなった場合、肩峰下滑液包内だけに確実にキシロカインを注入したわけですから、痛みの原因組織は肩峰下滑液包だったと言い切ることができます 図8 。エコーガイド下で注射を打つ技術が広まる前は、肩峰下滑液包にキシロカインを確実に注入できたかどうかは、分からなかったわけです。このため、例えばその注射で痛みが取れなかった場合、肩峰下滑液包に注入できなかったから痛みが取れなかったのか、それとも他の組織に原因があるから取れなかったのかが不明確だったわけです。

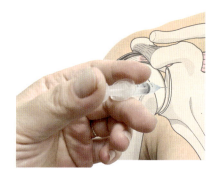

関節腔内注射

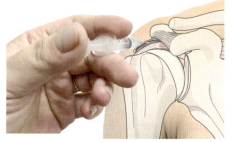

肩峰下滑液包内注射

図8 エコーガイド下で行う第3水準の評価
（文献5より引用）

エコーガイド下であれば、目的の部位に確実に注入できたことを確認できる

第3水準の痛みの除去は、その場では痛みが消失しても、その後、時間が経過するとまた症状が戻ってしまうことが多いと思います。でも、それで良いのです。まずは特定の組織を操作したら、痛みが消失したという事実が重要なのです。その理由は、痛みが消失、もしくは著明に減弱できるようになれば、「痛みの原因組織」と「こうすれば痛みが改善する」という2つの重要な情報を得ることができるからです。この2つのことを理解して治療を進めるのと、分からないのに治療を進めるのとでは、格段の違いがあると思いませんか。だからこそ、第3水準の評価までのプロセスを行うための技術を取得することは、運動器疾患に関わる全ての医療者にとって重要だと思います。

参考文献
1) 園部俊晴：園部俊晴の臨床 膝関節.運動と医学の出版社.2021,pp26-108.
2) 園部俊晴：足の裏・かかと・つま先の痛みが消える 園部式 足底筋膜炎 改善メソッド,彩図社,2024,pp32-33.
3) 園部俊晴：治療1年待ちの理学療法士が教える園部式ひざ痛改善メソッド,彩図社,2023,pp30-31.
4) Y Ishimoto,et al：Associations between radiographic lumbar spinal stenosis and clinical symptoms in the general population: the Wakayama Spine Study. Osteoarthritis Cartilage. Jun;21(6):783-8.2013.
5) 成田崇矢：成田崇矢の臨床 腰痛.運動と医学の出版社.2022,pp40.

4 第3水準の評価までのプロセスを実践するために

第Ⅰ部の最後に、実際の臨床で第3水準の評価までのプロセスを実施できるセラピストになるためにはどうしたら良いのか、これについてまとめておきたいと思います。

ここまで読み進めていただいた皆様は、「慢性痛がどうして生じるのか」、そして「第3水準の評価までのプロセスを経て痛みの原因組織を見つけることの重要性」をご理解いただけたと思います。そして、明日から臨床の現場でこの重要性を意識して臨床と向き合うことになると思います。しかし、臨床の現場では、時間的な制約や、自分の技術が足りないことなどから実際にはそのプロセスが難しいと感じて断念してしまう方もいるかもしれません。しかし、いま一度、原点に立ち返って考えると、やはり痛みを改善できるセラピストになるためには、まず「どう治すかの前に、どこを治すのか」[1]が分からなければ、成長の軌道に乗ることはできません。だからこそ、第3水準の評価までのプロセスをこの書籍を読んだすべてのセラピストができるようになってほしいと私は強く願っています。そして、私たちセラピストの業界の全てのトップランナーが第3水準の評価までのプロセスを必ず行っているという事実を知っておいてください。

具体的に、臨床で第3水準の評価までのプロセスを実施できるようになるために、私は次の2つを習得することが必要だと考えています。

> **第3水準の評価までのプロセスを実施するために必要な2つの習得事項**
>
> 1. 問診や画像から病態を予測したら、その部位の解剖を明確にイメージして、周辺組織を区分けして触診でき、さらにその部位を動かして柔軟性、滑走性を感じ取れる触察力が習得できている。
>
> 2. 1. の評価から、狙いとする組織に負荷を与えて痛みを誘発し（第2水準の評価）、狙いとする組織に狙いとする変化を与え、痛みを著明に減弱させることができる技術が習得できている。

どうですか。この2つの習得事項をみてどのように感じましたか。「知っている」ことと「理解している」ことは全く違いますし、「理解している」ことと「実施できる」ことは全く違います。これまでに臨床で悩みに悩みながら進んできた私だから言えることとして、この2つを習得するには一筋縄ではいきません。特に、「1.」を習得するには、誰でもできることでありながら、ある程度の時間を要します。そして、肝心の「2.」を習得するためには、実際の狙いとする組織に狙いとする変化を与える技術の理論と実際を知ることが必要です。そして、そのた

めには狙いとする組織への「滑走性を促す操作」および「伸張性を促す操作」が必要なのです。前述したように、多くの病態は滑走性と伸張性に起因する障害の概念が理解できれば、概ね説明ができるようになります[2]。実際に、滑走性と伸張性を改善できると、多くの痛みがその場で改善できるようになります 図1 。だからこそ、**多くのセラピストに狙いとする組織への「滑走性を促す操作」および「伸張性を促す操作」を知ってほしいと思い、この書籍を出版したいと考えるようになりました。**もちろん、これだけでは、全てを解決できるわけではないですが、まずは目の前の患者が本当に変化することを多くのセラピストに体験してほしいと思っています。そして、そこまでできてしまえば、そこから先の展開や深掘りも疑心暗鬼ではなく、強い意欲を抱いて学んで行けると考えています。

そのため、この書籍では次の第Ⅱ部から臨床で痛みを発しやすい各組織の「滑走性を促す操作」および「伸張性を促す操作」を数多く紹介しています。どのテクニックも臨床で効果実証済みのものばかりです。必ず役立つテクニックになることをお約束いたします。

滑走性・伸張性の改善テクニックは、理解してできるようになるだけでは意味を成しません。そのテクニックの効果を検証しながら臨床力を高めていくことが大切なのです。効果を検証するためには、第2水準の評価で痛みを誘発させ、そしてテクニックを施行することで痛みなどの症状が緩和するかを確認することが大切です。どのテクニックを臨床で用いる時もテクニックを施行するだけでなく、効果の検証を繰り返すことを重要視してください。その一連の流れを繰り返すことで、自分の技術に対するフィードバックを行うことができ、それが皆さんの技術を飛躍的に改善していく礎になるはずです。

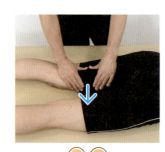
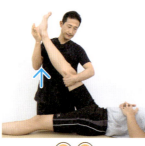
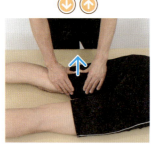
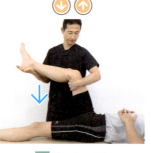

a 滑走性の改善　　b 伸張性の改善

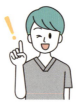

滑走性と伸張性を改善できると、多くの痛みがその場で改善できるんだ！

図1　セラピストに必要な滑走性・伸張性を促すテクニック

参考文献
1) 林典雄：運動器疾患の機能解剖学に基づく評価と解釈.運動と医学の出版社,2018.
2) 林典雄：運動療法のための運動器超音波機能解剖 拘縮治療との接点.文光堂,2015.

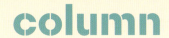

最高のセラピスト達は第3水準の評価を網羅している！

　私はこれまでリハビリ業界のたくさんのトップランナーの先生たちと対話してきました。特に、運動器分野のトップランナーにおいては、ほとんどのセラピストと対話してきたと思います。彼らの考えを伺い、彼らの技術を見て、そして時に臨床場面を見学する機会も多く経験することができました。こうした運動器医療のトップランナーを直接見てきたことは、私の大きな財産であり、今の治療概念に行き着くための重要な礎となりました。

　多くのトップランナーと対話する中で、途中で私が気づいたことがあります。それは、どのトップランナーも**"その場で痛みを変化させることができる"**ということです。彼らは問診や評価から患者の病態を予測し、そして明確に狙いを絞り、その狙いに施術することで、その場で痛みを変化させることができるのです。これは、まさに**「第3水準の評価」**までのプロセスを実施しているということができます。このことから私たちの業界のトップランナーは皆、第3水準の評価を網羅していると気づいたのです。そして、第3水準の評価までのプロセスができるからこそ、彼らは自信を持って治療することができるし、治療への新しいアイデアや発想が浮かんでくるのだと思われました。そして、このプロセスができるからこそ、成長路線を走ってくることができたのだと確信を持つこともできました。

　近年、セラピストが急速に増え、セミナーや講演が多く行われています。しかし、人前で講演をしていても、もっと言うと人気講師であっても、**第3水準の評価までのプロセスができないセラピストは、少なくとも運動器医療においてはトップランナーとは言えません。**

　だからこそ…、

　私たちが運営する研究会『UGOITA』では、本当のトップランナーのセラピストだけをお招きし、そして**本物のセラピストの考え方、知見、技術を伝える活動**を行っています。そのことで、真に臨床に役立つ情報や環境を多くの医療者に提供したいと思っています。

　職種を問わず、興味のある方は是非、下記のQRコードから私たちの活動を見てください。

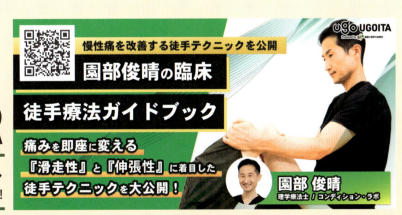

第II部

滑走性・伸張性改善テクニックの実際

ここまで痛みを改善させるために、「滑走性を促す操作」「伸張性を促す操作」を行えることがなぜ重要なのかをお伝えしました。それでは、ここから実際に私が臨床で行っている「滑走性・伸張性改善テクニック」について解説していきます。今回の【園部俊晴の臨床 徒手療法ガイドブック（腰部・殿部・股関節・大腿編）】では、腰部、殿部、股関節・大腿のそれぞれの組織について、機能解剖、治療概念、評価方法、実際のテクニックを詳しく説明していきます。その上で、ここで紹介する「滑走性・伸張性改善テクニック」をあなたがマスターすることができれば、その場で痛みを改善する経験を多くできるようになることをお約束します。あなたのその手が武器になるように、楽しみながら読み進めてください。

第Ⅱ部

第1章

腰部への滑走性・伸張性改善テクニック

1. 多裂筋
2. 腸肋筋
3. 腰方形筋
4. 椎間関節
5. 仙腸関節
6. 上殿皮神経

1 多裂筋

多裂筋は、過緊張を伴いやすく、筋・筋膜性腰痛の原因となる筋の1つとして知られています。また、椎間関節障害や仙腸関節障害、椎間板障害などとの関連が報告されており、腰部を安定化させる軟部組織の中でも非常に重要な組織の1つとして知られています[1]。

多裂筋に滑走性・伸張性の低下や筋機能低下が生じると痛みの要因となりますが、それだけでなく腰椎の分節的な動きが阻害され、これにより適切な腰椎の挙動が難しくなります。このことは多裂筋が多くの腰痛と関連しやすい要因ではないかと私は考えています。それを踏まえ、多裂筋に関わる病態や、滑走性・伸張性を改善するためのテクニックを紹介します。

1 機能解剖

腰部多裂筋は仙骨背面、後仙腸靱帯、腰椎乳様突起から起始し、椎骨の棘突起に付着します。多裂筋は両側が同時に収縮をすると腰部を伸展させ、一側が収縮すると同側に側屈させる作用と、反対側へ回旋させる作用とがあります。この回旋作用は、並列している最長筋、腸肋筋とは逆の作用になるため、必ず覚えておいてください。また、多裂筋は仙骨背面および後仙腸靱帯にも付着しているため、これらの作用は仙骨や仙腸関節の動きに影響を与えることが推測されます。加えて、椎間関節のすぐ後ろに隣接しているため、腰椎の分節的な伸展の調整に寄与しています 図1。

腰椎を伸展した際には、図2 のように多裂筋が収縮し腰椎の椎体は後方に倒れていきます。この際に、多裂筋の滑走性が低下している場合には、この筋に圧縮（縮み・撓み）負荷が生じ、痛みが出現することがあります。

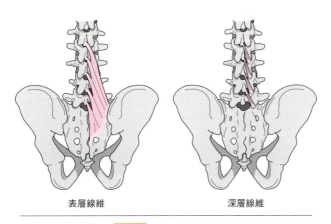

図1 多裂筋の解剖
表層線維 / 深層線維

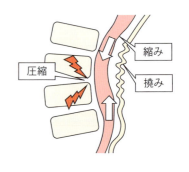

図2 筋・筋膜に加わる縮み・撓み負荷

多裂筋の神経支配は**脊髄神経後枝内側枝**であり、椎間関節と同じ神経支配となります 図3 。そのため、椎間関節障害では椎間関節に炎症が生じ、同じ神経支配である多裂筋の過緊張を引き起こすと考えられます。実際の臨床でも、椎間関節の痛みと、多裂筋の過緊張は同時に生じていることが多いと私は感じています。そのため、椎間関節障害では、多裂筋の過緊張を改善することで痛みが軽減するケースも多く遭遇します。

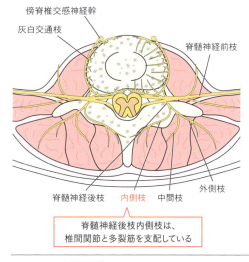

図3　脊髄神経の解剖

また、多裂筋の深層線維の一部が付着する関節包には侵害受容器が豊富に存在し、痛みの感受性が高いことが報告されています[2]。そのため、多裂筋の滑走性や伸張性が低下することで関節包の動きも阻害されやすくなり、これも腰痛の一因になると考えられます。こうしたことから、多裂筋の滑走操作を実践できるようになることで、多裂筋に起因する痛みを改善することができます。

② 治療概念

多裂筋が痛みと関与していると考えられた場合、疼痛部位周辺でのこの筋と周辺組織との滑走性を改善することが大切です。その上で、筋全体の伸張性の改善を図ります。滑走性および伸張性低下が生じやすい部位として、L4/L5間、L5/S1間、仙骨部が臨床上よくみられます 図4 。

また、多裂筋と腸肋筋の筋間における滑走性低下も臨床上多くみられます。この場合、この多裂筋と腸肋筋間の滑走性を改善することで、多裂筋の過緊張を緩和できることがあります。

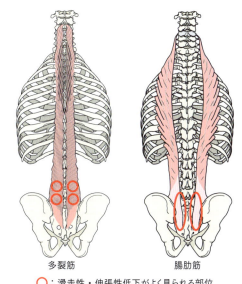

図4　多裂筋と腸肋筋の滑走障害の好発部位

③ 第1水準および第2水準の評価

ⅰ）第1水準の評価

　腰椎棘突起のすぐ外側に痛みがあり、下肢を伸展する動作 図5-a や、体幹の伸展動作 図5-b 、体幹の屈曲動作 図5-c で同部に痛みを訴える場合、多裂筋が痛みを発していることを視野に入れて評価を進めます。

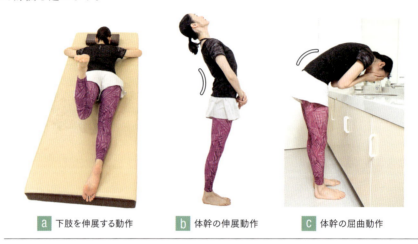

a 下肢を伸展する動作　　b 体幹の伸展動作　　c 体幹の屈曲動作

図5　第1水準の評価（多裂筋）

ⅱ）第2水準の評価

　問診を行うと、日常生活で腰を後ろに反らした時に痛みが出現するケースが多いため、腰椎伸展動作を行い痛みの有無を確認することが多いです 図6 。多裂筋の作用は、両側が同時

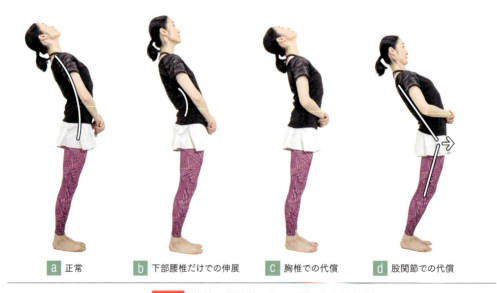

a 正常　　b 下部腰椎だけでの伸展　　c 胸椎での代償　　d 股関節での代償

図6　体幹伸展動作における様々な代償動作

に収縮すると腰部を伸展させ、一側が収縮すると同側に側屈させる作用と反対側へ回旋させる作用があります。そのため、腰椎の伸展で痛みが見られない場合は、回旋・側屈動作などを行い、どの動作で一番痛みが出現するのかを確認します。私は第2水準の評価を行う際には、図6b-dのような代償動作が出ていないかを確認するようにしています。例えば、この図のbやdのような代償動作がでるケースでは下部腰椎を中心に圧縮（縮み・撓み）負荷が生じていることが想像でき、cのような場合は、滑走性の低下などによって下部腰椎の分節的な収縮が上手くできていないことが想像できます。

また、腰椎屈曲動作でも棘突起のすぐ外側の痛みの有無を確認します。この場合も屈曲だけでなく、回旋や側屈を加えることで痛みの変化があるか、代償動作が出ていないかも同時に確認します 図7 。

痛みや張り感などの左右差を誘発することができれば、施術後に第3水準の評価の指標としてこれらのテストを利用することができます。

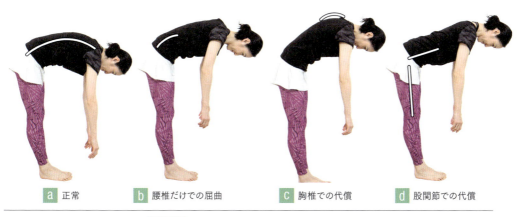

a 正常　　b 腰椎だけでの屈曲　　c 胸椎での代償　　d 股関節での代償

図7　体幹屈曲動作における様々な代償動作

4　滑走性・伸張性改善テクニックの実際

ここまでの評価で多裂筋の滑走性や伸張性低下が痛みの原因であると推測した場合、次のテクニックを用いて滑走性・伸張性を改善します。多裂筋が痛みの原因組織であるならば、これらのテクニックを行うことで、痛みなどの症状がその場で改善することを実感していただけると思います。

テクニック① 多裂筋の短軸での滑走操作

前述したように、多裂筋の過緊張や滑走性低下は腰痛に大きく関与していると考えられます。この場合、下記の方法で滑走を促すと良いでしょう。

方法 多裂筋の滑走操作を行う際は、はじめに圧痛を確認し、狙いとする高位を決めて治療者の指を入れていきます。ここでは、L4/L5付近の多裂筋に痛みがある場合を例に説明します。

この操作を行う時は腹臥位で行います。図8のように、ヤコビー線を結んだ線の中点がL4棘突起の高位となりますので、L4棘突起を確認した上でL4/L5の間の多裂筋を狙って滑走操作を加えていきます。

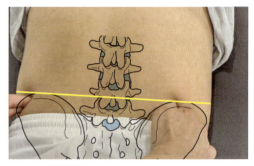

図8 L4棘突起の高位の確認

ヤコビー線：左右の腸骨稜を結んだ線の中点にL4もしくはL5棘突起が存在する

まず、多裂筋を上から圧迫し、位置とボリュームを確認します 図9-a 。その次に棘突起からこの筋を剥がすようなイメージで外側に滑走させ 図9-b 、その後、また内側に戻します 図9-c 。この戻す操作をする際は腸肋筋との間に指を入れて戻します。

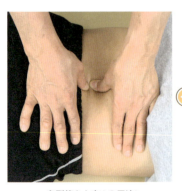

a 多裂筋を上方から圧迫し、位置とボリュームを確認する

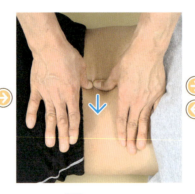

b 外側へ滑走

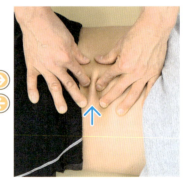

c 内側へ滑走

図9 多裂筋の短軸での滑走操作

この操作は、これまで説明してきた「筋の短軸滑走」ですが、多裂筋は最も深層に位置するため、図10 のように脊椎から根こそぎ内・外側に滑走させるイメージで行うことがポイントです。

慣れてきたら、一連のこの操作をリズミカルに行います。一番痛みを感じる部位や、硬さがある部分を狙って滑走操作を加えていくと筋緊張が緩和してくるのを感じ取れると思います。

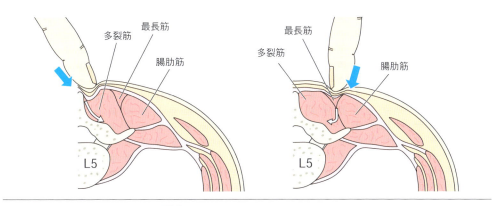

図10 多裂筋の短軸滑走操作のイメージ

 テクニック②　多裂筋の選択的収縮と長軸滑走操作（腹臥位）

テクニック①で多裂筋の短軸での滑走性を改善したら、長軸での滑走性も促します。

方法　多裂筋をより滑走させるために同側の下肢と反対側の上肢を挙上し、対角線上に上下肢を挙上させます。そうすることで選択的に多裂筋を収縮させることができます。この時に上下肢を挙上させたまま3秒程度止めると良いでしょう。さらに、多裂筋の横を腸肋筋が走行するため、多裂筋と腸肋筋の間に治療者の指を入れ込み、腸肋筋を外側に割くように徒手操作を行いながらこの運動を行います。筋収縮と滑走操作を同時に行うことで、両筋の滑走性をさらに促すことができます。慣れてきたら、反対側の上下肢でも同様の運動を行わせ、交互にリズミカルに行うようにします 図11 。

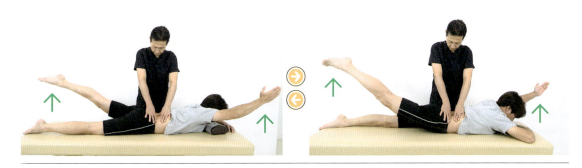

図11 多裂筋の選択的収縮と長軸滑走操作（腹臥位）

テクニック③　多裂筋の選択的収縮と長軸滑走操作（立位）

　次に立位で行う方法について説明したいと思います。立位で行う方法では日常生活でいつでも手軽に行うことができますので、この方法も覚えておくと良いでしょう。

　方法　腹臥位で行った方法と同様に同側の下肢を伸展と反対側の上肢を挙上し、対角線上の運動を行うことで多裂筋を選択的に収縮することができます。この時に最終域まで運動させることと、その肢位で3秒止めることがポイントです。椅子を用意して掴まりながら行うと安定してこのエクササイズを行うことができます 図12 。この場合も、反対側の上下肢でも同様の運動を行わせ、交互にリズミカルに行うようにします。

　以上、多裂筋を滑走するための治療概念と3つのテクニックを紹介しました。これらのテクニックを行うことで、第2水準の評価で生じていた痛みや張り感が改善すれば、多裂筋の滑走性や伸張性の低下が痛みの原因だと高い確率で判断することができます。

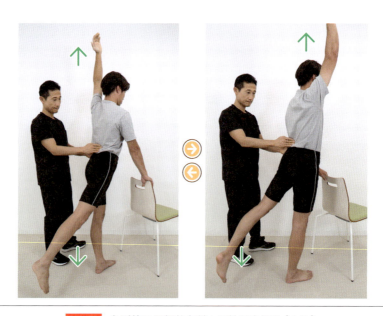

図12　多裂筋の選択的収縮と長軸滑走操作（立位）

参考文献
1) 成田崇矢：成田崇矢の臨床 腰痛. 運動と医学の出版社. pp243-244, 2023.
2) 田口敏彦：腰椎椎間関節性疼痛に対するブロック注射の検討、整・災外38：121-126, 1995.

2 腸肋筋

腸肋筋による痛みは、多裂筋と同様に筋・筋膜性腰痛として臨床でよく遭遇する症状の1つです[1]。また、腰痛には痛みの病態が様々あることは知られていますが、筋や筋膜は一次的な病態でなくても二次的に何らかの問題や痛みを伴うことを多く認めます。これらを踏まえ、主となる病態が筋・筋膜障害である場合はもちろんのこと、他の病態が主の病態であっても、筋や筋膜を施術するとそれなりにその場で痛みが軽減することが多いと思います。しかし、腰痛患者に対し、背筋群をマッサージしたり、温めたりするとある程度の効果は期待できますが、主となる病態を明確にしていないうちは寛解と増悪を繰り返すことになると考えられます。そのため、セラピストは各々の組織を区分けして、施術できることはもちろんのこと、常にこのことを留意しながら施術することが求められます。

この項目では、腸肋筋の特徴について触れ、区分けして滑走性および伸張性を改善するためのテクニックを紹介します。

① 機能解剖

腸肋筋は最長筋の外側に位置する固有背筋の1つであり、腸肋筋の筋腹は腰部の方がより厚いため、外側端まで触知することができます。一方、胸部腸肋筋は筋腹が薄いですが、肋骨角より内側に位置するため、触察は体表から可能です。筋の走行により、伸展運動は最長筋の方が、側屈・回旋運動は腸肋筋の方が作用は大きくなります。したがって、腸肋筋の筋腹を確認したい時には伸展だけでなく側屈・同側回旋運動を促すことで筋腹を触知しやすくなります。

また、腸肋筋は体幹伸展・同側への側屈・回旋により圧縮負荷（縮み・撓み）を、体幹屈曲・反対側への側屈・回旋により伸張負荷を受けます 図1 。

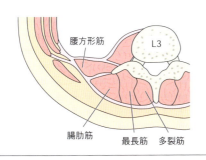
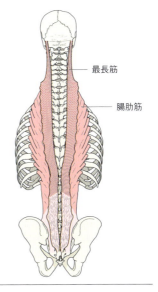

図1 腸肋筋の解剖

② 治療概念

　腰痛において、筋実質の圧痛部位で最も多かったものは腸肋筋であった[2]と報告があるように、腸肋筋が筋・筋膜性腰痛の原因組織となることは臨床上非常に多いです。筋を緩める方法はたくさんありますが、重要なのは==柔軟性を獲得した筋を、硬かった時の状態に逆戻りさせないように予防することが大切です==。

　また、筋間の滑走性が低下することで痛みが出る場合もあります。腸肋筋と最長筋間、また腸肋筋と腰方形筋間は、滑走性が低下しやすいため、筋の硬さを探りながら、筋が一番硬い部位や圧痛の強い部位を中心に筋間の滑走操作を行います 図2 。

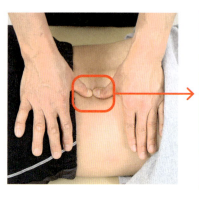
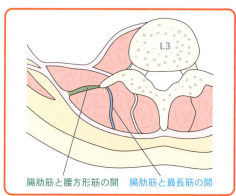

図2　筋間の滑走操作と疼痛発生部位

③ 第1水準および第2水準の評価

ⅰ）第1水準の評価

　腸肋筋が痛みの原因組織となる際には、通常X線やCT、MRIなどの画像に異常所見が認められることはありません。そのため、問診で痛みの詳細を聴取することで、筋・筋膜性疼痛であることや、どの筋の痛みなのかを予測することが大切です。例えば、痛みの部位が脊柱付近でなく、やや外側を示す場合は腸肋筋の痛みである可能性が視野に入ります 図3 。また、持続的な肢位で、同部に症状を訴える場合はさらに可能性が高まります。腸肋筋は、持続的な不良姿勢や過負荷な使用で過緊張を伴いやす

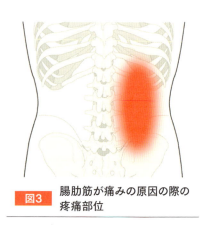

図3　腸肋筋が痛みの原因の際の疼痛部位

脊柱よりやや外側に示すことが多い

いからです。また、痛みの訴え方として、ズキっとしたような鋭い痛みではなく、「鈍痛」「重だるい痛み」などの表現が多いことも特徴として挙げられます。

ii）第2水準の評価

腸肋筋が痛みの原因組織である場合、伸張負荷が加わることで痛みが生じることはイメージしやすいかもしれません。しかし、圧縮負荷（縮み・撓み）が加わることでも痛みを生じることもあります。そのため、痛みの誘発には体幹の屈曲だけでなく、伸展動作も行います。加えて言うと、体幹の屈曲・伸展に加え、側屈・回旋をすることで痛みや張り感を誘発しやすくすることができます 図4 。

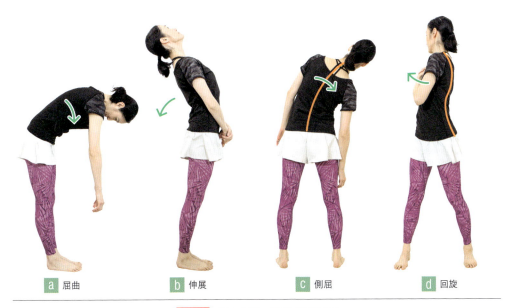

a 屈曲　　b 伸展　　c 側屈　　d 回旋

図4　第2水準の評価（腸肋筋）

隣に位置する最長筋は体幹の伸展で腸肋筋と併せて収縮しますが、同側への側屈・回旋を加えることで腸肋筋をより選択的に収縮させることができます。また、体幹の屈曲に加え反対側へ側屈・回旋させることで伸張負荷を加えることができます。

以上を踏まえ、収縮時（および短縮時）に痛みが誘発されるのか、伸張時に痛みが誘発されるのか分けて考える必要があります。痛みや張り感の左右差を誘発することができれば、施術後に第3水準の評価の指標としてこれらのテストを利用することができます。

④ 滑走性・伸張性改善テクニックの実際

　ここまでの評価で腸肋筋の滑走性や伸張性低下が痛みの原因であると推測した場合、下記のテクニックを用いて腸肋筋とその周辺組織との滑走性・伸張性を改善します。腸肋筋が痛みの原因組織であるならば、これらのテクニックを行うことで、痛みや張り感などの症状がその場で改善することを実感していただけると思います。

 テクニック①　腸肋筋の短軸での滑走操作（腸肋筋と最長筋間）

　まずは、腸肋筋の滑走性を促す操作を解説します。腸肋筋に伸張負荷もしくは収縮負荷を加えた際、痛みや張り感、また左右差が認められた時、マッサージやリラクセーションだけではなく、隣接する筋との滑走を促すことで、より効果的に筋緊張を緩和させることができます。

　方法　腸肋筋と隣接する最長筋との滑走を促します。腸肋筋は脊柱起立筋の1つであり、脊柱に沿って筋腹が広く位置します。実際の症例では、触診で圧痛を認める部位を探し、その部位を中心に滑走を促す操作を施行します。

　腸肋筋の内側に最長筋が位置しますので、その筋間に治療者の指を差し込みます 図5-a 。両筋の間に指を入れ込むことができたら、そこから外側に滑走させ 図5-b 、その後、腸肋筋の外側端からまた内側に戻します 図5-c 。この一連の滑走操作を圧痛部位を中心に、その近位もしくは遠位まで繰り返し行います。繰り返し行っていると徐々に腸肋筋の筋緊張が緩和してくるのが感じ取れると思います。

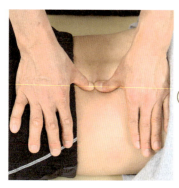
a 腸肋筋と最長筋間に指を差し込む

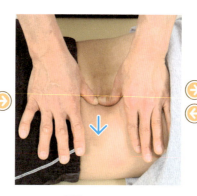
b 外側へ滑走

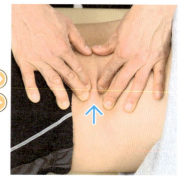
c 内側へ滑走

図5　腸肋筋の短軸での滑走操作（腸肋筋と最長筋間）

テクニック②　腸肋筋の短軸での滑走操作（腸肋筋と腰方形筋間）

　テクニック①で腸肋筋の滑走性の改善が見られなかった場合、腸肋筋と最長筋間よりも腸肋筋と腰方形筋間の滑走性が低下している可能性があります。両筋間に強い圧痛がある場合、この部分の滑走性を促してみましょう。

方法　腸肋筋と腰方形筋の筋間に原因がある場合、腸肋筋から外側の痛みを訴えます。このような場合、腸肋筋と隣接する腰方形筋との滑走を促します。腸肋筋から外側に腰方形筋が位置しますので、その筋間に治療者の指を差し込み 図6-a 、腰方形筋から腸肋筋を引き剥がすようなイメージで内後方に滑走させ 図6-b 、その後、また外側に戻します 図6-c 。この操作を行う時は、疼痛部位を中心に近位もしくは遠位まで繰り返し行います。

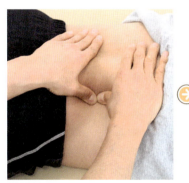
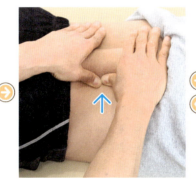
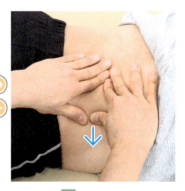

a　腸肋筋と腰方形筋間に指を差し込む　　b　内後方に滑走　　c　外側に滑走

図6　腸肋筋の短軸での滑走操作（腸肋筋と腰方形筋間）

 ## テクニック③　腸肋筋の選択的収縮と長軸滑走操作

　最後に長軸での滑走操作を紹介します。

方法　腸肋筋は体幹の伸展および同側への側屈・回旋の作用がある筋です。そのため、疼痛側の肘を対側後方の股関節方向に運動させることで、体幹を伸展・同側側屈・同側回旋させ、腸肋筋を選択的に収縮（短縮）します。このときに、最終域で3秒ほど止めます 図7-a 。次に肘を対側前方の股関節方向に運動させることで、体幹を屈曲・対側側屈・対側回旋させ、腸肋筋を選択的に伸張します 図7-b 。

　この一連の操作をリズミカルに繰り返し行い、腸肋筋の長軸での滑走性と伸張性を促します。

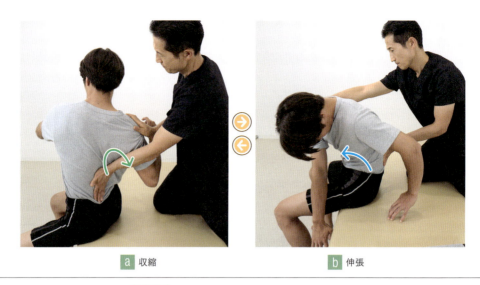

| a 収縮 | b 伸張 |

図7 腸肋筋の選択的収縮と長軸滑走操作

　以上、腸肋筋を滑走するための治療概念と3つのテクニックを紹介しました。これらのテクニックを行うことで、第2水準の評価で生じていた痛みや張り感が改善すれば、腸肋筋の滑走性や伸張性の低下が痛みの原因だと高い確率で判断することができます。

参考文献
1) 成田崇矢：軟部組織と腰痛. 理学療法ジャーナル. 55(4):430-435, 2021.
2) 成田崇矢：成田崇矢の臨床 腰痛. 運動と医学の出版社.pp291,2023.

3 腰方形筋

腰方形筋による痛みは、多裂筋や腸肋筋ほどは多くないものの、臨床で相応に見受ける症状の1つです。実際に、腰方形筋の滑走および伸張操作が行えることにより、腰痛をその場で改善できることも少なくありません。それを踏まえ、腰方形筋に関わる病態や、選択的に滑走性・伸張性を改善するためのテクニックを紹介します。

① 機能解剖

腰方形筋は、背筋群の中で最も外側に位置し、腸肋筋の深層にあります。図1から分かるように腰椎横突起の側方に位置しているため、腰背部にある筋でありながら腰椎伸展の作用はそれほどなく、主に骨盤挙上もしくは体幹の同側側屈として作用します。

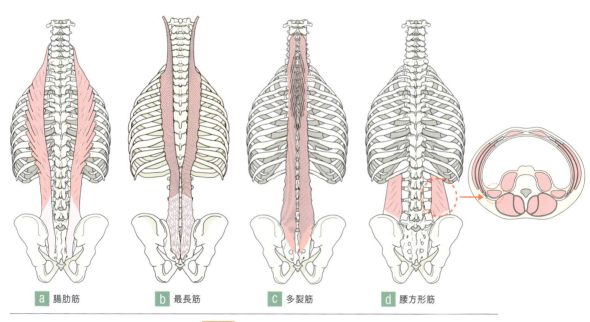

a 腸肋筋　　b 最長筋　　c 多裂筋　　d 腰方形筋

図1 腰部筋の解剖

② 治療概念

腰方形筋が痛みや張り感と関与していると考えられた場合、疼痛部位周辺での滑走性を改善することが大切です。その上で、筋全体の伸張性の改善を図ります。

腰方形筋による痛みや張り感は、過緊張や隣接する筋間との摩擦負荷が大きくなることに

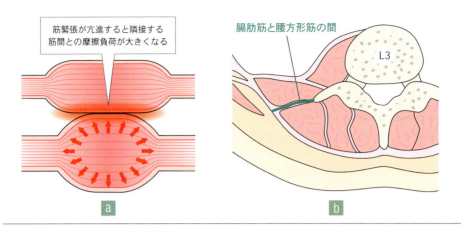

図2 筋間の筋膜の痛みのメカニズム

よって生じることが多いです 図2 。過緊張を伴うと筋実質の内圧が上昇します。筋は内圧が上昇すると痛みを感じますので、過緊張を生じると痛みを惹起しやすくなります。また、過緊張の状態では、隣接する筋間との摩擦負荷が大きくなり、筋間の筋膜が痛みを惹起しやすくなります[1]。臨床的に腰方形筋と腸肋筋の筋間は滑走性低下を生じやすい部位であることを知っておくと良いでしょう。

以上のことから、腰方形筋の過緊張や滑走性低下に起因して症状を惹起していると考えられた場合、滑走性と伸張性を改善することが重要となります。その上で、力学的負荷の原因となる姿勢や動作に介入していくことがこの筋に起因する症状改善のための治療概念となります。

③ 第1水準および第2水準の評価

ⅰ）第1水準の評価

通常、腰方形筋による痛みはX線、CTやMRIでは特異的な所見は見られません。そのため、どういった姿勢や動作で痛みが誘発されるのかを聴取することが重要です。前述したように、腰方形筋は腰椎横突起の側方に位置しているため、主に骨盤挙上もしくは体幹の同側側屈として作用します。そのため、主に前額面上の体幹の変位と関連があります 図3 。合わせて、下肢の骨折や股関節疾患の有無などを聴取することも大切です。また、腰部外側部に痛みや張り感を訴える場合は、腰方形筋による症状

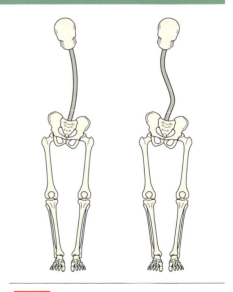

図3 前額面の体幹アライメントの変位

の可能性が高くなります。

ⅱ）第2水準の評価

　腰方形筋は伸張されることにより、痛みや張り感などの症状を誘発しやすいです。座位にて左右の座圧を変えずに体幹を側屈することにより、効果的に伸張することができます 図4 。この時、痛みや張り感がある場合は、左右差を確認することが大切です。痛みや左右差を誘発することができれば、施術後に第3水準の評価の指標としてこれらのテストを利用することができます。

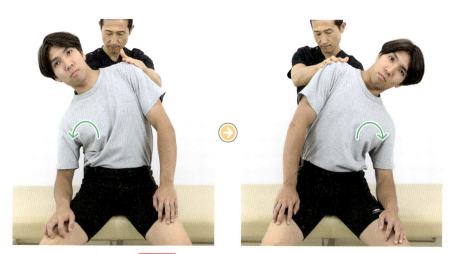

図4　第2水準の評価（腰方形筋）

座圧は変えずに体幹を側屈することで腰方形筋を効果的に伸張する

4　滑走性・伸張性改善テクニックの実際

　ここまでの評価で腰方形筋の滑走性や伸張性低下が痛みの原因であると推測した場合、下記のテクニックを用いて滑走性・伸張性を改善します。腰方形筋が痛みの原因組織であるならば、これらのテクニックを行うことで、痛みや張り感などの症状がその場で改善することを実感していただけると思います。

 テクニック①　腰方形筋の短軸での滑走操作

　まずはじめに、腰方形筋と腸肋筋との筋間の滑走操作を行います。次の方法で滑走を促すと良いでしょう。

方法 腰方形筋と腸肋筋の筋間の滑走操作を行う際には、腸肋筋の外側端の位置を把握することが重要となります。脊椎棘突起から外側には最長筋と腸肋筋との膨隆を確認することができます。その膨隆を乗り越えると腸肋筋の外側端を触れることができ、この前方に腰方形筋と腸肋筋の筋間を触れることができます 図5 。腸肋筋の外側端のレリーフはくっきりしているので、間違うことはないと思います。

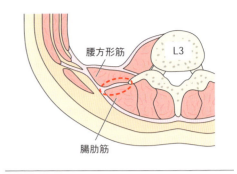

図5 腰方形筋と腸肋筋の筋間

　腰方形筋と腸肋筋の筋間に指を差し込み 図6-a 、外側に滑走させ 図6-b 、その後、前内側に戻します 図6-c 。この一連の操作を圧痛部位を中心に、その近位から遠位まで滑走操作を繰り返します。30秒ほどこの操作を行うと、筋間に指が入り込みやすくなり、筋緊張が緩和してくることを感じ取ることができると思います。

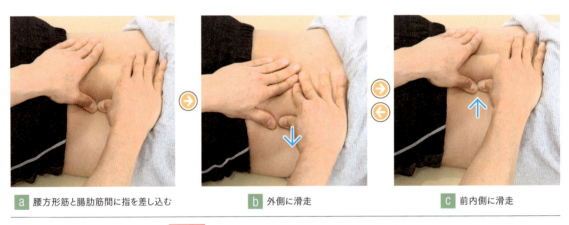

a 腰方形筋と腸肋筋間に指を差し込む　　b 外側に滑走　　c 前内側に滑走

図6 腰方形筋の短軸での滑走操作（腹臥位）

　また、腰方形筋を外側面から内側に向かって徒手的に圧迫を加えると、腸肋筋を含め周辺組織との滑走が生じることをエコー上で観察することができます。そのため、私は患者を側臥位にして、腰方形筋を外側面から内側後方への圧迫、内側前方への圧迫を交互に滑走させる方法もよく行います 図7 。この方法もリズムカルに行うと、腰方形筋の筋緊張緩和に非常に有効ですので、是非試してみてください。

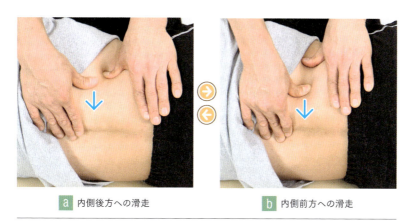

| a 内側後方への滑走 | b 内側前方への滑走 |

図7　腰方形筋の短軸での滑走操作（側臥位）

テクニック②　腰方形筋の選択的収縮と長軸滑走操作（座位）

徒手的に腰方形筋の滑走性を改善したら、筋全体の伸張性の改善を図ります。

方法　右の腰方形筋の伸張性の改善を図る場合、座位にて体重の左側方移動を行いつつ、右骨盤を挙上します。合わせて、左の肩甲帯を上げ、右体幹を縮めるようにすることで腰方形筋を収縮させます。この動作を最終域まで行わせます 図8-a 。この時、骨盤が後傾位になりやすいため、骨盤後傾位になっていないかを確認しながら行うことが大切です。最終域での収縮を3秒程度行ったら、次に左右の座圧を変えずに体幹を左側屈することで右の腰方形筋を伸張させます 図8-b 。この一連の操作を繰り返し行い、腰方形筋を伸張させ、張り感や伸張性の改善を図ります。

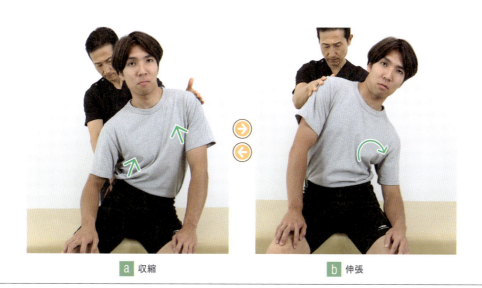

| a 収縮 | b 伸張 |

図8　腰方形筋の選択的収縮と長軸滑走操作（座位）

テクニック③　腰方形筋の選択的収縮と長軸滑走操作（側臥位）

　座位での伸張操作を行ったら、合わせて側臥位でも筋全体の伸張性の改善を図ります。側臥位で行うことにより、より強力に収縮を行うことができます。

方法　右の腰方形筋の伸張性の改善を図る場合、まず右下にしたon-elbowまたはon-handの状態の側臥位になり、この状態を開始肢位とします。この肢位から右体幹を縮めるように骨盤を挙上（左側方）し、最終域まで骨盤を挙上したら、その状態を3秒程度持続し、腰方形筋を収縮させます 図9-a 。この時、右の上肢はon-elbowでもon-handでもどちらでも良いですが、体幹が回旋していないかを確認しながら行うことが大切です。最終域での収縮を行ったら、骨盤を下げて重力を利用して腰方形筋を伸張させます 図9-b 。この一連の操作を繰り返し行い、腰方形筋の張り感や伸張性の改善を図ります。

　以上、腰方形筋を滑走するための治療概念と3つのテクニックを紹介しました。これらのテクニックを行うことで、第2水準の評価で生じていた痛みや張り感が改善すれば、腰方形筋の滑走性や伸張性の低下が痛みの原因だと高い確率で判断することができます。

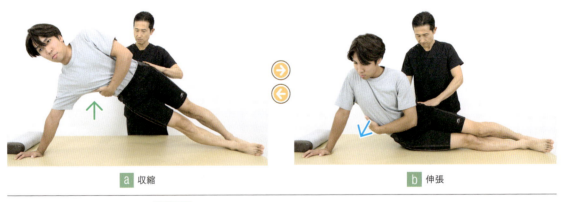

a 収縮　　　b 伸張

図9　腰方形筋の選択的収縮と伸張操作（側臥位）

参考文献
1）成田崇矢：軟部組織と腰痛. 理学療法ジャーナル. 55(4):430-435, 2021.

第Ⅱ部 第1章 腰部への滑走性・伸張性改善テクニック

4 椎間関節

　日本整形外科学会による腰痛の原因調査によるところ、本邦において腰痛を有する方は3000万人いると推計されています。その中でX線やMRI所見から腰痛の原因を特定することができる「特異的腰痛」は約15％と言われており、画像所見では原因を特定することができない「非特異的腰痛」は85％に及ぶと報告されています 図1 [1]。つまり、構造の問題よりも機能低下の問題であることが多いと言えます。

　非特異的腰痛の中でも椎間関節による腰痛は臨床で最も多く遭遇する病態であると思われます[2]。そのため、椎間関節の病態を理解し、その改善方法を習得できることの意義は大きいと考えます。

　それを踏まえ、この項目では椎間関節に関する知見と私が実際に臨床で施行しているテクニックを紹介します。

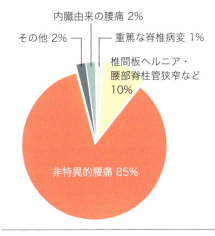

図1　日本整形外科学会による腰痛の原因調査

1 機能解剖

　脊椎のそれぞれの椎体には上関節突起と下関節突起があり、この2つの突起が重なり合うことで椎間関節を形成しています 図2 。上関節突起が、下関節突起に対して外から重なる形で

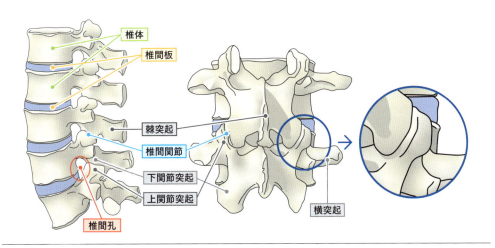

図2　椎間関節の構造

関節を成しています。椎間関節の上関節突起と下関節突起のどちらが外側に位置しているのかを理解していないセラピストは多いと私は感じています。しかし、この構造は徒手操作を行う際に、必ず把握していなければならないため、自信のないセラピストは 図2 の椎間関節の構造をしっかり把握しておいてください。

矢状面上における椎間関節の傾斜角度は頸椎、胸椎、腰椎でそれぞれ異なります 図3 。それぞれの傾斜角度は頸椎（中・下位）では45度、胸椎では60度、腰椎では90度となっています。頸椎や胸椎の場合、屈曲すると椎間関節は前方に移動し、伸展すると後方に移動します。一方、腰椎の傾斜角度は90度であるため、椎間関節は屈曲すると上方に上がり、伸展すると下方に下がります。頸椎や胸椎の運動と、腰椎の運動は運動そのものが異なり椎間関節の動きも異なるわけです。このような各分節の運動特性をイメージできることが私たちの徒手的な介入には必要で、このあとに紹介する滑走テクニックも行いやすくなると思います。

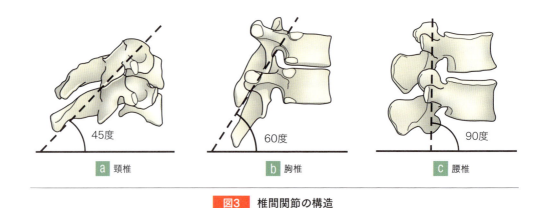

図3 椎間関節の構造

a 頸椎　　b 胸椎　　c 腰椎

腰椎の屈曲は、両側の上位椎体の下関節突起が下位椎体の上関節突起に対して上方へ滑る運動で、関節包、後縦靭帯、黄色靭帯、棘間靭帯、棘上靭帯、脊柱伸筋群などの伸張によって制動されます 図4-a 。特に関節包は屈曲の制動として大きな役割を担っています[3]。

腰椎の伸展は、両側の上位椎体の下関節突起が下位椎体の上関節突起に対して下方へ滑る運動で、関節包、前縦靭帯の緊張、下関節突起下端部と椎弓の接触、棘突起間の接触によって制動されます 図4-b 。

腰椎の側屈は、右側屈をした場合、左側の上位椎体の下関節突起が下位椎体の上関節突起に対して上方へ滑る運動で、右側の上位椎体の下関節突起が下位椎体の上関節突起に対して下方へ滑る運動です 図4-c 。椎間関節での側屈は屈曲および伸展と同じ対象組織によって制動されます[4]。

腰椎の回旋は、右回旋をした場合、左の上位椎体の関節面と下位椎体の関節面が押し付けら

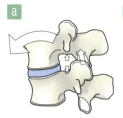 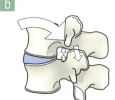 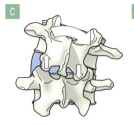 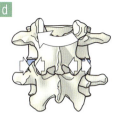

a 屈曲では、両側の上位椎体の下関節突起が下位椎体の上関節突起に対して上方へ滑る運動である

b 伸展では、両側の上位椎体の下関節突起が下位椎体の上関節突起に対して下方へ滑る運動である

c 右側屈では、左側の上位椎体の下関節突起が下位椎体の上関節突起に対して上方へ滑る運動で、右側の上位椎体の下関節突起が下位椎体の上関節突起に対して下方へ滑る運動である

d 右回旋では、左の上位椎体の関節面と下位椎体の関節面が押し付けられるため、左側の椎間関節に圧縮負荷が加わる

図4 椎間関節の滑り運動

れるため、左側の椎間関節に圧縮負荷が加わります 図4-d 。

　椎間関節には侵害受容器や固有感覚受容器が豊富に存在します。 図5 を見てください。この図の赤い丸印で示している部分には脊髄神経後枝内側枝が分岐し侵害受容器が多く存在するため痛みを感じやすくなります。ただし、これらの受容器は関節面に存在しているわけでありません。関節包や靭帯、脂肪体など、関節周辺の軟部組織にこれら受容器が豊富に存在していることをイメージできることが大切だと私は考えています。
　また、椎体が後方や側方に変位している場合などでは、神経に圧が加わりやすい状態になり、痛みを引き起こす原因となります[5]。

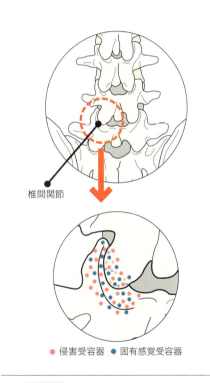

図5 椎間関節周囲の神経支配

② 治療概念

　椎間関節障害の症例においては、腰椎の伸展動作で痛みが生じるケースが多いので、伸展時痛の治療概念から説明します。
　伸展時痛を伴うケースでは、理想的な伸展動作と比較すると下部腰椎だけで伸展するような身体の使い方が多くみられます。このような症例では、正常な関節運動の軌道と比較して、軌

道がズレて上関節突起が後下方へ変位した軌道を呈していることが多いです 図6 。すなわち、局所的な分節で運動が生じていることで疼痛が発生していると考えられます。局所的な分節で運動が生じることで、生理的な関節運動の軌道からズレた運動が起こり、関節包などの軟部組織に偏った伸張負荷が加わることが痛みの発生メカニズムだと考えられます[6]。そのため、例えば上位腰椎、胸椎、股関節など、他の分節の動きを引き出し、より脊柱全体での生理的な関節運動を引き出すことが大切な治療概念となります。

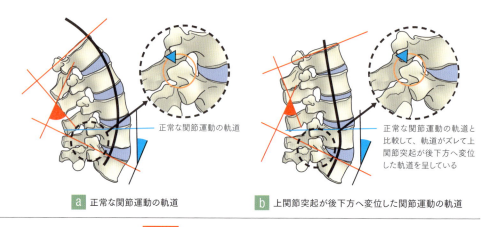

a 正常な関節運動の軌道　　b 上関節突起が後下方へ変位した関節運動の軌道

図6　腰椎伸展時の椎間関節の動き

次に、屈曲時痛の治療概念を考えてみましょう。

屈曲時痛を伴うケースにおける関節運動を理解するために 図7 を見てください。椎間関節の関節面を2枚の四角いプレートに見立てると、生理的な関節運動では上側のプレートを 図7-a のように滑り運動が生じ、①～④の4つの角はほぼ均等な距離を移動します。しかし、図7-b のようにプレートの滑走する面の摩擦抵抗が何らかの原因で大きくなると、滑り運動は本来の可動域の途中で止まってしまいます。この状態からさらに滑り運動を強要しようとすると、運動が止まった部位を支点に回転運動も同時に生じるようになると考えられます。この回転運動は正常な軌道ではないため、生理的な運動の軌道からズレた運動が生じるようになります。このように正常な軌道からズレて回転することで、図7-c の④′のように動きが極端に小さくなる部位と、①′のように極端に大きくなる部位が発生し、結果的に 図7-a より 図7-c の方が2枚のプレートの全体の移動量は小さいにもかかわらず、関節包などの軟部組織に過度な伸張負荷を生じる部位が発生してしまうと考えられます。このように、滑走性低下を基点に軌道からズレた運動が起こることで、偏った伸張負荷が生じるようになるわけです。これが椎間関節の屈曲時痛が生じる発生メカニズムであると考えています。このため、椎間関節の屈曲時痛の治療では、障害関節の滑走性を促し、生理的な関節運動を引き出すことが大切な治療概念となります。加えて言うと、伸展時痛と同様に、例えば上位腰椎、胸椎、股関節など、他の分

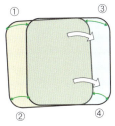 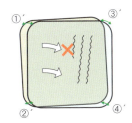 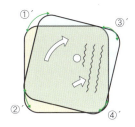

a 正常な滑り運動　　b 滑り運動が障害され止まる　　c 止まった部位を支点に回転運動が生じる

図7 滑り運動が障害されることで生じる周辺組織への伸張負荷

節の動きを引き出し、より生理的な体幹運動を引き出すことが効果的な治療となります。

　また、椎間関節障害では椎間関節に炎症が生じ、同じ神経支配である多裂筋の過緊張を引き起こすことも、痛みの原因の1つとして考えられます。実際に、椎間関節の痛みと多裂筋の過緊張は同時に生じていることが多いです。多裂筋の神経支配は**脊髄神経後枝内側枝**であり、椎間関節と同様の神経支配を受けています。そのため、椎間関節障害では、多裂筋の過緊張を改善することで痛みが軽減するケースも多く遭遇します。多裂筋に対する治療方法はP85で解説していますので、参考にしてください。

③ 第1水準および第2水準の評価

ⅰ）第1水準の評価

　椎間関節障害は長時間の立位や、腰を後ろに反らした時に痛みが生じる方が多いです。問診の際にどのような痛みか聞くと、「じわっと痛い」「じんじんする痛み」といった訴えもありますが、「ズキッとする痛み」「つっかかるように痛い」と局所的な痛みを示すような表現をすることが多いです。「痛い箇所はどこですか？自分で示してください」と質問すると、図8 のように脊柱の中央付近を局所的に指し示すことが多いです。障害されやすい高位は、L4/L5、L5/S1間の椎間関節であることが多いです。このような痛みを訴えた場合に椎間関節障害であることを視野に入れて評価を進めていきます。

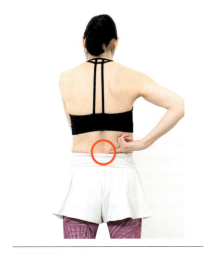

図8 椎間関節障害の痛みの示し方

また、X線やMRI像で椎間関節障害と判断することは難しいですが、椎間関節に痛みを伴う症例では 図9-b のように下部腰椎が前弯しているケースが多いです。そのため、X線や姿勢評価から椎間関節に痛みを生じやすいタイプかどうかを予測する判断材料の1つになります。

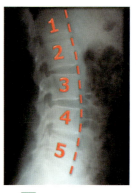
a 正常な生理的前弯

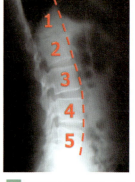
b 下部腰椎の前弯が強い例

図9 立位でのX線画像

ⅱ）第2水準の評価

椎間関節に対する第2水準の評価として、図10 のように体幹伸展・屈曲・回旋・側屈動作を自動運動で行います。どの動作でも痛みが生じる可能性があります。そのため、実際にどの動作で痛みが生じるかを必ず確認するようにしています。

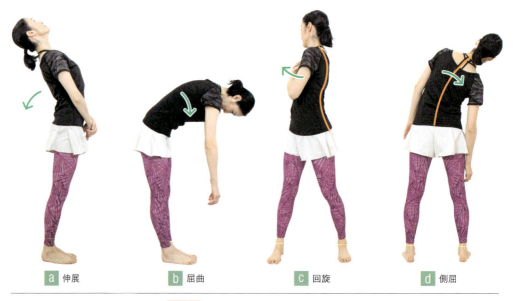

a 伸展　　b 屈曲　　c 回旋　　d 側屈

図10 第2水準の評価（椎間関節）

また、特に圧縮負荷を強く加えたいときには、図11 のようにケンプテストを行います。伸展と同側側屈を同時に加えることで、圧縮負荷を強くすると同時に、下関節突起に対する上関節突起の下方移動を最も大きくすることができます。

106　4 椎間関節

以上の動作を行うことで、痛みや左右差を誘発することができれば、施術後に第3水準の評価の指標としてこれらのテストを利用することができます。

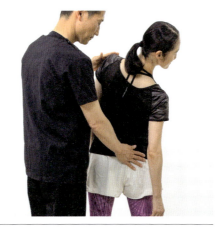

図11　第2水準の評価（ケンプテスト）

4　滑走性改善テクニックの実際

　ここまでの評価で椎間関節が痛みを発していると推測した場合、以下に紹介するテクニックを用いて腰椎の動きを変容させます。椎間関節が痛みの原因組織であるならば、これらのテクニックを行うことで、痛みなどの症状がその場で改善することを実感していただけると思います。

 テクニック①　椎間関節に対する徒手操作

　伸展動作で痛みを生じるタイプは障害関節の動きを抑制することで、多関節の動きを引き出し、腰椎の動きを変容させます。このことで腰椎全体の生理的な関節運動を引き出します。
　また、屈曲動作で痛みを生じるタイプは障害関節の滑走性を促すことで、本来の生理的な関節運動を引き出し痛みの改善を図ります。伸展動作も屈曲動作もどちらも操作方法は同じですが、行う操作の目的と椎間関節の動きは異なります。実際に関節のどのような動きを引き出したいのかという目的が大切です。椎間関節の動きをイメージしながら操作を行うことで、目的としている椎間関節の動きを獲得することができ、その結果、痛みの改善に大きく役立つと思います。

　方法　椎間関節による痛みは伸展動作で生じることが多いため、伸展時に右腰部痛があるケースから説明します。まず、実際に患者に伸展動作を行ってもらい、痛みの出る部位を自分自身に指し示してもらいます。この示し方でおおよその椎間関節の高位を予測します。ベルトライン上の棘突起付近を指し示した場合は、L4/L5間の椎間関節を予測し、それよりも下である場合は、L5/S1間の椎間関節を予測しながら評価を進めていきます。

例えば、L4/L5間の椎間関節を予測した場合、まずはL4の棘突起を確認します。この際、腰背部の筋緊張が強いと触診が難しくなります。そのため、体幹をわずかに伸展して背部の筋を緩めた状態にすると、容易にL4棘突起を触れることができます。ただし、伸展角が大きすぎると、棘突起間が狭くなるために触診が難しくなるので留意します。

　治療者の母指を障害関節の上位棘突起に当てがいます。つまり、L4/L5間の椎間関節の場合は、L4棘突起に当てます。この際、L4棘突起のやや下方に母指を当て皮膚を上方へ持ち上げながらたぐり寄せて棘突起を触れることで、棘突起を上方に押し上げる操作を行いやすくなります[※1]。また、治療者のもう一方の手は、骨盤を把持してカウンター作用を加えることで、患者を安定させた状態で操作を行います。今回の症例は伸展時に右椎間関節の痛みを訴えるケースですので、右椎間関節間を拡げるイメージでL4棘突起を左肩方向に押し上げるように操作を加えたまま伸展動作を行います 図12-a 。反対に、左椎間関節の操作を行う場合は、 図12-b のように右肩方向に押し上げるように操作を加えたまま伸展動作を行ってもらいます。この操作を行うことで、伸展時に元々あった痛みが消失もしくは著明に減弱した場合、L4/5間の椎間関節が痛みの原因組織であると判断することができます。

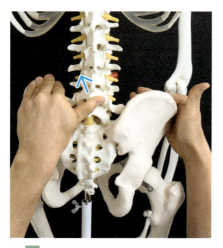 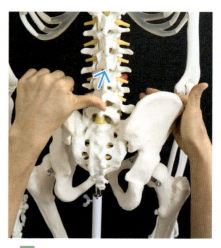

a 右椎間関節に疼痛がある場合の徒手操作　　b 左椎間関節に疼痛がある場合の徒手操作

図12　椎間関節に対する徒手操作

※1
椎間関節の徒手操作では、棘突起を上方へ押し上げる操作が多いのですが、この操作をする際、棘突起上の皮膚が滑ってしまい、操作を難しくします。そのため、この操作を行う前に、狙いとする棘突起の下から皮膚を上方にたぐり寄せておくと、皮膚の滑りを最小限にすることができ、操作を行いやすくします。

　前述したように、椎間関節における伸展時痛は局所的な分節で運動が生じていることが疼痛発生の要因になっていると考えられます。そのため、痛みを発している椎間関節の部位が分かれば、他の分節の動きを引き出し、より生理的な関節運動を引き出すことが大切になります。障害関節の痛みがL4/5間で生じている場合、私はL4棘突起の押し上げ操作を行いながら、伸展動作を繰り返し行わせます。この際、伸展時に特に動きの硬い分節を患者に意識させながらこの動作を繰り返させます。例えば、胸腰椎移行部あたりの動きが硬ければ、その部位を示し

ながら「この部位から反ることを意識して行ってください」、股関節の動きが硬ければ「股関節も使って反ることを意識して行ってください」などの指示を加えながら、痛みのない範囲で5～10回程度、この動作を繰り返させます。

　この動作を繰り返し行った後、治療者が手を離して再度、体幹伸展動作を行わせたときに、元々あった痛みが消失もしくは著明に減弱すれば、局所的な分節で行っていた伸展動作の挙動が変わったと判断することができます 図13 。

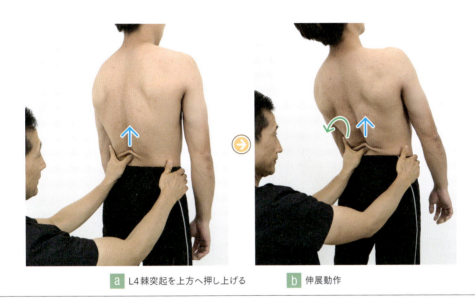

a L4棘突起を上方へ押し上げる　　b 伸展動作

図13　伸展型腰痛における椎間関節の徒手操作

　次に、腰椎屈曲時に右腰部痛がある症例を例に説明します。

方法　まず、実際に患者に屈曲動作を行ってもらい、痛みの出る部位を患者自身に指し示してもらいます。この示し方でおおよその椎間関節の高位を予測します。伸展動作のときの痛みの確認と同様に、ベルトライン上か、それよりも下か確認して椎間関節の高位を予測します。

　例えば、L4/L5間の椎間関節を予測した場合、まずはL4の棘突起を確認し、治療者の母指を当てます[※2]。また、もう一方の手は骨盤を把持してカウンター作用を加えることで患者を安定させた状態で操作を行います。今回の症例は屈曲時に右椎間関節の痛みを訴えるケースですので、右椎間関節間の滑走を促すイメージでL4棘突起を左肩方向に押し上げるように操作を加えたまま屈曲動作を行います 図14 。

　この操作を行うことで、体幹屈曲時に元々あった痛みが消失もしくは著明に減弱した場合、L4/5間の椎間関節が痛みの原因組織であると高い確率で判断することができます。

※2
狙いとする棘突起に治療者の母指を当てるまでの流れは、P108の伸展時痛の操作と同様です。

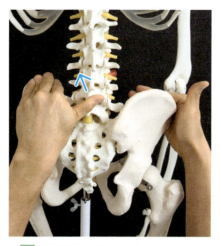
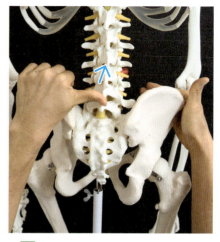

a 右椎間関節に疼痛がある場合の徒手操作　　b 左椎間関節に疼痛がある場合の徒手操作

図14 椎間関節に対する徒手操作

　前述したように、椎間関節における屈曲時痛は、滑走性を促し、より生理的な関節運動を引き出すことが大切です。そのため、障害関節の痛みがL4/5間で生じている場合、私はL4棘突起の押し上げ操作を行いながら、痛みのない範囲で5〜10回程度、この動作を繰り返し行わせ滑走性を促します。この際、痛みがなければ、屈曲の運動範囲を広げていくことがポイントです。

　この動作を繰り返し行った後、治療者が手を離して再度、体幹屈曲動作を行わせたときに、元々あった痛みが消失もしくは著明に減弱すれば、障害関節の生理的な関節運動が引き出されたことによって疼痛が改善したと判断することができます 図15 。

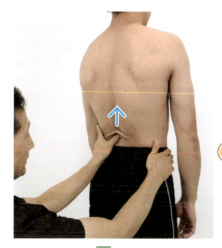
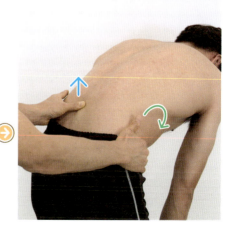

a L4棘突起を上方へ押し上げる　　b 屈曲動作

図15 屈曲型腰痛における椎間関節の徒手操作

テクニック② 他分節の可動性を拡大し生理的な関節運動を引き出すための徒手操作

　体幹の伸展や屈曲動作を行う際、障害関節に偏った局所的な動きが生じていることが多く見受けられます 図16 。このような場合、動作の観察から動きの少ない部位の可動性を拡大することで、体幹全体の生理的な関節運動を引き出すことができます。ここでは、上位腰椎や胸椎、および股関節の可動性を拡大させるためのテクニックを紹介します。

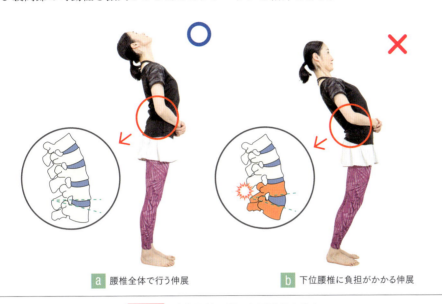

　a　腰椎全体で行う伸展　　　　b　下位腰椎に負担がかかる伸展

図16 障害関節に偏った局所的な動き

方法

・伸展方向の可動性拡大操作

　上位腰椎や胸椎の伸展方向の可動性を拡大する場合は、患者を腹臥位にし、狙いとする棘突起に治療者の小指球を当てがいます。図17-a では、L1の棘突起に小指球を当てていますが、

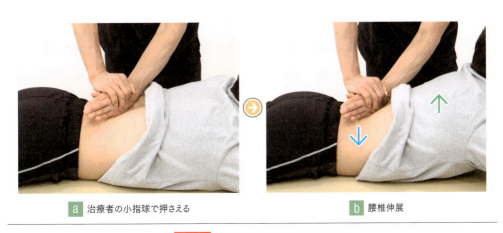

a　治療者の小指球で押さえる　　　　b　腰椎伸展

図17 伸展方向の可動性拡大操作

動作の観察から狙いとする高位の棘突起に治療者の手を当てることが大切です。この肢位から患者には「手を当てたこの位置から反るように、体を反らしてください」と指示します。そして、患者の伸展動作に合わせて、治療者は小指球に当てた棘突起を下方に滑走させます 図17-b 。これにより、狙いとする椎間関節の伸展方向への可動性を引き出すことができます。上手くできたら、この上下の関節も同じ要領でこの操作を行い、可動性を拡大させていきます。

　また、股関節の伸展の可動性を拡大する場合は、股関節を選択的に伸展させる運動を行っています。具体的には、椅子やテーブルなどに患者の両手を置き、片側の脚を後ろにします 図18-a 。この肢位から膝関節が屈曲しないように体幹を垂直に立てます。すると、後ろ脚の股関節の前面が伸びる感じがすると思います 図18-b 。この状態で3秒ほど止めたら、さらに反対側も同じ動作を行います。この運動を左右交互に行わせます。この運動はたくさんの患者に指導していますが、高齢者でもできる効果的な運動です。

・屈曲方向の可動性拡大操作
　上位腰椎や胸椎の屈曲方向の可動性を拡大する場合は、 図19 のように自動運動を利用して、胸椎や上位腰椎の屈曲を拡大させてい

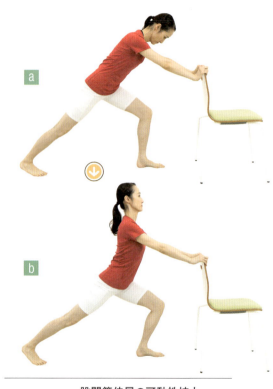

図18　股関節伸展の可動性拡大エクササイズ

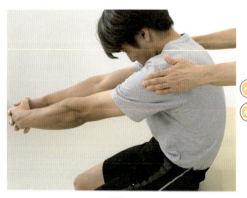
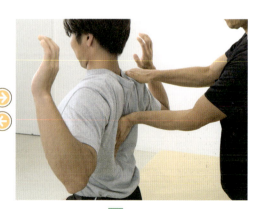

a 屈曲　　　　b 伸展

図19　上位腰椎や胸椎の屈曲可動性拡大エクササイズ

112　4 椎間関節

きます。この際、治療者は肩甲骨の動きをアシストするように補助します。

　また、股関節の屈曲方向の可動性を拡大する場合は、基本的にハムストリングスの伸張性を改善します。具体的には、P304で紹介するハムストリングスの「短軸滑走操作」図20-aや、「収縮と短縮からの伸張法」図20-bなどを用いて伸張性を改善します。特に、屈曲時痛があるケースでは、ハムストリングスの伸張性が拡大することで、屈曲方向の動作を股関節で行う比率を多くすることができるため、腰部の椎間関節への負荷を減らすことができます。

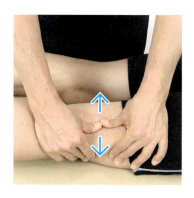
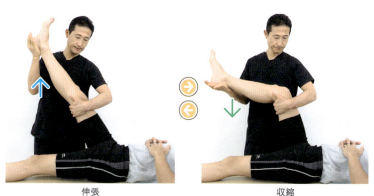

a ハムストリングスの短軸滑走操作　　b 収縮と短縮からの伸張法

図20　ハムストリングスの伸張性の改善

テクニック③　椎間関節に対する離開操作（長軸・回旋方向）

　椎間関節間を広げる離開操作について説明します。関節を離開することで、関節包や脂肪体など周辺の軟部組織の生理的な伸張性や滑走性を促すことができると考えられます。伸展時痛・屈曲時痛のどちらにも有効なテクニックになります。

方法　この操作は疼痛側を上にした側臥位で行います。患者の股関節と膝関節を45度屈曲位にした状態を開始肢位とします。治療者の一方の手で当該関節の上位の棘突起を押さえ、もう一方の手で当該関節の下位の棘突起を押さえます。この棘突起間を離開するイメージで上位棘突起を上内方に、下位棘突起を下外方に動かすようなイメージで操作を加えます。

　また、治療者の指先の操作に加え、体幹の回旋を加えるとさらに効果的です。治療者の前腕を骨盤の上に置き、その前腕で押さえている骨盤を手前に引くことで椎間関節間を長軸・回旋方向に離開することができます図21。慣れてきたら治療者が操作している方向と同方向に患者自身にも動かしてもらうように促します。患者へは、「肘と膝を近づけて、今度は肘と膝を離す」というように指示すると上手く行うことができます。この操作を繰り返し行うことで、

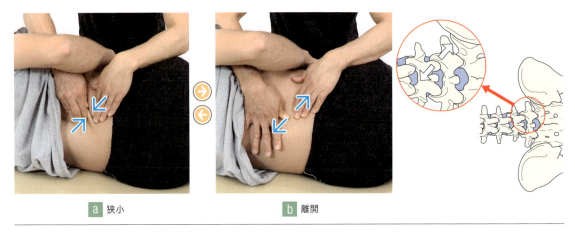

| a 狭小 | b 離開 |

図21 椎間関節に対する滑走操作（長軸・回旋方向）

L4/L5間の椎間関節間をさらに離開することができます。

テクニック④　椎間関節に対する長軸方向の滑走操作

　次に椎間関節間の滑走性を効果的に促すテクニックを紹介します。テクニック①で痛みが生じている椎間関節の高位を予測することができたら、ここで紹介するテクニックを行うことで、さらに椎間関節の滑走を促すことができます。特に、屈曲時痛を有する高齢の患者に非常に効果的なテクニックです。

方法　この場合も右のL4/5間に痛みがある場合を例に説明します。この操作は疼痛側を上にした側臥位で行います。図22のように、患者の股関節と膝関節を屈曲位とし、患者の右足底を治療者の鼠径部に押し当てた状態を開始肢位とします。治療者の一方の手で下腿を把持

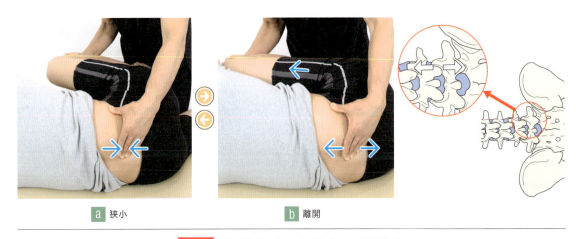

| a 狭小 | b 離開 |

図22 椎間関節に対する長軸方向の滑走操作

し、もう一方の手でL4棘突起を押さえます。治療者は棘突起を上方に押し上げ、この操作を行いながら他動的に股関節を屈曲させていきます。この他動的屈曲は、治療者の鼠径部を前方に移動させることで、それほど力を入れずに行うことができます。また、このことで患者もリラックスを保ちやすくなります。股関節を屈曲することで腰椎は後弯しますので、この操作を繰り返し行うことで、L4/L5間の椎間関節間を広げ、滑走性を促すことができます。

　以上、椎間関節を滑走するための治療概念と4つのテクニックを紹介しました。これらのテクニックを行うことで、椎間関節の滑走性を促し生理的な関節運動を引き出すことができます。また、上位腰椎、胸椎、股関節など、他の分節の動きを引き出し、より生理的な体幹運動を引き出すことが効果的な治療となります。

参考文献
1) 山下敏彦：運動器慢性痛診療の手引き. 日本整形外科学会(編), 運動器疼痛対策委員会(編). 南江堂,2013.
2) 成田崇矢, 金岡恒治：徒手療法を用いた腰痛の病態評価の試み. 日本整形外科スポーツ医学会雑誌. 37(1):22-26,2017.
3) Adams MA, et al.：The resistance to flexion of the lumbar intervertebral joint. Spine. 5-3:245-253,1980.
4) 赤羽根良和：腰椎の解剖と特徴. 腰椎の機害と運動療法ガイドブック. 運動と医学の出版社. 12-31,2017.
5) 園部俊晴(監)：一流の臨床思考. 運動と医学の出版社.pp117-134,2024.
6) 成田崇矢：成田崇矢の臨床 腰痛. 運動と医学の出版社.pp94-149,2023.

第Ⅱ部 第1章 腰部への滑走性・伸張性改善テクニック

5 仙腸関節

　仙腸関節障害は若年層から高齢者まで広い年齢層に見られ、腰痛の約15〜20％を占めると言われています[1]。痛みは主に仙腸関節部に局所的に生じ、長時間の立位、座位、体幹の動きや重い物を持つ際に誘発されます。また、筋・筋膜障害と同時に発生することが多く、殿部や下肢に症状が起こることも多いです。

　仙腸関節障害による腰痛や下肢痛は画像診断で特定しにくく、「よく分からない腰痛」として扱われがちです。また、未だに仙腸関節障害を認めていない医療者もいます。しかし、実際には確実に存在しており、正しい病態認識と第3水準の評価を行うことで病態を特定することが可能です。本項では、仙腸関節障害の病態と評価プロセス、介入方法について解説しています。

1 機能解剖

　仙腸関節は、仙骨と腸骨の間にある関節で、体幹の重量を下肢に伝える荷重伝達の役割をしています 図1 。

　荷重関節の多くは上からかかる重量を水平面で支える形状をしています。膝関節を例に考えてみましょう。静止立位では上からかかる重量を関節面で支えるので、筋や靭帯の緊張をそれほど必要としません 図2-a 。しかし、仙腸関節では、関節面が重力に対して垂直に近い状態となります 図2-b 。

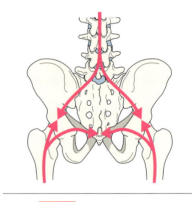

図1　荷重伝達の役割

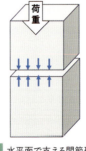

a　水平面で支える関節形状

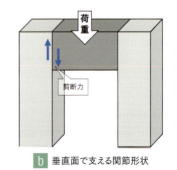

b　垂直面で支える関節形状

図2　関節における荷重を支える形状

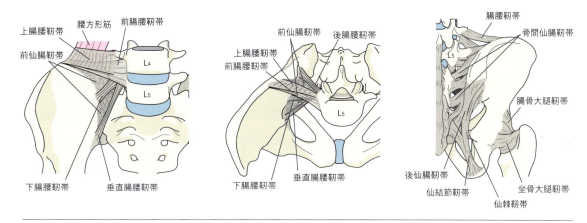

図3 仙腸関節を取り囲む靭帯

このような関節形状であるため、片脚で荷重する場合には体幹の全ての重量が垂直の関節面で支えることとなり、強い剪断力が加わることが容易に想像できます。このため、仙腸関節には複数の強靭な靭帯が存在し、これら靭帯が仙腸関節の安定化に大切な役割を担っています 図3 [2]。

仙腸関節は可動性の小さい関節ですが、その運動には主に2つの運動があります。この2つの運動について説明していきます。

【ニューテーションとカウンターニューテーション】

ニューテーションは、仙骨が腸骨に対して相対的に前傾し、腸骨が後方回旋する運動をいいます 図4-a 。カウンターニューテーションは、仙骨が腸骨に対して相対的に後傾し、腸骨が前方回旋する運動をいいます 図4-b 。仙腸関節の構造からニューテーションで関節が締まり、カウンターニューテーションで関節が緩むと言われています。

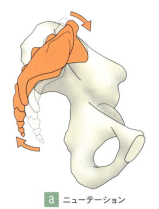

a ニューテーション
仙骨が腸骨に対して、相対的に前傾する運動

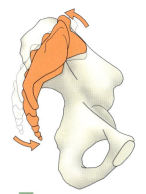

b カウンターニューテーション
仙骨が腸骨に対して、相対的に後傾する運動

図4 ニューテーションとカウンターニューテーション

② 治療概念

　仙腸関節の痛みは様々な動作で誘発されますが、基本的にはこの関節を支持する靭帯が痛みの原因組織であると考えられます。村上らは、仙腸関節へのブロック注射で70％以上の疼痛軽快例をブロック注射有効例と判断し、仙腸関節障害と診断しています[3]。ここで興味深いことは、ブロック注射有効例72例のうち、後方靭帯ブロック注射有効例が58例（81％）で、関節腔内へのブロック注射が有効だった例は14例（19％）であったと述べていることです 図5 。つまり、約8割は仙腸関節後方の靭帯区域の疼痛であると考えることができます。

　では、なぜ仙腸関節の靭帯区域に疼痛が生じるようになるのでしょうか。その要因として、「仙腸関節の位置異常」や「仙腸関節の靭帯と周辺組織（主に筋）との滑走性低下」などが関与していると私は考えています。仙腸関節の位置異常は、ニューテーションおよびカウンターニューテーション方向へのズレが主体に生じていると思われます。また、靭帯と周囲組織との滑走性低下は、特に大殿筋、多裂筋との関連が大きいと私は考えています。

　以上のことから、ニューテーションおよびカウンターニューテーション方向への位置異常が改善し、仙腸関節の靭帯と大殿筋、多裂筋との滑走性を促すことが仙腸関節障害の大切な治療概念になると私は考えています。

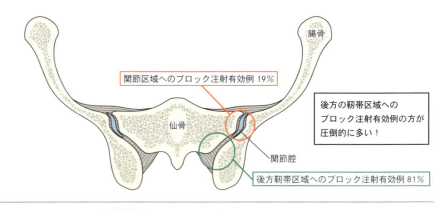

図5　仙腸関節へのブロック注射

③ 第1水準および第2水準の評価

ⅰ）第1水準の評価

　図6 のように、股関節の動きが制限された中腰での作業（顔の洗顔や草むしりなど）や、長時間の立位、回旋や伸展動作の繰り返しや、重い荷物を持った時などに痛みが生じる方が多いです。「痛みがどこにありますか？」と質問すると、図7 のように仙腸関節部（PSIS周辺）を局所的に指し示した場合に仙腸関節が痛みの原因組織である可能性があり、それを踏まえ評

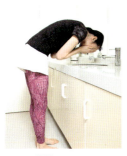 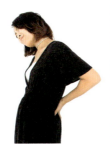 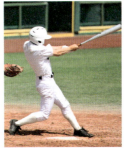 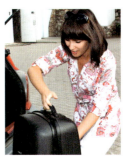

a 中腰姿勢　　b 長時間の立位　　c 回旋や伸展の繰り返し　　d 重い物を持つ

図6　第1水準の評価（仙腸関節障害に多い疼痛動作）

価を進めていきます。

ⅱ）第2水準の評価

仙腸関節に対する第2水準の評価として、図8のように体幹伸展・屈曲・回旋・側屈動作を自動運動で行います。

私の臨床では、どの動作で仙腸関節の痛みを誘発できるのかを必ず確認するようにしています。しかし、これらの動作でも痛みが生じない場合や疼痛部位が不明瞭な場合に、仙腸関節にどのような力学的負荷が加

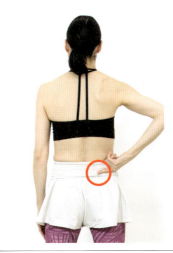

図7　仙腸関節障害における痛みの示し方

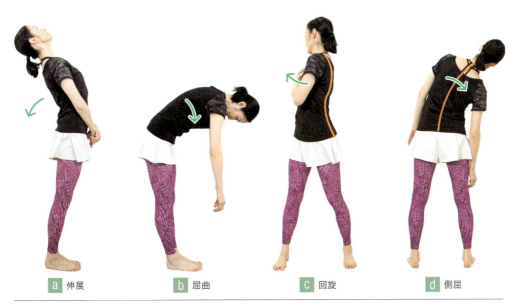

a 伸展　　b 屈曲　　c 回旋　　d 側屈

図8　第2水準の評価（仙腸関節）

5 仙腸関節　119

わると痛みが生じるかを明確にするために、非荷重位での疼痛誘発テストも行います。特に、背臥位で股関節屈曲・外転・外旋させるテスト（パトリックテスト）図9-aと、股関節屈曲・内転・内旋させるテスト（ファダーフテスト）図9-bを重要視して行っています。

　これらの荷重位および非荷重位での動作で痛みや左右差を誘発することができれば、施術後に第3水準の評価の指標としてこれらのテストを利用することができます。

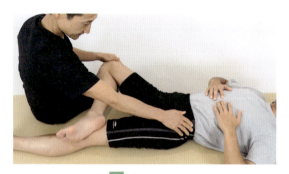

a　パトリックテスト　　　　　　　　　　　　　b　ファダーフテスト

図9　仙腸関節への疼痛誘発テスト

④ 滑走性改善テクニックの実際

　ここまでの評価で仙腸関節が痛みの原因であると推測した場合、下記のテクニックを用いて位置異常や周辺組織との滑走性を改善します。仙腸関節が痛みの原因であるならば、これらのテクニックを行うことで、痛みなどの症状がその場で改善することを実感していただけると思います。

テクニック①　仙腸関節に対する徒手操作（ニューテーション）

　仙腸関節では、ニューテーション（仙骨前傾と腸骨後方回旋）と、カウンターニューテーション（仙骨後傾と腸骨前方回旋）の2つの関係を整える操作を行います。テクニック①では、ニューテーションの徒手操作について説明します。

　方法　体幹の伸展時痛がある症例を例に説明します[※1]。仙骨を前傾する場合には、治療者の手を仙骨上に当てがいます。もう一方の手は腸骨稜に沿って置き、仙骨が前傾、腸骨が後方回旋するように操作を加えていきます 図10-a 。仙腸関節を操作する際、どの程度の力で操作するのかは重要です。これについて私は、仙骨も腸骨稜も皮膚を動かして、その皮膚が止まるところまで誘導したらそれ以上の力は加えずその状態を保持するようにしています。また操作す

※1
ここから紹介する仙腸関節の操作方法は、成田崇矢先生が考案し、自身の書籍内で紹介した方法を参考にしています。

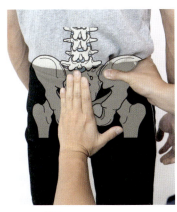 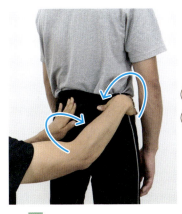 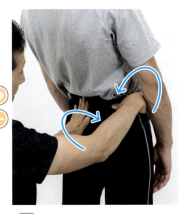

a 治療者の手の位置　　b 仙骨前傾・腸骨後傾の操作　　c 痛みが誘発される動作（体幹伸展）

図10 仙骨前傾・腸骨後傾パターンの徒手による仙腸関節の操作

る時の方向ですが、仙腸関節の関節面は斜めになっているので、その関節面に合わせて斜めの方向に力を加えることがポイントです 図10-b 。この操作を加えたまま、痛みが誘発される動作である体幹の伸展を行ってもらいます 図10-c 。この操作を行うことで、元々あった伸展時の疼痛が消失もしくは著明に減弱した場合、仙腸関節が痛みの原因であると高い確率で判断することができ、加えてカウンターニューテーション方向への位置異常によって痛みが発生していたと考えられます。

　ここまでの操作で、カウンターニューテーション方向への位置異常を推測したならば、ニューテーション方向への仙腸関節の動きをさらに引き出していきます。誘導方法は先程紹介した方法と同じです。ニューテーション方向に誘導を加え続けたまま、伸展動作を5〜10回程度繰り返し行わせます 図11-a 。この操作を繰り返し行った後、治療者が手を離して再度、痛み

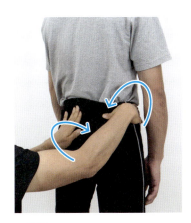 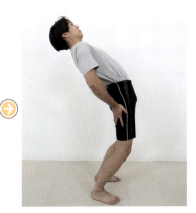

a ニューテーション方向に誘導を加え続けたまま、伸展動作を5~10回繰り返し行う　　b 元々あった痛みの動作を行い痛みの有無を確認

図11 ニューテーション方向への誘導

が生じていた体幹伸展動作を行わせます。元々あった痛みが消失もしくは著明に減弱すれば、ニューテーション方向への動きを引き出すことができたと考えられます 図11-b 。

テクニック② 仙腸関節に対する徒手操作（カウンターニューテーション）

続いて、カウンターニューテーションの徒手操作について説明します。

方法 体幹の伸展時痛がある症例を例に説明します。この操作はテクニック①で説明した操作と基本的には同じとなりますが、仙骨と腸骨の誘導をする方向が反対となります。仙骨を後傾する際は、治療者の手が下を向くようにして仙骨上に当てがいます 図12-a 。もう一方の手は腸骨稜に沿って置き、仙骨が後傾、腸骨が前方回旋するように操作を加えていきます 図12-b 。テクニック①と同様に、治療者は仙腸関節の関節面に合わせて斜めの方向に、仙骨および腸骨の皮膚が止まるまで力を加えます。この操作を加えたまま、痛みが誘発される動作である体幹の伸展を行ってもらいます 図12-c 。この操作を行うことで、元々あった伸展時の疼痛が消失もしくは著明に減弱した場合、仙腸関節が痛みの原因であると判断でき、加えてニューテーション方向への位置異常によって痛みが発生していたと考えられます。

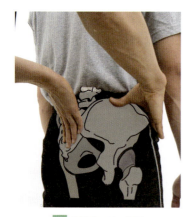
a 治療者の手の位置

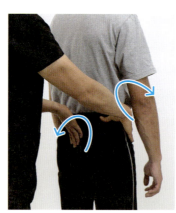
b 仙骨後傾・腸骨前傾の操作

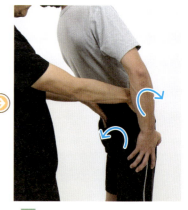
c 痛みが誘発される動作（体幹伸展）

図12 仙骨後傾・腸骨前傾パターンの徒手による仙腸関節の操作

ここまでの操作で、ニューテーション方向への位置異常を推測したならば、カウンターニューテーション方向への仙腸関節の動きをさらに引き出していきます。治療者はカウンターニューテーション方向に誘導は加え続けたまま、伸展動作を5〜10回程度繰り返し行わせます 図13-a 。この操作を繰り返し行った後、治療者が手を離して再度、痛みが生じていた体幹伸展動作を行わせます。元々あった痛みが消失もしくは著明に減弱すれば、カウンターニューテ

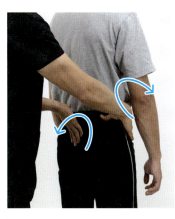
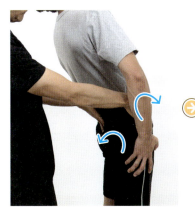
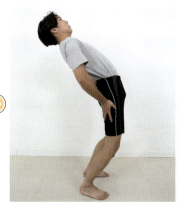

a　カウンターニューテーション方向に誘導を加え続けたまま、伸展動作を5~10回繰り返し行う

b　元々あった痛みの動作を行い痛みの有無を確認

図13　カウンターニューテーション方向への誘導

ーション方向への動きを引き出すことができたと考えられます 図13-b 。

テクニック③　股関節の振り子運動による仙腸関節の滑走操作

　仙腸関節には垂直方法への剪断力が加わることを前述しました。このため、ニューテーションおよびカウンターニューテーション方向の位置異常の修正に加え、垂直方向の位置異常の修正も仙腸関節による痛みを改善する上では重要となります。そこで、テクニック③では、この仙腸関節の垂直方向の位置異常を修正するためのテクニックについて解説します。

方法　通常の荷重動作では、仙腸関節には 図14-a のように常に仙骨下方、腸骨上方への剪断力が加わっています。そのため、 図14-b のように疼痛側の下肢の振り子運動を利用して、この剪断力とは逆の負荷を加え、仙腸関節の位置異常の修正を図ります。

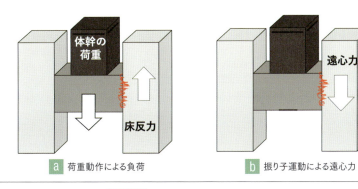

a　荷重動作による負荷

b　振り子運動による遠心力

図14　関節における荷重を支える形状

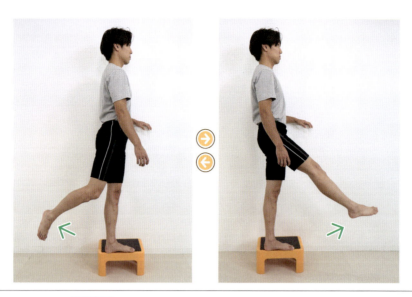

図15 股関節の振り子運動による仙腸関節の滑走操作

具体的な方法として、図15 のように台の上に、非疼痛側で乗ってもらいます。そして疼痛側を台から出すようにして、前後に脚を振ります。この時のポイントとして、できるだけ力を抜いた状態で前後に脚を振ります。後ろに振る時には腰椎が伸展してしまうので、後ろに振る際に痛みを生じる方は、軽く腹筋に力を入れたまま行うようにしたり、腹部を目視しながら行うなどの工夫をすると良いでしょう。

さらに、テクニック①、および②を実施して良好だった仙腸関節の操作を加えたまま振り

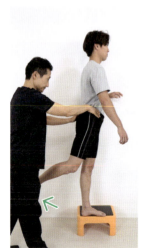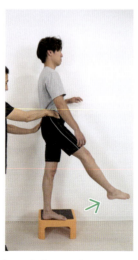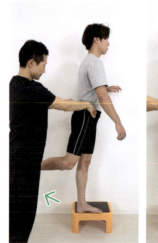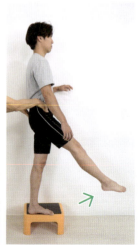

a ニューテーション操作を加えたまま振り子運動を行う　　**b** カウンターニューテーション操作を加えたまま振り子運動を行う

図16 股関節の振り子運動と徒手操作による仙腸関節の滑走操作

子運動を行うととても効果的です。具体的には、ニューテーション操作が良好だった場合は、図16-aのように仙腸関節にニューテーション操作を加えたまま、振り子運動を行うことで仙腸関節の位置異常を効果的に修正させることができます。反対に、カウンターニューテーション操作が良好だった場合は、仙腸関節にカウンターニューテーション操作を加えたまま、振り子運動を行うことで仙腸関節の位置異常を効果的に修正させることができます 図16-b 。

テクニック④　大殿筋と仙腸関節の靭帯との滑走性改善

　大殿筋の上部線維は後仙腸靭帯や骨間仙腸靭帯と、下部線維は仙結節靭帯と連結があるため、大殿筋と仙腸関節のこれらの靭帯との滑走性を促していきます。

方法　まずはじめに、徒手的に後仙腸靭帯、骨間仙腸靭帯、仙結節靭帯上の大殿筋に滑走操作を施行します 図17 。これらの靭帯と大殿筋との間が滑り合うイメージで滑走させることがポイントです。

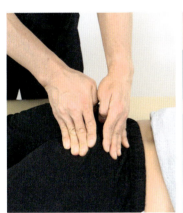
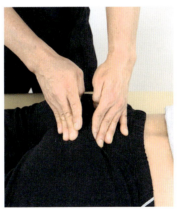
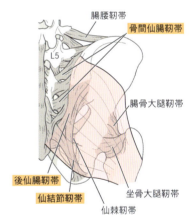

a　徒手での大殿筋の滑走操作　　　b　靭帯と大殿筋との間の滑走イメージ

図17　大殿筋の徒手での滑走操作

　徒手での滑走操作を行ったら、大殿筋を賦活化していきます。Hungerfordら[4]は、仙腸関節痛を有する症例では、股関節の伸展時にハムストリングスの活動タイミングが早く、大殿筋の活動タイミングは遅いと報告しています。そのため、背臥位で股関節・膝関節を屈曲し、ハムストリングスを緩めた状態で、殿部を挙上します 図18 。この際、殿部を触れながら収縮を確認することが大切です。患者には、できるだけ大殿筋だけを収縮させるように指示し、最終域まで挙上させること、腰部が伸展しないこと、この2つがポイントになります。最終域まで収縮できたら、そこで3秒ほど保持し、ゆっくりと下ろします。この運動を10回ほど行います。

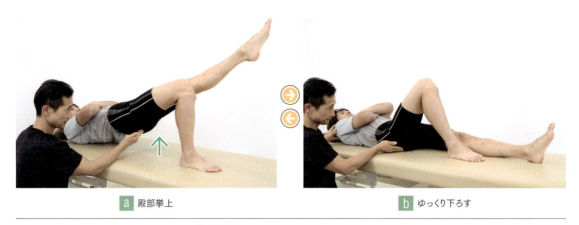

| a 殿部挙上 | b ゆっくり下ろす |

図18 大殿筋の賦活化エクササイズ

テクニック⑤　多裂筋と仙腸関節の靭帯との滑走性改善

　仙骨孔から出る仙骨レベルの脊髄神経後枝は多裂筋の深層を走行し、後仙腸靭帯や骨間仙腸靭帯に分岐し、後上腸骨棘の下をほぼ水平に移動した後、大殿筋の表層を走行します図19。そのため、多裂筋の滑走性低下が生じると、この神経の絞扼の要因となります。また、仙骨部の多裂筋は骨間仙腸靭帯や後仙腸靭帯に付着していることも仙腸関節の病態に関連しています。

　こうしたことから、仙骨部および仙腸関節付近の多裂筋の滑走性を促すことで仙腸関節の疼痛が減弱することは多く経験できます。

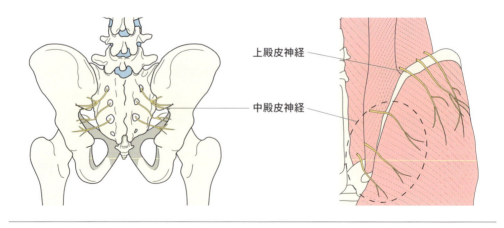

図19 仙骨孔から出る脊髄神経後枝

方法 まずはじめに、徒手的に仙骨部および仙腸関節付近の多裂筋に滑走操作を施行します図20。この部位の多裂筋の深層部を根こそぎ動かすイメージで滑走させることがポイントです。

　徒手での滑走操作を行ったら、四つ這いになりキャット＆ドッグの運動で多裂筋を賦活させていきます図21。この運動を行う際、腰を反る運動（キャットの運動）では、肛門を上に向け

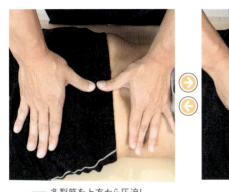
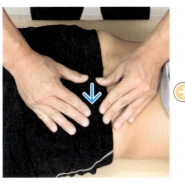
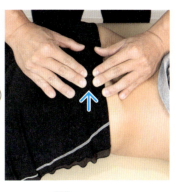

| a 多裂筋を上方から圧迫し、位置とボリュームを確認する | b 外側へ滑走 | c 内側へ滑走 |

図20　多裂筋の短軸での滑走操作

るイメージで最終域まで収縮させます 図21-a 。最終域での収縮を3秒ほど行ったら、腰を丸める運動（ドッグの運動）を行いますが、この際、肛門を下に向けるイメージで最終域まで骨盤を後傾させます 図21-b 。この運動により仙骨部の多裂筋を効果的に収縮と伸張を行うことができます。この運動を10回ほど行います。

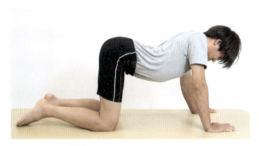
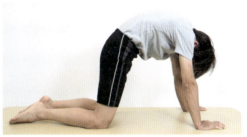

| a 腰を反る運動（キャットの運動） | b 腰を丸める運動（ドッグの運動） |

図21　多裂筋の賦活化エクササイズ

　以上、仙腸関節の位置異常を改善するための治療概念と5つのテクニックを紹介しました。これらのテクニックを行うことで、第2水準の評価で生じていた痛みが改善すれば、仙腸関節が痛みの原因だと高い確率で判断することができます。

　治療ではこれらのテクニックに加え、仙腸関節を安定させるための運動療法、力学的負荷を軽減させるための生活指導や動作指導などを行います。その上で、患者ごとに良好な介入を見出だし、その介入が継続できる環境づくりと教育を図っていきます。

参考文献
1) 成田崇矢, 金岡恒治：徒手療法を用いた腰痛の病態評価の試み. 日本整形外科スポーツ医学会誌. 37(1) : 22-26, 2017.
2) 成田崇矢：成田崇矢の臨床 腰痛. 運動と医学の出版社. pp156, 2023.
3) 村上栄一・他：仙腸関節由来の痛みに腔外, 腔内ブロックのどちらが有効か?. Journal of Spine Research. 8(3): 404, 2017.
4) Hungerford B, et al.：Evidence of altered lumbopelvic muscle recruitment in the presence of sacroiliac joint pain. Spine. 28(14): 1593-1600, 2003.

6 上殿皮神経

　上殿皮神経障害は、あまり知られていない病態かもしれません。また、皆さんのもとに上殿皮神経に関わる診断名で処方されることは、それほど多くないかも知れません。しかし、上殿皮神経による痛みは臨床で相応に見られる症状であり、その頻度は全腰痛の14%を占めるという報告もあります[1)2)]。また、下肢への症状を引き起こすこともあり、腰椎椎間板ヘルニアや脊柱管狭窄症などの他の腰部疾患と間違われやすい点も指摘されています。そのため、鑑別ができる評価技術を身につけることが大切です。

　それを踏まえ、上殿皮神経に関わる病態や、滑走性・伸張性を改善するためのテクニックを紹介します。

① 機能解剖

　上殿皮神経は、2mmほどの感覚枝で下位胸椎と腰椎の後根神経から外側尾側へ走行した後、腸骨稜部分で胸腰筋膜を貫通し、腸骨稜を乗り越え殿部に至ります 図1 。上殿皮神経は滑走性や伸張性が低下することで、その支配領域である腰から殿部にかけての痛みや張り感などの症状を引き起こします。上殿皮神経による腰から殿部の痛みや張り感が生じる症例では、腸骨稜周辺の滑走性や伸張性が低下しているケースが多いです。これは、胸腰筋膜の過緊張や軟部組織の拘縮に伴い上殿皮神経に対する圧が高まることで、痛みが出現する

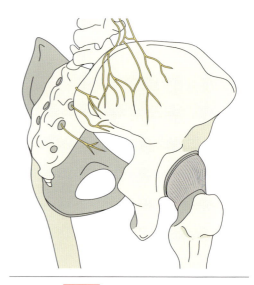

図1　上殿皮神経の解剖

ことが原因と考えられます。そのため、上殿皮神経障害を有するケースでは、どの部位で絞扼されているかを見極めて本書で紹介する滑走テクニックを行うと良いでしょう。

　上殿神経と上殿皮神経は、疼痛部位がよく似ています。上殿部の痛みに関しては、上殿神経との鑑別も必要です。上殿神経と上殿皮神経は、どちらも似た用語でありながら解剖学的に全く異なる神経です。上殿皮神経は脊髄神経後枝外側枝が脊柱起立筋を貫通後に皮枝に至った神経であり、梨状筋上孔から出る上殿神経とはまったく異なる神経であることを知っておきましょう。

2 治療概念

　上殿皮神経が痛みと関与していると考えられた場合、疼痛部位周辺での滑走性や伸張性を改善することが大切です。

　上殿皮神経の滑走性低下が痛みの原因である場合、腰から殿部にかけての痛みや張りを訴えることが多く、その他にも重い感じ、投げ出したい感じと訴えることもあります。このような症例に対して、上殿皮神経に対する滑走操作を行うことは非常に効果的です。滑走操作の初めは強い痛みがあったとしても、滑走を促し続けることで痛みが徐々に軽減していくという特徴があります。上殿皮神経の滑走を徒手的に促すことで症状の改善がみられれば、上殿皮神経由来の痛みだと判断することができます。

3 第1水準および第2水準の評価

i）第1水準の評価

　通常は、上殿皮神経による痛みはX線やCT、MRIでは特異的な所見は見られません。痛みが生じる範囲と最も強い領域、また、その痛みがどんな動作で強くなるのかを聴取しておくと、どのようなシチュエーションで痛みが生じるのかをイメージしやすくなります。腰から殿部にかけての痛みや張り感が片側にあり、体幹の伸展動作および屈曲動作、長時間の立位や座位で痛みを訴える場合、上殿皮神経由来の痛みであることを視野に入れて評価を進めていきます 図2 。

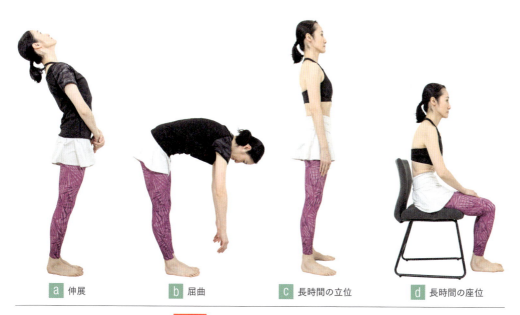

a 伸展　　b 屈曲　　c 長時間の立位　　d 長時間の座位

図2　第1水準の評価（上殿皮神経）

ⅱ）第２水準の評価

上殿皮神経障害を疑った場合、図3 のように上殿皮神経が走行している腸骨稜の圧痛を確認します。L5正中棘突起から外側3〜4cmを内側枝が、7〜8cmを中間枝が、さらにその外側を外側枝が胸腰筋膜を貫通するため、これらの部位で圧痛を確認します。

ただし、圧痛は腸骨稜後面では確認できないことが多いです。腸骨稜の上面に指を入れ込んで圧痛を確認しやすくなります[※1]。

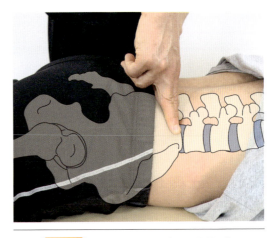

図3　第２水準の評価（上殿皮神経）

※1
上殿皮神経障害であっても圧痛がとれない症例もいます。また、上殿皮神経以外の病態でもこの部位に圧痛が取れることもあります。その点を留意しておきましょう。

圧痛の確認が取れたら、伸張負荷および圧縮（縮み・撓み）負荷を加えることで、痛みの有無を確認します。具体的には、立位で屈曲および対側側屈させることで伸張負荷を加え 図4-a、伸展および同側側屈させることで圧縮負荷を加えます 図4-b。伸張負荷と圧縮負荷のどちらでも痛みが誘発されることがありますが、筆者の経験では圧縮負荷の方が痛みを誘発できることが若干多いと感じています。

これらの動作で、痛みや左右差を誘発することができれば、施術後に第３水準の評価の指標としてこれらのテストを利用することができます。

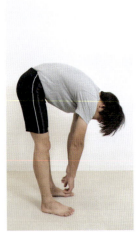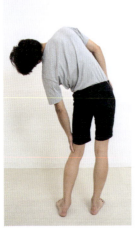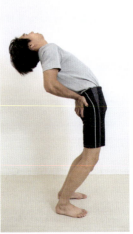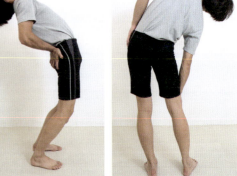

a 伸張負荷（屈曲および対側側屈）　　b 圧縮負荷（伸展および同側側屈）

図4　上殿皮神経の第２水準の評価（伸張負荷および圧縮負荷）
※右上殿皮神経の場合

④ 滑走性・伸張性改善テクニックの実際

　ここまでの評価で上殿皮神経の滑走性や伸張性低下が痛みの原因であると推測した場合、下記のテクニックを用いて滑走性や伸張性を改善します。上殿皮神経が痛みの原因組織であるならば、これらのテクニックを行うことで、痛みや痺れなどの症状がその場で改善することを実感していただけると思います。

テクニック①　浅筋膜層での上殿皮神経の滑走操作

　腹臥位あるいは患側を上にした側臥位とします。図5 のように、治療者の手を腸骨稜の皮膚に置き、上殿皮神経が貫通する胸腰筋膜や腸骨稜の部位をこの神経の走行に沿って皮膚を上方に押し上げる操作と下方に押し下げる操作を繰り返し行います。

　この際の注意するポイントが2つあります。1つ目は、表層組織を滑走させるため、強い圧をかけないことです。圧力を強く加えると、表層より深層が滑走しやすくなってしまうからです。2つ目は、皮膚の可動性の最終域まで滑走させることです。上方への滑走が最終域まで達したと感じたら、下方へも最

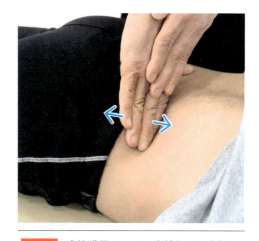

図5　浅筋膜層での上殿皮神経の滑走操作

終域まで滑走させます。皮膚の可動域の最終域までの滑走操作を行うと、痛みを生じることもありますが、手を離して痛みが残らないようなら、そのまま行うようにしています。

　そして、この一連の操作をリズミカルに繰り返し行います。繰り返し行っていると滑走性が促され、痛みがあった症例でも徐々に緩和してくると思います。

テクニック②　深筋膜層での上殿皮神経の滑走操作

　テクニック①では、皮膚を移動させることで浅筋膜層の滑走性を促しました。次に、深筋膜層での上殿皮神経の滑走操作について説明します。テクニック①で説明した滑走操作と併せて行うと上殿皮神経の滑走性を効果的に向上させることができます。

方法 この操作は疼痛側を上にした側臥位にて行います。上殿皮神経は、腸骨稜のラインの脂肪層に皮神経が通過するため、この部分に対する脂肪層や筋膜の浮き上げ操作を行うことで、深筋膜に入りこむ皮神経の滑走を促すことができます。まず、腸骨稜を触れたら、その上の脂肪層を浮き上げ、もぎ取るようなイメージで浮き上げ操作を加えます。この浮き上げ操作を行いながら治療者の手を腸骨稜のラインに沿って移動させていきます 図6 。さらに浮き上げ操作を上殿部の領域まで広げていきます。

この操作も症例によっては強い痛みを生じることもありますが、手を離して痛みが残らないようなら、そのまま行うようにしています。

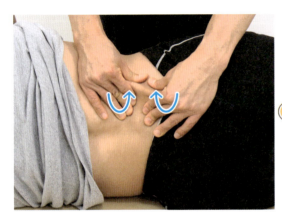 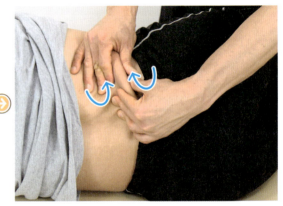

浮き上げ操作を行いながら治療者の手を腸骨稜のラインに沿って移動させていく

図6 深筋膜層での上殿皮神経の滑走操作

テクニック③　上殿皮神経の伸張操作

上殿皮神経の伸張性低下が原因により、腰部から殿部にかけての痛みや張り感がみられる場合、下記の方法で伸張性を改善すると良いでしょう。

方法 上殿皮神経は脊柱起立筋を通過し、腸骨稜の手前から飛び出し上殿部を支配する皮神経となります。伸張操作を行う時には絞扼部位として生じることの多い腸骨稜の部分を中心に伸ばすことがポイントとなります。

上殿皮神経に対する伸張操作を行う時は背臥位で行います。股関節を屈曲させた状態のまま内転方向に操作を加えます。股関節を屈曲位で内転方向に操作を加えることで上殿皮神経を伸張することができます 図7-a 。伸張を加えたら、股関節を少しだけ伸展・外転させ、この神経を緩めます 図7-b 。その後、再び、股関節屈曲・内転させ伸張を加えます。この一連の操作をリズミカルに繰り返し行います。

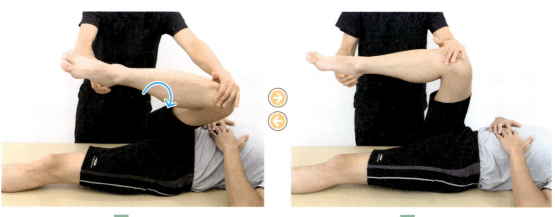

| a 伸張 | b 緩める |

図7　上殿皮神経の伸張操作

テクニック④　腰方形筋と腸肋筋の筋間の滑走操作

　上殿皮神経は、前述した脂肪層や筋膜だけでなく、腰方形筋、腸肋筋、多裂筋などの筋を通過して表層に現れます。このため、これらの筋緊張を緩和することが効果的なこともあります。

方法　まず、腰方形筋の滑走方法について説明します。上殿皮神経は腸肋筋と腰方形筋の間を通過します。そのため、腸肋筋と腰方形筋の筋間を引き剥がすようなイメージで操作を行います 図8-a 。治療者の指を入れたまま内後方に滑走させ 図8-b 、その後、また外側に戻します 図8-c 。慣れてきたらこの操作をリズミカルに行います。一番痛みを感じる部位や、硬さがある部分を狙って滑走操作を加えることがポイントとなります。

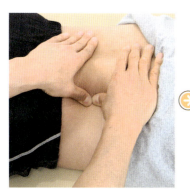 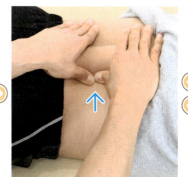 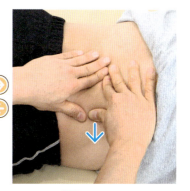

| a 腸肋筋と腰方形筋間に指を差し込む | b 内後方に滑走 | c 外側に滑走 |

図8　腸肋筋と腰方形筋間の滑走操作

次に、腸肋筋の滑走方法について説明します。上殿皮神経は腸肋筋と多裂筋の間を一部通過するので、この腸肋筋と多裂筋の筋間を引き剥がすようなイメージで操作を行います 図9-a 。治療者の指を入れたまま外側に滑走させ 図9-b 、その後、また内側に戻します 図9-c 。P86の多裂筋の項目でも説明しましたが、筋間に指を入れ込んだ状態のまま外側と内側方向への滑走操作を繰り返し行うことでより、滑走性を向上させることができます。

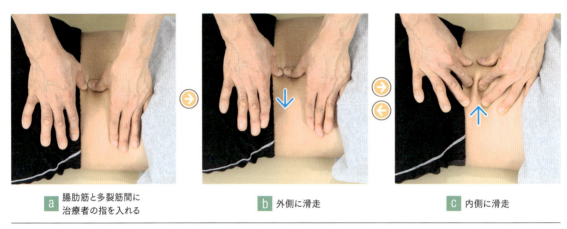

a 腸肋筋と多裂筋間に治療者の指を入れる　　b 外側に滑走　　c 内側に滑走

図9　腸肋筋と多裂筋間の滑走操作

以上、上殿皮神経を滑走するための治療概念と4つのテクニックを紹介しました。これらのテクニックを行うことで、第2水準の評価で生じていた痛みや張り感が改善すれば、上殿皮神経の滑走性や伸張性の低下が痛みの原因だと高い確率で判断することができます。

参考文献
1) Isu T.et al.Superior and middle cluneal nerve entrapment as a cause of low back pain.Neurospine.15(1), 25-32.2018.
2) Kuniya H.et al.Prospective study of superior cluneal nerve disorder as a potential cause of low back pain and leg symptoms.J Orthop Surg Res.31(9), 139.2014.

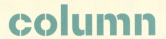

臨床の極意を体系的に学ぶ

　ここまで述べてきたように、臨床では常に症状の原因組織を仮説し、そして実際に狙いとする組織を施術することで、その仮説があっていたかを検証する作業を繰り返し行います。この仮説と検証の作業を繰り返すことが、臨床家としての成長に繋がります。ここまで読んでいただいた方ならご理解いただけると思いますが、変形性腰椎症、脊柱管狭窄症、腰椎椎間板ヘルニアなどの診断名は痛みの原因組織を示しているわけではありません。

　例えば、変形性腰椎症を例に挙げると、骨が変形しているから痛いのではありません。変形していることで、何らかの組織に負荷が加わっているから痛みがあるのです。だからこそ、症例ごとに何が痛みを発しているのかを私たちセラピストが的確に評価し、痛みの原因組織を見つけた上で治療を行うことが大切なのです。そして実際の臨床で、評価から痛みの原因組織を導き出すための仮説検証作業が必要であり、このプロセスを私は「組織学的推論」と呼んでいます。さらに痛みの原因組織が特定できたら、次にその組織にどのような力学的な負荷が加わって痛くなったのかという力学的評価の仮説検証作業が必要です。このプロセスを私は「力学的推論」と呼んでいます。

　こうした仮説検証作業の繰り返しで、治療プログラムを立案していくプロセスこそが臨床推論なのです。病態を仮説検証する「組織学的推論」と、動作やアライメントから仮説検証する「力学的推論」の2つのプロセスが実践できるようになると、あなたの臨床は画期的に面白くなります。私は、多くのセラピストにこのプロセスを会得してもらい臨床の楽しさを実感してもらいたいと思っています。そして、あなたの技術でたくさんの患者を笑顔にし続けてほしいと願っています。

　そこで、私の仮説検証作業をロードマップ形式で学ぶことができるプログラムを本気で作成しました。それが、『園部俊晴の臨床コース』です。「組織学的推論」と「力学的推論」を効果的に学ぶことで、あなたの臨床家としての成長を加速させることをお約束します。私の30年の臨床を全て注ぎ込んでいます。痛みと動きを変えるセラピストを本気で目指すなら、ぜひ、ご覧ください。

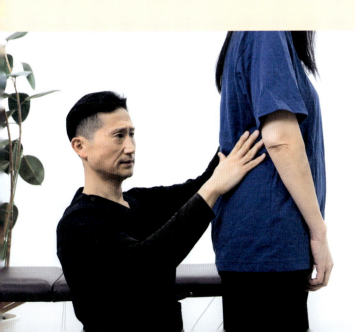

第 II 部

第2章

殿部への滑走性・伸張性改善テクニック

1. 坐骨神経
2. 上殿神経
3. 後大腿皮神経
4. 大殿筋
5. 梨状筋
6. 寛骨三筋
7. 大腿方形筋
8. 中殿筋
9. 小殿筋
10. 転子部滑液包

第Ⅱ部 第2章 殿部への滑走性・伸張性改善テクニック

1 坐骨神経

多くの医療者が、坐骨神経痛と聞くと、その痛みが腰部疾患に由来して生じていると考えています。もちろん、椎間板ヘルニアや脊柱管狭窄症などによって、坐骨神経の領域に痛みや痺れを生じていることはあります。しかし、実際には腰部とは無関係に、<mark>腰部よりも遠位部分での坐骨神経の絞扼に起因することでその症状が生じていることはよくあります</mark>。この視点をもって臨床で坐骨神経痛を診てみるとむしろ、その方が多いくらいかもしれません。そのため、坐骨神経痛を有する患者を診る場合、腰の施術だけでなく、殿部およびそれより遠位の領域を施術するテクニックを活用することによって症状が変化するのかを確認してみてください 図1 。こうしたテクニックを習得すれば、坐骨神経痛に関する見え方が必ず変わるはずです。そこで、この項目では坐骨神経の治療概念と、絞扼を改善するための私が実際に臨床で行っているテクニックを解説します。

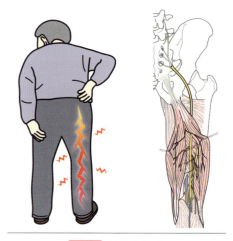

図1 坐骨神経痛

1 機能解剖

坐骨神経を施術するにあたり、その走行を明確に理解しておく必要があります。坐骨神経は、仙骨神経叢（L4～S3）から分岐し、一旦、骨盤内に入ってから梨状筋下孔から骨盤の外に出

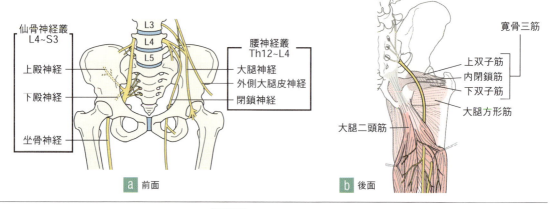

図2 坐骨神経の解剖

現します。その後、寛骨三筋および大腿方形筋の後方を走行し、坐骨結節の外側から大腿二頭筋の深層に潜り込むように侵入していきます 図2 。大腿二頭筋の深層に入るまでは、寛骨三筋と大腿方形筋などの股関節外旋筋群と大殿筋の間を走行しますが、この間には多くの脂肪組織が介在し、この神経の滑走性を促す役割をしています。

坐骨神経は、大腿二頭筋の深層を走行していき、大腿遠位で腓骨神経と脛骨神経に分岐します 図3 。このうち、脛骨神経は下腿後面を走行した後、内果後方を走行し、足底に至ります。一方、腓骨神経は、腓骨頭下方から下腿外側および前方に回り込み、足背に至ります。

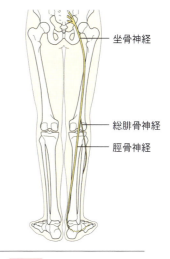

図3　坐骨神経の走行

医師が「坐骨神経痛」と診断し、私たちセラピストに処方された患者の病態として、主に3つの病態があると私は考えています。その3つとは、「腰部での絞扼」「末梢神経での絞扼」「皮神経の筋膜での絞扼」です。このことは臨床的にあまりにも重要であることから1つずつ説明しておきましょう。

i) 腰部での絞扼

脊柱管狭窄症や椎間板ヘルニアは、腰部で神経根や馬尾神経を圧迫するため、これに伴い坐骨神経痛が生じます 図4 。脊柱管の狭窄や椎間板ヘルニアによって下肢に痛みや痺れの症状が生じている場合は、手術を行うことで劇的に症状が緩和することを私たちはよく経験します。ただし、坐骨神経痛と聞くと、ほとんどの医療者は腰部での絞扼をイメージしますが、私の感覚では次の末梢神経や筋膜での絞扼によって症状が生じていることもかなり多いと感じています。そのため、腰部での絞扼と、末梢神経や筋膜での絞扼を鑑別するための知識と技術が私たちセラピストには求められます。

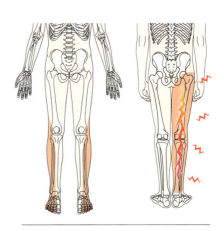

図4　神経根や馬尾神経の圧迫による坐骨神経痛

ii) 末梢神経での絞扼

坐骨神経は大坐骨孔（梨状筋下孔）から骨盤外に出てきますが、この部位を含めそれより末梢での坐骨神経、脛骨神経、腓骨神経での絞扼によって坐骨神経痛と呼ばれる症状を惹起することはよくあります。

お尻から下肢にかけての痛みや痺れがあるということは、当然、お尻や下肢を走行する末梢神経に問題があっても症状が出るわけです。これを踏まえ、坐骨神経、脛骨神経、腓骨神経の走行を正確に理解し、必要な部位の滑走性や伸張性を促すテクニックを習得すれば、末梢神経での絞扼による症状を減弱することができます。

　絞扼部位としては、梨状筋下孔、大殿筋と外旋筋の筋間、外側ハムストリングスの深層の3ヵ所が多いと思います。実際にこの3ヵ所の滑走性や伸張性を促すことで、症状がその場でかなり改善することは臨床でよく経験します。

　余談ではありますが、 図5 にあるように、大坐骨孔から出ている神経はたくさんあります。その中で最も太い神経束は坐骨神経ですが、それ以外にも後大腿皮神経（P157）、上殿神経（P151）、陰部神経などがあります。そのため、坐骨神経痛と診断された症例の中には、実は他の神経の絞扼で症状を惹起していることもあり、この点について留意しておく必要があります。

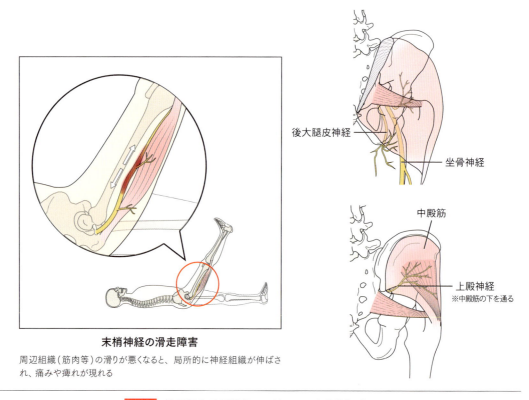

末梢神経の滑走障害
周辺組織（筋肉等）の滑りが悪くなると、局所的に神経組織が伸ばされ、痛みや痺れが現れる

図5 神経根や馬尾神経の圧迫による坐骨神経痛

ⅲ）皮神経の筋膜層での絞扼

　皮神経は厳密には末梢神経ですが、私は臨床で区分けして考えています。皮神経は深筋膜および浅筋膜などの筋膜層を走行しているため、筋膜層で絞扼を受けると考えられます。

人間の身体は外側からみていくと、皮膚があり、脂肪層があり、その下に筋肉があります 図6-a 。筋膜は脂肪層と筋肉の間や、筋肉と筋肉の間にある膜で、筋膜には 図6-b のように神経が髪の毛のように細く広く入り込んでいると考えられます。エコー（超音波検査）で観察すると筋膜層は非常に長い距離を滑走することが見て取れます。しかし、筋膜層が硬くなって滑走性が低下すると、身体を動かすたびに皮神経は伸張負荷を生じることになります。それによって痛みや痺れが広い範囲で生じるようになると考えられます。

筋膜が注目されるようになったきっかけはエコーです。エコーが整形外科の分野で使われるようになったのは、この10～20年くらいでしょうか。エコー検査をすると重積像（硬くなった筋膜層が白く厚くなった状態）が見えることがあります。そして、エコーガイド下で筋膜層に薬液（生理食塩水とごく少量の麻酔薬と鎮痛薬）を注射すると、痛みが改善することも分かってきました（注射をしなくても、固くなった筋膜をほぐすことはできます）。こうした背景により、筋膜の病態が分かってきたことによって、近年、筋膜が注目されるようになりました。

例えば、「下肢が痺れて痛いんです」と困っている患者に対して、筋膜層を施術するだけで、その場で症状がかなり改善するということはよくあります。

ここまでで、なぜ坐骨神経痛が生じるのかについて、私の考える3つの病態について解説しました。これらの病態が理解できれば、これまでと違った視点で下肢の痛みや痺れの原因を考えることができます。さらに、皆さん自身がこの3つの病態を改善するためのテクニックを習得すれば、これまで難しいと思っていた坐骨神経痛の症状も著明に減弱できることを数多く経験すると思います。

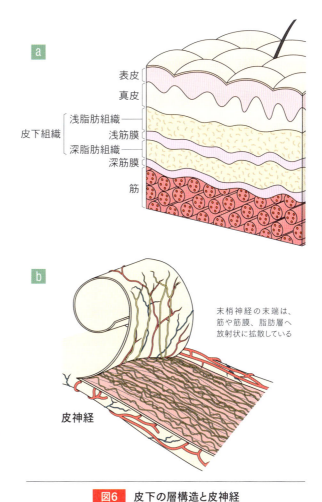

図6　皮下の層構造と皮神経

② 治療概念

椎間孔から末梢までの経路のどこかで坐骨神経の絞扼および滑走性が低下すると、その部位を基点に坐骨神経が伸張されます。神経は伸張負荷が加わり続けると、炎症や変性を引き起こしやすい特徴があり[1]）、これにより痛みや痺れが生じます。例えば、下肢を挙上する際、この運動に伴い坐骨神経は滑走しますが、 図7 のように大腿二頭筋の深層で絞扼や滑走性低下を生じると、その部位を基点にそれより遠位部では局所的な伸張負荷が加わることで大腿遠位や下腿に痛みや痺れを生じるようになることはよくあります。

そのため、治療概念として、坐骨神経が絞扼[※1]を伴いやすい部位を知り、その上で絞扼部位の滑走性を改善させることが大切です。

SLRテストなどで痛みを誘発することができれば、この項目で紹介するテクニックを施行し、第3水準の評価までのプロセスを実施できれば、坐骨神経の痛みがなぜ生じているのか、その病態を把握することができます。

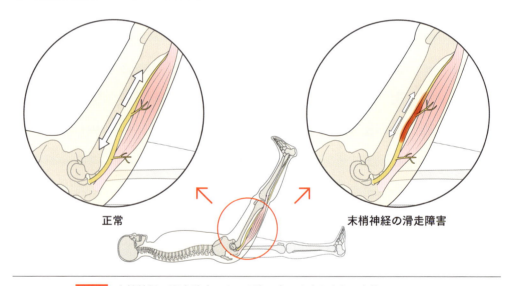

正常　　　　末梢神経の滑走障害

図7 末梢神経の滑走障害による下肢の痛みや痺れなどの症状

③ 第1水準および第2水準の評価

ⅰ）第1水準の評価

通常は、X線上の椎体間の狭小や、MRIによる椎間板の脱出の高位と症状を照らし合わせて、坐骨神経痛が疑われます。しかし、画像検査はあくまでも坐骨神経痛が腰部で生じている可能性の有無を調べるためのものと捉えた方がよいと私は感じています。前述した3つの原因の鑑別を行い、治療を進めることが大切です。そして、こうした鑑別にセラピストが診断のツ

※1
神経の絞扼は、周囲の圧縮負荷を改善することも大切ですが、滑走性を促すことでも絞扼部位が移動できる状態になることから症状を緩和させることができます。

ールとして関わることの意義が大きいと私は考えています。

そのため、まずは痛みや痺れの最も強い領域が、殿部なのか、大腿部なのか、下腿部なのか、その範囲がどのくらいの広さなのかなどを聴取します。また、その痛みがどの動作で、どの時に強くなるのかを聴取しておくと、絞扼部の予測に役立ちます。

ⅱ）第2水準の評価

坐骨神経は下肢伸展挙上で伸張されるため、坐骨神経痛の診断に下肢伸展挙上テスト（SLRテスト）がよく使われます。私も第2水準の評価として、このテストをよく用います 図8-a 。さらに、ブラガードテストのように足関節背屈を追加したり 図8-b 、股関節内転を追加するテスト 図8-c を応用しています。特に、股関節内転を組み合わせたSLRテストは、効果的に痛みを誘発することが可能です。

痛みや左右差を誘発することができれば、施術後に第3水準の評価の指標としてこれらのテストを利用することができます。

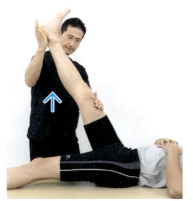
a 下肢伸展挙上テスト

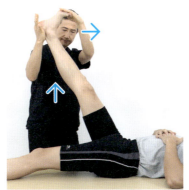
b ブラガードテスト

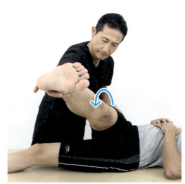
c 股関節内転を追加するテスト

図8　第2水準の評価（坐骨神経）

❹ 滑走性改善テクニックの実際

ここまでの評価で坐骨神経の絞扼や滑走性低下が痛みの原因であると推測した場合、次のテクニックを用いて滑走性を改善します。坐骨神経が痛みの原因組織であるならば、これらのテクニックを行うことで、痛みや痺れなどの症状がその場で改善することを実感していただけると思います。

テクニック①　椎間孔での背髄神経の滑走操作

　腰部での絞扼がある場合、私たちセラピストでは物理的に対応できないことはあります。ただし、「私たちの領域ではない」とは考えないでください。腰部での絞扼による辛い坐骨神経痛でも、適切な施術によって寛解に向かうことは少なくないからです。例えば、次の3つのことが腰部での絞扼による坐骨神経痛に有効なことがあります。

- 椎間孔での脊髄神経の滑走性の改善
- 下位腰椎の椎間関節の屈曲可動域拡大：脊柱管狭窄や椎間孔の狭小を緩和させる
- 腰部の挙動を変容させる：局所的な腰椎への負荷が改善し、脊柱管狭窄や椎間孔の狭小を緩和させる

　このうち、「椎間孔での脊髄神経の滑走性の改善」のための施術は、皆さんにまず覚えていただきたいテクニックです。このテクニックは、腰部での絞扼による辛い坐骨神経痛に著効を示すこともあり、適切に実施できるようになれば、効果を実感できると思います[※2]。効果を実感いただけたら、皆さんの中でも変法を行っていく中で、より効果的な方法を模索してもよいと思います。

　方法　右を患側とし想定して施行方法を解説します。まず、椎間孔を拡大した肢位にするために、患側（右）を上にした側臥位にし、下肢を屈曲させ、上肢は挙上位で体幹を後方に回旋させ、この肢位を開始肢位とします 図9-a 。治療者は患者の前側に立ち、狙いとする椎間孔の上位棘突起に右母指を当てます 図9-b 。例えば、L4/L5間の椎間孔が狙いであれば、L4の棘突起に右母指を当てます。治療者のもう一方の左手と前腕を図のように骨盤に当てます。この状態から、治療者の右母指で棘突起を患者の左肩の方向に押し上げながら、治療者の左手と前腕を利用して骨盤と棘突起を引き離します 図9-c 。その後、左手と前腕を利用して骨盤と棘突起を近づけます 図9-d 。この一連の操作を30秒ほど繰り返し行います。

※2
椎間孔での背髄神経の滑走操作は、私の尊敬する成田崇矢先生が行っている方法の変法として利用しています。

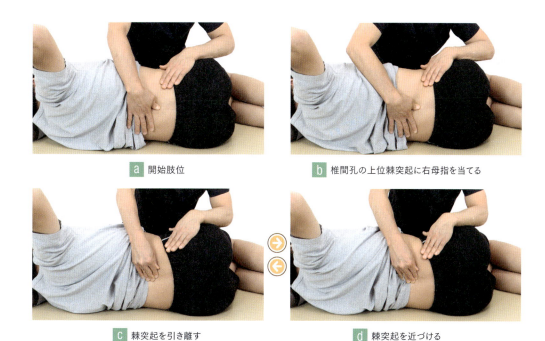

a 開始肢位　　　　　　　　　　　b 椎間孔の上位棘突起に右母指を当てる

c 棘突起を引き離す　　　　　　　d 棘突起を近づける

図9 椎間孔での脊髄神経の滑走操作

　この操作の目的は、椎間孔を拡大させた状態で、骨盤と棘突起との距離を広げたり、縮めたりすることで、椎間孔を走行する脊髄神経の滑走性を促すことです **図10**。健常者同士で、一度練習したうえで、実践で試してみてください。効果を実感するはずです。

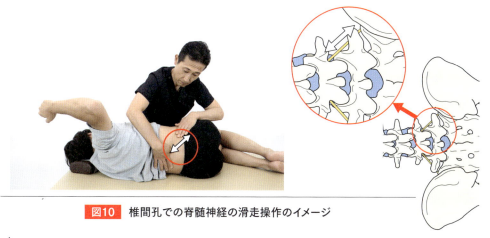

図10 椎間孔での脊髄神経の滑走操作のイメージ

テクニック② 梨状筋の短軸での滑走操作

　ここから、末梢神経（坐骨神経）の滑走テクニックを紹介します。坐骨神経は梨状筋の直下を走行します。また、一部の症例では梨状筋を貫いていることもあります。そのため、梨状筋の過緊張は坐骨神経の滑走性低下に関与していると考えられます。この場合、次の方法で滑走を促すと良いでしょう。

方法 梨状筋は、大転子上縁から斜め上方に走行していますが、大転子上縁が触れることができれば、大殿筋の深層にある梨状筋を容易に把持できると思います 図11-a 。

梨状筋の筋腹を把持したら、短軸で移動させるイメージで上方への滑走を促したら 図11-b 、次に下方へ戻すように滑走を加えます 図11-c 。この操作を繰り返し行います。この操作を30秒ほど行うと、梨状筋の筋緊張が緩和してくるのを感じ取ることができると思います。

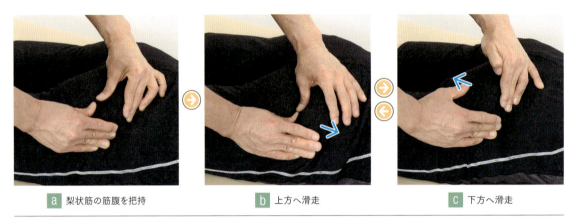

a 梨状筋の筋腹を把持　　b 上方へ滑走　　c 下方へ滑走

図11 梨状筋の短軸での滑走操作

テクニック③　大殿筋と寛骨三筋間および大腿方形筋間の滑走操作

大殿筋と寛骨三筋および大腿方形筋などの外旋筋群との間を坐骨神経が走行します 図12-a 。この経路において、坐骨神経はかなりの距離を移動するため、坐骨神経の保護と滑走性を維持するために、この領域には多くの脂肪体が存在します。しかし、外旋筋に過緊張が生じると圧迫負荷などが要因で、この経路の滑走性が低下することがあります。この場合、下記の方法で滑走を促すと良いでしょう。

方法 寛骨三筋は梨状筋の下にあり、梨状筋からたどると触診できます。これらの筋を大殿筋から剥がすように、上方・下方への滑走操作を繰り返します。この操作を30秒ほど行うと、寛骨三筋の筋緊張が緩和してくるのを感じ取ることができると思います 図12-b 。

大腿方形筋は、大転子と坐骨結節外側縁を結んでいます。そのため、両者間に手を置くと、比較的肉厚の大腿方形筋を触れることができます。この筋の筋腹を確認できたら、短軸で移動させるイメージで上方・下方への滑走を繰り返します。この操作を30秒ほど行うと、大腿方形筋の筋緊張が緩和してくるのを感じ取ることができると思います 図12-c 。

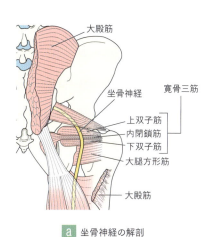 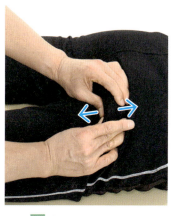 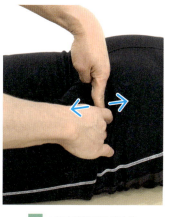

| a 坐骨神経の解剖 | b 寛骨三筋の滑走操作 | c 大腿方形筋の滑走操作 |

図12 大殿筋と寛骨三筋間および大腿方形筋間の滑走操作

テクニック④　外側ハムストリングスの短軸での滑走操作

　大腿では坐骨神経は主に外側ハムストリングスの深層を走行し、この部位は坐骨神経が絞扼を受ける好発部位です 図13-a 。下記の方法で外側ハムストリングスの滑走を促すと良いでしょう。

方法　患者を腹臥位にして、治療者は健側側に立ちます。ハムストリングスは近位では内外側を区分けして触ることが少し難しくなりますが、遠位であれば明確に区分けして触れることができます。そのため、大腿遠位で外側ハムストリングスを把持したら、短軸滑走（外側への滑走 図13-b と内側への滑走 図13-c ）を繰り返し行います。この操作を徐々に近位へとたどりながら行っていきます。その際、部位による滑走性の違いを感じたり、左右との比較を行いながら施術を行い、滑走性が低下している部位を中心に滑走操作を行います。滑走性が低下している部位を見つけ出し、滑走性が改善すれば、SLRテストでの挙上角度が即座に改善する体験ができるはずです。

　また、この操作を行う際に外側ハムストリングスの中腹から近位に至ると、内側ハムストリングスとの区分けが上手くできない治療者もいるかもしれません。その場合は、膝関節を少し屈曲させるとハムストリングスが盛り上がりますので、内側・外側のハムストリングスのレリーフを感じ取れるため、この間隙に指を入れ込むことが容易になります。

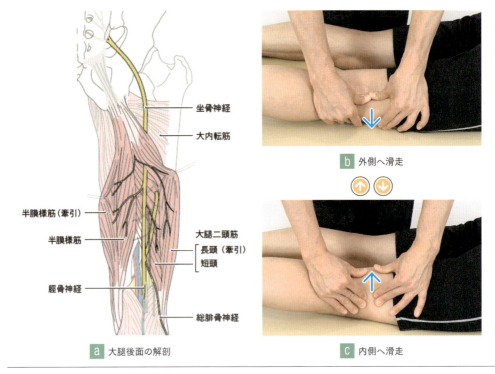

図13 外側ハムストリングスの短軸での滑走操作

テクニック⑤　筋膜層の滑走操作

　坐骨神経痛と診断され、殿部から下肢にかけての痛みや痺れが筋膜層での皮神経の絞扼が原因のこともあります。皮神経の絞扼の場合、以下の特徴があります。

- **問診時の症状の訴え方**：症状の訴え方は様々ではありますが、「重ったるい」「投げ出したい」「ザワザワする」「深部が痛い」「なんとも言えない」「居ても立っても居られない」「もわっと痛い」「つっぱり感」「苦しいような痛み」といった実に分かりにくい訴えが多いのが特徴です。
- **施術での強い疼痛**：次に説明する浮き上げ操作を行うと、強い疼痛、もっと言うと脂汗をかくほどの激しい疼痛を訴えることがよくあります。こうした疼痛があれば、左右差を確認し、患側だけに痛みがあるようなら、私は皮神経の筋膜層での絞扼を疑います。

方法　前述しましたが、筋膜層の中には神経が髪の毛のように細く広く入り込んでいます。そのため、筋膜層の滑走性が低下していると、体を動かすたびに皮神経に伸張負荷が加わり、痛みや痺れが広い範囲で生じるようになります。筋膜層の滑走性を促すためには筋肉の上の脂肪層を浮き上げるように操作します **図14-a**。この操作を私は「浮き上げ操作」と呼んでいます。浮き上げ操作を行う際の治療者の指の使い方として、**図14-b**のようにDIP関節を伸展位のま

ま紙を浮かせるようなイメージ 図14-c で行うと、表層の筋膜層を上手く浮き上げることができます。

この操作を指をずらしながら疼痛のある範囲の全体をまんべんなく施術していきます。疼痛のある範囲の広さにもよりますが、1〜2分程度この操作を行います。

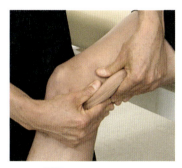 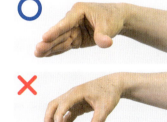 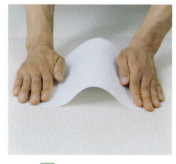

a 脂肪層を浮き上げる　　b 手の使い方　　c 紙を浮かせるイメージ

図14 筋膜層の滑走操作を行う際のポイント

テクニック⑥　坐骨神経のスライダーテクニック

上記までの方法で、坐骨神経が絞扼されやすい部位の施術を行ったら、さらにスライダーテクニックを施行することで、より効果的に坐骨神経全体の滑走性を改善することができます。このテクニックは、「腰部での絞扼」「末梢神経での絞扼」「皮神経の筋膜層での絞扼」の全てに有効です。

方法 図15 のように、座位で膝関節伸展・足関節背屈させることで、椎間孔から足底までの坐骨神経を伸張させます。一方で、頸部伸展・体幹軽度伸展することで馬尾から椎間孔までの脊髄神経を下方に移動させます。このことで、坐骨神経全体は下方に滑走することになります 図15-a 。

次に、頸部と体幹を屈曲することで馬尾から椎間孔までの脊髄神経を上方に移動させ、一方で、膝関節屈曲・足関節底屈することで、坐骨神経を緩ませます。このことで、坐骨神経全体は上方に滑走することになります 図15-b 。

この一連の運動を30秒から1分ほど繰り返し行い、坐骨神経全体を滑走させます。

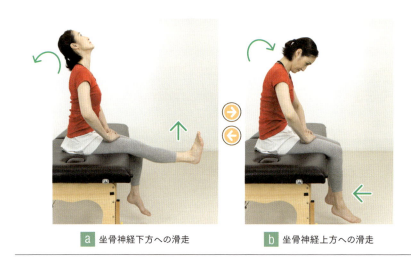

| a 坐骨神経下方への滑走 | b 坐骨神経上方への滑走 |

図15 坐骨神経のスライダーテクニック

　以上、坐骨神経を滑走するための治療概念と6つのテクニックを紹介しました。これらのテクニックを行うことで、第2水準の評価で生じていた痛みや痺れが改善すれば、坐骨神経の滑走性の低下が痛みの原因だと高い確率で判断することができます。

参考文献
1) 山鹿眞紀夫・他：慢性神経牽引刺激により生ずる神経易損性とシビレ・痛みに関する研究．科学研究費助成事業1993年度 実績報告書．

第Ⅱ部 第2章 殿部への滑走性・伸張性改善テクニック

2 上殿神経

　上殿神経障害と聞くと、多くの医療者は術後や外傷後に生じる筋力低下をイメージするかもしれません。しかし、注意深く診ていくと、術後や外傷後を問わず上殿神経の障害による上殿部痛や大腿外側部痛はどの医療施設にいても一定数はいると思います。

　上殿部痛や大腿外側部痛が生じていると、腰部疾患由来の症状だと思われがちです。確かに、腰部疾患に由来して上殿神経の支配領域に痛みや痺れを生じていることはあります。しかし、実際には腰部とは関係なく、腰部よりも末梢での上殿神経や上殿皮神経（P128）の絞扼に起因した症状が生じていることの方がむしろ多いと私は感じています。そのため、この項目では上殿神経を効果的に滑走させるためのテクニックを解説します。適切に実施することで、上殿部から大腿外側に痛みを伴う多くの症例でその効果を実感していただけると思います。

① 機能解剖

　上殿神経は、仙骨神経叢（L4〜S1）から分岐し、一旦、骨盤内に入って梨状筋上孔から殿部上外側を走行し、中殿筋と小殿筋の筋間を走行します。その後、大腿筋膜張筋を貫いて皮神経となり、大腿外側の皮膚知覚を支配しています 図1 [1)]。上殿神経は、梨状筋上孔、中殿筋と小殿筋の筋間などで絞扼を受けやすく、この経路に関与する筋の過緊張が主な原因ではないかと私は考えています。

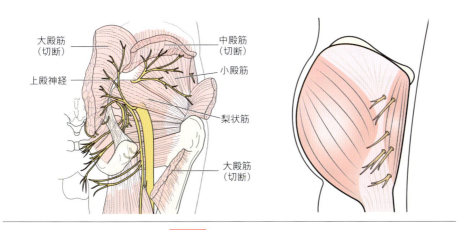

図1　上殿神経の解剖

2 上殿神経　151

2　治療概念

　痛みや痺れが上殿部から大腿外側だけにある場合、私は腰部由来の痛みより殿部の末梢神経（上殿神経や上殿皮神経など）を疑います。特に、上殿神経はその領域を主に支配している末梢神経であるため、まずはじめに介入します。

　治療概念として、上殿神経が絞扼を伴いやすい部位を知り、その上で滑走性や伸張性を改善させることが大切になります。

　絞扼部位として多いのは、①梨状筋上孔、②中殿筋と小殿筋の筋間、③転子部付近の大腿筋膜の3ヵ所だと思います 図2 。このうち、前者の2箇所は特に絞扼を生じやすく、実際にこの2ヵ所の滑走性や伸張性を促すことで、上殿神経による痛みがその場でかなり改善することは、臨床でよく経験します。

　後述する股関節内転テストなどで痛みを誘発し、ここで紹介するテクニックを用いて第3水準の評価までのプロセスを実施できれば、上殿神経障害がなぜ生じているのか、その病態を把握することができます。

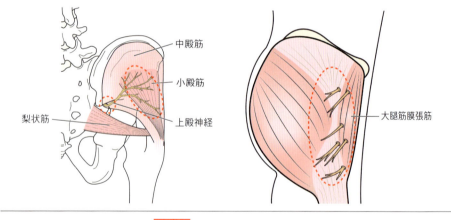

図2　上殿神経の絞扼部位

3　第1水準および第2水準の評価

ⅰ）第1水準の評価

　上殿神経障害は、X線やMRI画像で原因となるものが分からないことがほとんどです。そのため、まずは痛みや痺れの範囲と最も強い領域を聴き取ることが大切です。痛みや痺れが上殿部から大腿外側部だけに生じている場合は、上殿神経による症状の可能性が高いことを念頭に入れます。また、その痛みがどんな動作で、どんな時に強くなるのかを聴取しておくと、絞扼部位の予測だけでなく運動療法の選択などに役立ちます。

ⅱ）第2水準の評価

　上殿神経は梨状筋上孔から殿部上外側を走行し、中殿筋と小殿筋の筋間を走行します。その後、大腿筋膜張筋を貫いて大腿外側の皮神経となるため、股関節内転で伸張されます 図3 。そのため、私は第2水準の評価として、股関節内転運動をよく利用します。この運動で痛みや左右差を誘発することができれば、施術後に第3水準の評価の指標としてこのテストを利用することができます。

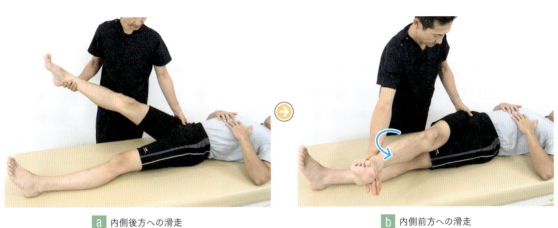

　　a 内側後方への滑走　　　　　　　　　　　　b 内側前方への滑走

図3　第2水準の評価（上殿神経）

4 滑走性・伸張性改善テクニックの実際

　ここまでの評価で上殿神経の滑走性や伸張性低下が痛みの原因であると推測した場合、下記のテクニックを用いて滑走性・伸張性を改善します。上殿神経が痛みの原因組織であるならば、これらのテクニックを行うことで、痛みや痺れなどの症状がその場で改善することを実感していただけると思います。

 ### テクニック① 梨状筋の短軸での滑走操作

　上殿神経は梨状筋の直上を走行します。そのため、梨状筋の過緊張は上殿神経の滑走性低下に関与していると考えられます。この場合、次の方法で梨状筋の筋緊張を緩和させ滑走を促すと良いでしょう。

　方法 梨状筋は大転子上縁から斜め上方に走行していますが、大転子上縁が触れることができれば、大殿筋の深層にある梨状筋を容易に把持できると思います 図4-a 。

梨状筋の筋腹を把持したら、短軸で移動させるイメージで上方へ滑走させ 図4-b 、下方へ戻すように滑走を繰り返します 図4-c 。この操作を30秒ほど行うと、梨状筋の筋緊張が緩和してくるのを感じ取ることができると思います。

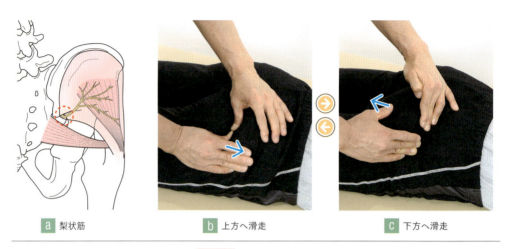

a 梨状筋　　b 上方へ滑走　　c 下方へ滑走

図4　梨状筋の短軸での滑走操作

テクニック②　中殿筋の収縮と短縮からの伸張法

　中殿筋と小殿筋との間を上殿神経が走行します。この経路において、上殿神経の保護と滑走性を維持するために、この領域には脂肪組織が存在します。しかし、これらの筋に過緊張が生じると圧迫負荷などが要因で、この経路に滑走性や伸張性低下を生じることがあります。そのため、上殿神経障害を疑った場合、中殿筋と小殿筋の筋緊張を緩和させることが大切です。まずは中殿筋に対して下記の方法で滑走性および筋全体の伸張性の改善を図ると良いでしょう。

方法　股関節の外転運動では、屈曲運動や外転の最終域までの運動を伴ってしまうと小殿筋が優位に働いてしまいます。そのため、中殿筋を選択的に収縮させる時は、股関節内外転0度から30度くらいまでの間で股関節外転方向へ自動運動を行います 図5-a 。収縮を行わせたら、治療者が徒手的に外転させ筋を少しだけ短縮させることがポイントです。このことで生理学的な抑制も作用し[※1]、筋緊張が緩和しやすくなります。その後、股関節内転方向に伸張操作を行います 図5-b 。最終域まで伸張させたら、また股関節外転方向へと収縮させます。この一連の動作を繰り返し行います。

※1
筋は収縮の後に抑制が働きますが、最後に短縮されることで、防御的に拮抗筋が収縮し、同筋は緩まなければならない状態になると考えられます。これより、反回抑制と相反抑制が効果的に作用すると筆者は考えています（P34参照）。

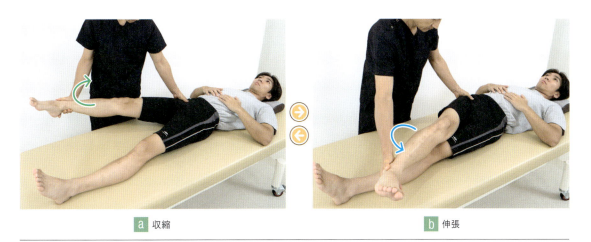

| a 収縮 | b 伸張 |

図5 　中殿筋の収縮と短縮からの伸張法

　この操作を30秒ほど行うと、中殿筋の筋緊張が緩和しつつ、伸張性も改善してくるのを感じ取ることができると思います。

テクニック③　小殿筋の収縮と短縮からの伸張法

　次に小殿筋の収縮と短縮からの伸張法を紹介します。

方法　小殿筋は、股関節屈曲・外転位から強く内旋運動を行わせることで収縮させます 図6-a 。この方法によって、隣接する中殿筋に対して小殿筋を選択的に収縮させることができます。最終域まで収縮を行わせたら、治療者が徒手的に屈曲・外転させ筋を少しだけ短縮させることがポイントです。このことで生理学的な抑制も作用し筋緊張が緩和しやすくなります。その後、股関節内転・外旋方向に伸張操作を行います 図6-b 。最終域まで伸張させたら、また

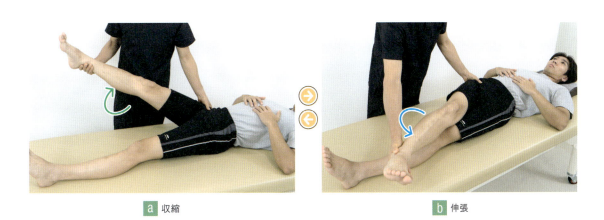

| a 収縮 | b 伸張 |

図6 　小殿筋の収縮と短縮からの伸張法

股関節外転・内旋方向へと収縮させます。この一連の動作を繰り返し行います。

この操作を30秒ほど行うと、小殿筋の筋緊張が緩和しつつ、伸張性も改善してくるのを感じ取ることができると思います。

テクニック④　テニスボールによる中殿筋と小殿筋の滑走操作

中殿筋と小殿筋の滑走性を改善させるために、テニスボールを使用することも非常に効果的です。患者自身が行うセルフケアとして下記の方法を指導すると良いでしょう。

方法　図7のように、座位で中殿筋の下あたりにテニスボールを入れます。ボールを入れたら、患者自身が縦方向、横方向にスライドさせて滑走を繰り返します。この運動を30秒ほど繰り返し行うと、中殿筋と小殿筋の滑走性を改善させることができます。加えて、両筋の間に介在する脂肪層の柔軟性改善にも効果があると考えられます。

以上、上殿神経を滑走するための治療概念と4つのテクニックを紹介しました。これらのテクニックを行うことで、第2水準の評価で生じていた痛みや痺れが改善すれば、上殿神経の滑走性や伸張性の低下が痛みの原因だと高い確率で判断することができます。

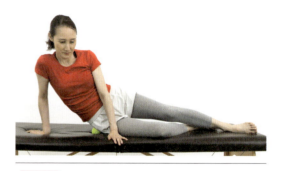

図7　テニスボールによる中殿筋と小殿筋の滑走

参考文献

1) Akita K, Sakamoto H, Sato T. The cutaneous branches of the superior gluteal nerve with special reference to the nerve to tensor fascia lata. J Anat. Feb;180:105-8,1992.

3 後大腿皮神経

　後大腿皮神経および下殿皮神経による障害を意識して施術を行っている医療者は、ほとんどいないかもしれません。しかし注意深く診ていくと、後大腿皮神経および下殿皮神経障害による下殿部痛や大腿後面部痛を有する患者は、どの医療施設にいても一定数いると思います 図1 。

　下殿部痛や大腿後面部痛が生じていると、腰部疾患由来の症状や、坐骨結節に付着する筋に関連する痛みだとだと思われがちです。確かに、腰部疾患やこの付近の筋に由来して下殿部痛や大腿後面に痛みや痺れを生じていることはあります。しかし、実際には腰部や筋とは関係なく、==末梢神経の絞扼に起因して症状が生じていることがあります==。加えて言うと、むしろその方が多いと私は感じています。そのため、この項目では後大腿皮神経および下殿皮神経を効果的に滑走させるためのテクニックを解説します。適切に実施することで、下殿部や大腿後面部に痛みを伴う多くの症例でその効果を実感していただけると思います。

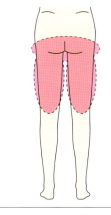

図1　後大腿皮神経および下殿皮神経障害による痛みや痺れの領域

1 機能解剖

　後大腿皮神経は、仙骨神経叢（S1〜S3）から分岐し、一旦、骨盤内に入って梨状筋下孔から大殿筋と仙結節靭帯の間を走行し、大腿後面で皮神経となって大腿後面の皮膚知覚を支配しています。さらに、大殿筋の深層で下殿皮神経が分岐し、下殿部から大殿筋の表層へ回り込むように走行して下殿部の皮膚知覚を支配します 図2 [1]。

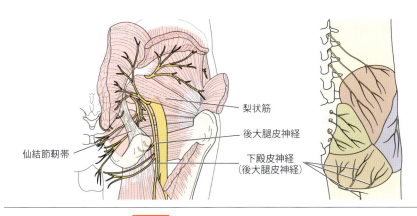

図2　後大腿皮神経および下殿皮神経

後大腿皮神経および下殿皮神経は、梨状筋下孔から、大殿筋と仙結節靭帯の間などで絞扼を受けやすく、この経路に関与する筋の過緊張が主な原因ではないかと私は考えています。

② 治療概念

痛みや痺れが下殿部から大腿後面だけにある場合、私は腰部由来の痛みより殿部の末梢神経を疑います。特に後大腿皮神経および下殿皮神経は、この領域を主に支配している末梢神経であるため、まずはじめに介入します。

治療概念として、後大腿皮神経および下殿皮神経が絞扼を伴いやすい部位を知り、その上で絞扼部位の滑走性や伸張性を改善させることが大切になります。

絞扼部位として多いのは、①梨状筋下孔、②大殿筋と仙結節靭帯の間、③下殿部から大腿後面の筋膜の3ヵ所だと思います 図3 。このうち、前者の2箇所は特に絞扼を生じやすく、実際にこの2ヵ所の滑走性や伸張性を促すことで、後大腿皮神経および下殿皮神経による痛みがその場でかなり改善することは、臨床でよく経験します。

後述する膝関節軽度屈曲位でのSLRテストなどで痛みを誘発して、この項目で解説するテクニックを用いて第3水準の評価までのプロセスを実施できれば、後大腿皮神経および下殿皮神経の障害がどの部位で生じているのか、その病態を把握することができます。

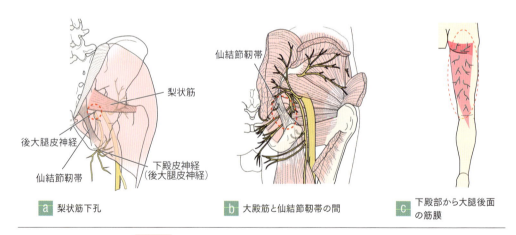

a 梨状筋下孔　　b 大殿筋と仙結節靭帯の間　　c 下殿部から大腿後面の筋膜

図3 後大腿皮神経および下殿皮神経の絞扼部位

③ 第1水準および第2水準の評価

ⅰ）第1水準の評価

後大腿皮神経および下殿皮神経障害は、ほかの末梢神経と同様に、X線やMRI画像で原因となるものが分からないことがほとんどです。そのため、まずは問診の中で痛みや痺れの範囲

と最も強い領域を聴き取ることが大切です。痛みや痺れが下殿部から大腿後面部だけに生じている場合は、後大腿皮神経および下殿皮神経による症状の可能性が高いと考えられます。また、その痛みがどんな動作で、どんな時に強くなるのかを聴取しておくと、絞扼部位の予測に役立ちます。特に長時間の座位で症状が出やすいと患者が訴える場合、私は後大腿皮神経および下殿皮神経の絞扼を疑います。

ⅱ）第2水準の評価

後大腿皮神経および下殿皮神経障害が疑われた場合には、膝関節軽度屈曲位でのSLRテストを行った際に下殿部や大腿後面近位に症状の訴えがあるかを確認します 図4 。この際、膝関節伸展位で行ってしまうと、ハムストリングスが先に伸張されてしまい、適切に第2水準の評価を行うことができないため、膝関節を軽度屈曲位にすることがポイントです。

このテストを行う際、通常、健常者では大腿後面に張り感を訴えることはあっても、下殿部に痛みや張り感を訴えることはありません。一方で、下殿部に痛みや張り感を訴えた場合には、後大腿皮神経および下殿皮神経による症状の可能性が高いと判断できます。

この運動で痛みや左右差を誘発することができれば、施術後に第3水準の評価の指標としてこれらのテストを利用することができます。

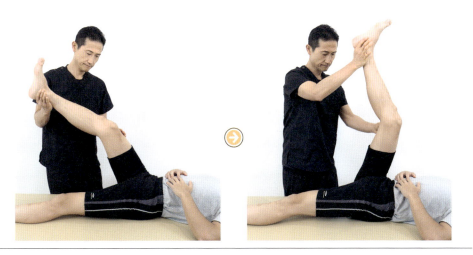

図4　第2水準の評価（後大腿皮神経および下殿皮神経）

④ 滑走性・伸張性改善テクニックの実際

ここまでの評価で後大腿皮神経の滑走性や伸張性低下が痛みの原因であると推測した場合、次のテクニックを用いて滑走性・伸張性を改善します。後大腿皮神経が痛みの原因組織である

ならば、これらのテクニックを行うことで、痛みや痺れなどの症状がその場で改善することを実感していただけると思います。

テクニック①　梨状筋の短軸での滑走操作

後大腿皮神経および下殿皮神経は梨状筋の直下でやや内側を走行します。そのため、梨状筋の過緊張はこれらの神経を絞扼し、滑走性低下に関与していると考えられます。そのため、触診によって梨状筋の筋緊張を確認し、過緊張を呈している場合、下記の方法で梨状筋の筋緊張を緩和させます。

方法　梨状筋は、大転子上縁から斜め上方に走行していますが、大転子上縁が触れることができれば、大殿筋の深層にある梨状筋を容易に把持できると思います 図5-a 。

梨状筋の中央からやや内側の筋腹を把持し、短軸で移動させるイメージで上方へ滑走させ 図5-b 、戻すように下方への滑走を繰り返します 図5-c 。この操作を30秒ほど行うと、梨状筋の筋緊張が緩和してくるのを感じ取ることができると思います。

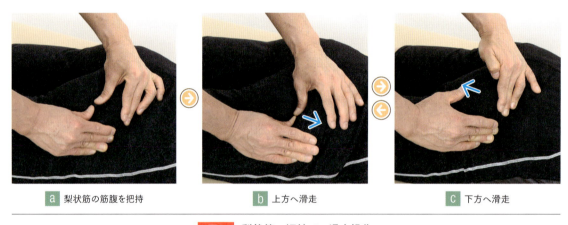

a 梨状筋の筋腹を把持　　　b 上方へ滑走　　　c 下方へ滑走

図5　梨状筋の短軸での滑走操作

テクニック②　大殿筋と仙結節靭帯間の滑走操作

仙結節靭帯と大殿筋の間を後大腿皮神経および下殿皮神経が走行します 図6-a 。大殿筋に過緊張が生じると圧迫負荷などが要因で、この経路に滑走性低下を生じることがあります。この場合、次の方法で大殿筋の筋緊張を緩和させ、この経路の滑走性を促します。

方法 仙結節靱帯は、坐骨結節から仙骨を結んだ骨のように硬い靱帯です。そのため、坐骨から仙骨を結んだラインに直行するように大殿筋の深層を触れると、仙結節靱帯を触診することができます。仙結節靱帯を触診することができたら、この靱帯を覆う大殿筋を引き剥がすようなイメージで大殿筋を持ち上げて上外方に反転させるように滑走操作を行います 図6-b 。

この操作を30秒ほど行うと、大殿筋の筋緊張が緩和してくることを確認できると思います。

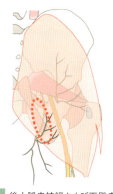
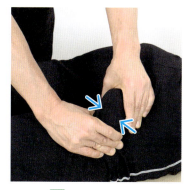

a 後大腿皮神経および下殿皮神経　　b 下殿部の滑走操作

図6　大殿筋と仙結節靱帯間の滑走操作

テクニック③　大殿筋下部線維の選択的収縮と長軸滑走操作

上記までの方法で、後大腿皮神経および下殿皮神経の絞扼されやすい部位の施術を行ったら、さらに大殿筋の収縮と伸張操作を繰り返すことで、より効果的に下殿部全体の滑走性や伸張性を改善することができます。

下殿部全体の滑走性や伸張性をより効果的に改善させるために必要な知識として、大殿筋の線維ごとの特性を知っておきましょう。 図7-a を見てください。大殿筋の走行は屈曲・伸展軸を中心にみると、すべての線維群は軸の後方に位置するため全体として股関節伸展に作用します。一方で、内転・外転軸の関係でみると、上部線維は軸の上方にあるため外転作用を有し、下部線維は内転作用を有します。つまり、下殿部の滑走性や伸張性を改善させるためには、股関節内転位での伸展運動を行い、大殿筋下部線維を選択的に収縮させることが必要になります。

方法 患側下肢の膝を立て、健側下肢は挙上させておきます。そこから、患側の大殿筋を収縮させて身体を持ち上げさせます。この時、大殿筋下部線維が最終域まで収縮するように、股関節内転位での伸展運動を繰り返し行います 図7-b 。

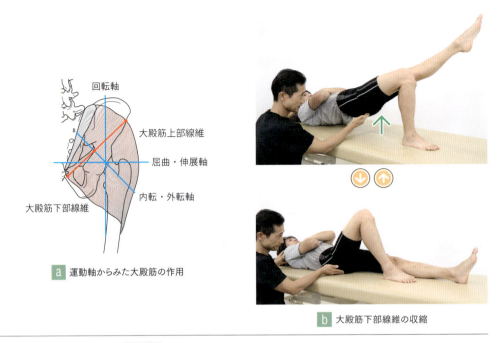

図7　大殿筋下部線維の選択的収縮と長軸滑走操作

　以上、後大腿皮神経を滑走するための治療概念と3つのテクニックを紹介しました。これらのテクニックを行うことで、第2水準の評価で生じていた痛みや痺れが改善すれば、後大腿皮神経の滑走性や伸張性の低下が痛みの原因だと高い確率で判断することができます。

参考文献
1) Enneking FK, Chan V, Greger J, Hadzic A, Lang SA, Horlocker TT. Lower-extremity peripheral nerve blockade: essentials of our current understanding. Reg Anesth Pain Med：30(1):4–35,2005.

第Ⅱ部 第2章 殿部への滑走性・伸張性改善テクニック

4 大殿筋

　殿部の痛みや張り感を伴う症例は、臨床で多く遭遇します。この症状の原因としていくつかの組織が考えられますが、その1つとして大殿筋が挙げられます。大殿筋は股関節の前後方向の安定化に関与する重要な筋であることが広く知られており[1]、スポーツ競技はもちろん、日常生活においても重要な役割を担っています。ただし、痛みや張り感がある場合、臨床でどのように評価し、どのような治療が効果的なのかを体系的に述べている報告が少ないのが現状と思われます。

　以上のことを踏まえ、大殿筋に関わる病態や、滑走性・伸張性を改善するためのテクニックを紹介します。

① 機能解剖

　大殿筋は肉厚な筋であるため、この筋に過緊張や短縮などが生じると、股関節屈曲制限が生じます。大殿筋は、主に上部線維と下部線維に区分けすることができ、その作用が異なるため、実際の臨床ではこれらを区分けした評価と運動療法が必要になります。この2つの線維の違いを理解するために、まず 図1-a を見てください。屈曲・伸展軸との関係をみると、すべての線維群は軸の後方に位置するため、股関節伸展に作用することが分かります。次に 図1-b を見てください。内転・外転軸との関係をみると、大殿筋は軸中心を上下に大きく覆うため、機能的に上部線維と下部線維とに分けられます。上部線維は内転・外転軸の上方に位置するため、外転作用を有します。一方、下部線維は内転・外転軸の下方に位置するため、内転作用を有します。これらの知識は、上部線維と下部線維を分けて選択的に伸張したり収縮させる操作を行う上で必須の知識となるため、必ず理解しておきましょう。

　さらに、大殿筋と隣接する組織の解剖についても知っておきましょう。大殿筋は殿部を広く覆い、中殿

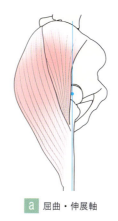

a 屈曲・伸展軸

b 内転・外転軸

図1 運動軸からみた大殿筋の作用

4 大殿筋　163

筋、外旋筋群、坐骨神経、仙結節靱帯、坐骨滑液包など多くの組織と接しています。このため、隣接組織との滑走性低下を生じやすい特徴があり、大殿筋が滑走性低下を生じやすい部位であることを知っておくことは重要となります。特に、大転子後方の大殿筋滑液包、坐骨後方の坐骨滑液包は、骨と大殿筋の摩擦負荷を減らす役割をしており、同部の滑走性低下は臨床的に多いと私は考えています 図2。

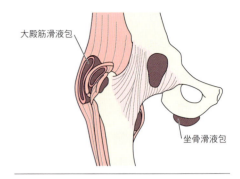

図2 大殿筋滑液包と坐骨滑液包の解剖

② 治療概念

大殿筋の過緊張や短縮を伴うことで、滑走性や伸張性低下を生じている部位の痛みや張り感を伴うようになります。

大殿筋は骨盤後方位を呈する歩行による過度な使用で過緊張を呈したり 図3-a、骨盤前方位を呈する立位姿勢が要因で短縮を起こすこともあります 図3-b。加えて、外傷・術後には周辺組織との癒着や滑走障害を起こすことが多く 図3-c、過緊張や短縮、滑走性低下などがこの筋に関連する病態に影響を及ぼします。

特に、人工骨頭置換術で最も多い後方アプローチでは、大殿筋に沿って切開を行うため、隣接組織との滑走性や伸張性低下が必発します 図4。そのため、術後のリハビリテーションにおいては、術創部周辺の癒着を最小限にし、滑走性や伸張性を最大限に引き出すことが大切になります。人工骨頭置換術後に滑走性や伸張性が低下しやすい部位として、大転子滑液包や坐

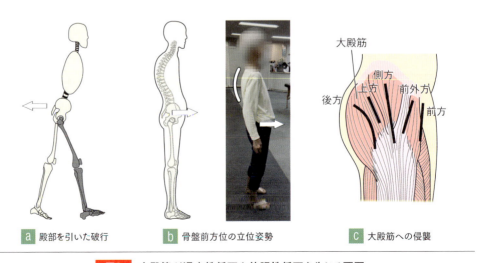

a 殿部を引いた破行　　b 骨盤前方位の立位姿勢　　c 大殿筋への侵襲

図3 大殿筋が滑走性低下や伸張性低下を生じる要因

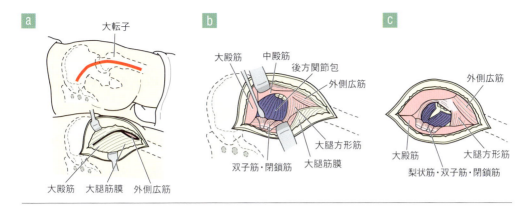

図4 股関節への後方アプローチ

骨滑液包との組織間などを挙げることができます。

これらのことから、大殿筋の過緊張や短縮、滑走性や伸張性低下を生じている部位を明らかにした上で、滑走性と伸張性を改善することが重要となります。

後述する上部線維と下部線維に分けた伸張テストなどで痛みを誘発して、この項目で解説するテクニックを用いて第3水準の評価までのプロセスを実施できれば、大殿筋の障害がどの部位で生じているのか、その病態を把握することができます。

③ 第1水準および第2水準の評価

ⅰ）第1水準の評価

問診では症例の訴えとして、股関節の屈曲や伸展運動、長時間の歩行後などに「殿部の痛みや張り感」の訴えが多くあります。また、股関節外傷・術後には「動き始めの殿部の痛みや張り感」を訴えることが多いです。こうした訴えがある場合、大殿筋の過緊張や滑走性・伸張性低下を視野に入れて評価を進めます。

また、大殿筋に過緊張を伴う症例の特徴的な動きとして、立脚前半相に「骨盤後方位」、「COM後方位」[※1]などといった股関節伸展モーメントが増大するような動きが観察されます 図5 。このように、症例の訴えに加え、動きの特徴を観察することは病態の予測に繋がります。

大殿筋が痛みや張り感と関与していると考えられた場合、疼痛部位周辺での大殿筋の滑走性や伸張性を改善することが大切です。その上で、筋全体の伸張性の改善を図ります。

※1 「COM」とは、体幹の質量中心のことです。

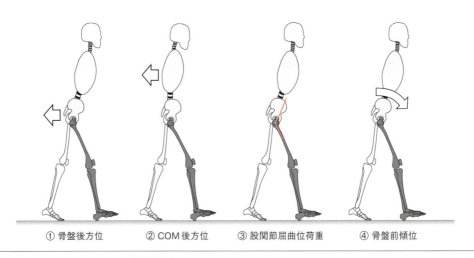

| ① 骨盤後方位 | ② COM後方位 | ③ 股関節屈曲位荷重 | ④ 骨盤前傾位 |

図5　股関節伸展モーメントの影響因子

ⅱ）第2水準の評価

　大殿筋の滑走性や伸張性低下が疑われた場合は、上部線維と下部線維に分けて選択的伸張操作を行い、痛みや張り感などの訴えがあるかを確認します。

　上部線維は股関節伸展・外転筋であるため、股関節屈曲・内転運動で伸張を行い上殿部に痛みや張り感があるかを確認します 図6-a 。

　下部線維は股関節伸展・内転筋であるため、股関節屈曲・外転運動で伸張を行い下殿部に痛みや張り感があるかを確認します 図6-b 。この際、膝関節は軽度屈曲位で施行します。大殿筋の下部線維は大腿筋膜と連結していますので、膝関節を軽度屈曲にすることで下部線維の伸張をさらに高めることができます。

　これらの伸張操作で痛みや左右差を誘発することができれば、施術後に第3水準の評価の指標としてこれらのテストを利用することができます。

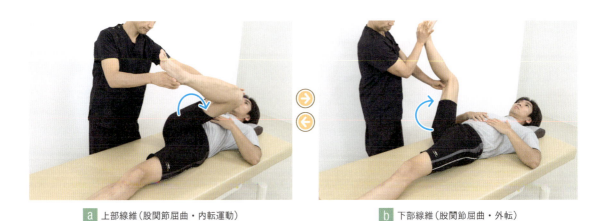

a 上部線維（股関節屈曲・内転運動）　　　b 下部線維（股関節屈曲・外転）

図6　第2水準の評価（大殿筋）

4 滑走性・伸張性改善テクニックの実際

　ここまでの評価で大殿筋の滑走性や伸張性低下が痛みの原因であると推測した場合、下記のテクニックを用いて滑走性・伸張性を改善します。大殿筋が痛みの原因組織であるならば、これらのテクニックを行うことで、痛みや張り感などの症状がその場で改善することを実感していただけると思います。

テクニック① 大殿筋滑液包と坐骨滑液包の滑走操作

　まずは大殿筋と隣接組織の滑走性を改善していきます。ここでは、特に滑走性が低下しやすい大殿筋滑液包と坐骨滑液包の滑走操作を紹介します 図7-a 。

方法 転子部は、大殿筋滑液包と大殿筋の滑走性を改善させるために、浮き上げ操作を行った状態で内側・外側へ滑走を促します 図7-b 。坐骨部は、坐骨滑液包と大殿筋の滑走性を改善させるために、浮き上げ操作を行った状態で引き剥がすようなイメージで内側・外側へ滑走を促します 図7-c 。

　これらの操作を繰り返すことで、大殿筋の筋緊張が緩和してくることを確認できると思います。

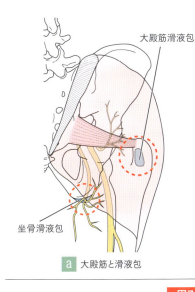
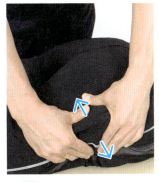
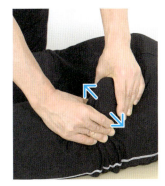

a 大殿筋と滑液包　　b 大殿筋滑液包の滑走操作　　c 坐骨滑液包の滑走操作

図7 大殿筋滑液包と坐骨滑液包の滑走操作

テクニック②　大殿筋上部線維の収縮と短縮からの伸張法

　上記のテクニックで滑液包との滑走性を改善したら、それぞれの線維ごとに伸張性の改善を図ります。まずは、大殿筋上部線維に対する収縮と短縮からの伸張法について紹介します。股関節屈曲・内転運動で大殿筋上部線維に対する伸張操作を行い上殿部に痛みや張り感があった場合、下記の方法で大殿筋上部線維の収縮と短縮からの伸張法を繰り返すことで、より効果的に上殿部の滑走性や伸張性を改善することができます。

　方法　患者を背臥位にし、股関節屈曲・内転位から外転方向に抵抗運動を行わせ、大殿筋上部線維を選択的に収縮させます 図8-a 。この際、収縮の最終域で筋を少しだけ徒手的に短縮させることがポイントです。このことで生理学的な抑制も作用し筋緊張が緩和しやすくなります。その後、股関節屈曲・軽度内転方向に伸張させます 図8-b 。最終域まで伸張させたら、また外転方向へ選択的に収縮させます。

　この一連の操作を30秒ほど繰り返し行うと、大殿筋上部線維の筋緊張が緩和し、伸張性が改善してくることを確認できると思います。

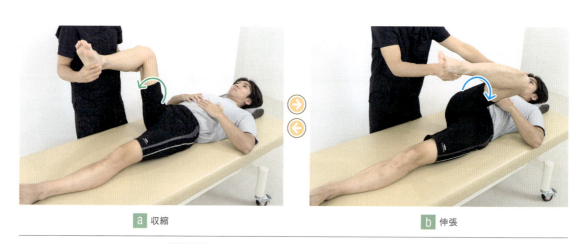

a 収縮　　　　b 伸張

図8　大殿筋上部線維の収縮と短縮からの伸張法

 ## テクニック③　大殿筋下部線維の収縮と短縮からの伸張法

　続いて、大殿筋下部線維の収縮と短縮からの伸張法について紹介します。股関節屈曲・外転運動、膝関節軽度屈曲位で伸張を行い下殿部に痛みや張り感があった場合、次の方法で大殿筋下部線維の収縮と短縮からの伸張法を繰り返すことで、より効果的に下殿部の滑走性や伸張性を改善することができます。

方法 患者を背臥位にし、股関節屈曲・軽度外転位、膝関節軽度屈曲位の肢位から股関節伸展・軽度内転方向に抵抗運動を行わせ、大殿筋下部線維を選択的に収縮させます 図9-a 。この際、収縮の最終域で筋を少しだけ徒手的に短縮させることがポイントです。このことで生理学的な抑制も作用し筋緊張が緩和しやすくなります。その後、股関節屈曲・軽度外転方向に伸張させます 図9-b 。最終域まで伸張させたら、また伸展・内転方向へ選択的に収縮させます。

この一連の操作を30秒ほど繰り返し行うと、大殿筋下部線維の筋緊張が緩和し、伸張性が改善してくることを確認できると思います。

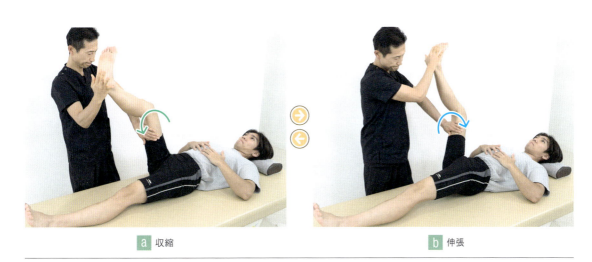

図9 大殿筋下部線維の収縮と短縮からの伸張法

以上、大殿筋を滑走するための治療概念と3つのテクニックを紹介しました。これらのテクニックを行うことで、第2水準の評価で生じていた痛みや張り感が改善すれば、大殿筋の滑走性や伸張性の低下が痛みの原因だと高い確率で判断することができます。

参考文献
1) Kapandji IA, 嶋田智明(訳): カパンディ関節の生理学 II 下肢, 原著第5版. 医歯薬出版, pp44–51, 1988.

5 梨状筋

殿部周辺の痛みと梨状筋は、切っても切り離せない関係があります。殿部に関わる病態を考える際、それほど梨状筋は重要な筋であると言えます。梨状筋は過緊張を伴いやすく、単体でこの筋の実質に痛みを惹起することもありますが、それだけに留まらず殿部周辺の様々な痛みを引き起こすことが多いです。

梨状筋が関与する病態の代表的なものとして、坐骨神経の絞扼性障害を挙げることができます。これは梨状筋の過度な緊張や伸張が生じることで、その下方を走行している坐骨神経が絞扼される病態で、梨状筋症候群として広く知られています。その他にも、梨状筋の周囲には上殿神経や後大腿皮神経、下殿神経など多くの神経が走行しており、梨状筋の過度な緊張や伸張によってこれらの神経障害を生じることは決して少なくありません。

以上のことを踏まえ、この項目では梨状筋に関わる病態や、滑走性・伸張性を改善するためのテクニックを紹介します。

① 機能解剖

梨状筋は仙骨前面より起始し、大坐骨孔を通り、骨盤の外に出て大転子尖端の後縁に付着します。梨状筋が大坐骨孔を通過する部分では、梨状筋上孔と梨状筋下孔が形成されます。梨状筋上孔からは上殿神経が、梨状筋下孔からは坐骨神経や下殿神経、後大腿皮神経などが走行しています 図1 。これらの神経と梨状筋は隣接しているため、梨状筋に過緊張を伴うことで周囲の神経の滑走性が低下します。これにより絞扼が生じたり、動作に伴う伸張負荷が加わったりすることで神経障害を惹起するようになると考えられます。

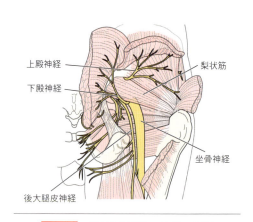

図1 梨状筋と周囲の神経の解剖

梨状筋の解剖学的特徴として、股関節屈伸の角度によって回旋作用が変化することが知られています[1]。このことを理解するために 図2 を見てください。股関節伸展0度では回旋中心の後方を通るため股関節外旋に作用します 図2-a 。一方、股関節屈曲70度以上では回旋中心の前方を通るため股関節内旋に作用します 図2-b 。つまり、梨状筋の収縮や伸張を行う際には、これらの解剖学的特徴を考慮する必要があります。

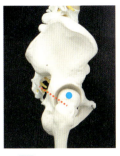
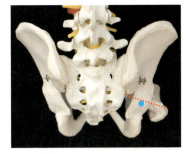

| a 股関節伸展0度 | b 股関節屈曲70度以上 |

······ 梨状筋の走行
● 股関節回旋中心

図2 股関節肢位と梨状筋の回旋作用

② 治療概念

梨状筋は、股関節外転モーメントが過剰になる状況で過緊張が生じやすくなります **図3-a**。また、過度な膝蓋骨外方位（股関節外旋位）を呈する立位姿勢が要因で短縮を起こすこともあり、逆に過度な膝蓋骨内方位（股関節内旋位）を呈する場合は過緊張を起こしやすくなります **図3-b**。加えて、外傷・術後には周辺組織と癒着や滑走障害を起こすことが多く **図3-c**、滑走性や伸張性低下などがこの筋に関連する病態に影響を及ぼします。これらについて、治療の考え方と絡めて以下に少し詳しく説明します。

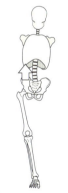
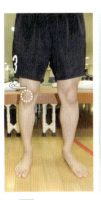
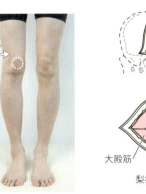
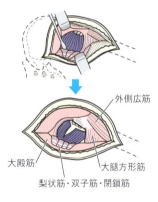

| a 骨盤挙上を呈する跛行 | b 膝蓋骨外方位・内方位の立位姿勢 | c 梨状筋への侵襲 |

外側広筋
大殿筋
大腿方形筋
梨状筋・双子筋・閉鎖筋

図3 梨状筋が滑走性低下や伸張性低下を生じる要因

　梨状筋の過緊張は、歩行時に骨盤挙上位を呈している症例に多いと私は感じています。梨状筋は股関節内転・外転軸との関係をみると、軸中心の上方を走行するため、股関節深層外旋筋群の中で最も股関節外転作用を有する筋です **図4**。そのため、骨盤挙上位になり股関節外転モーメントが増大すると過度な使用で過緊張を呈すると考えています。このような症例には、立脚時の骨盤挙上を抑制するための運動療法が重要になります。この改善として、私は股関節

外転筋力の強化に合わせて片脚立位時に反対側の骨盤挙上を促す運動学習を行っています。これにより、歩行時の骨盤挙上を抑制するための身体の使い方を習得することができ、筋緊張の抑制に有効です。この運動は重要なので、具体的方法をQRコードの動画で説明します。是非、ご覧ください。

また梨状筋の短縮は、過度な膝蓋骨外方位で股関節外旋位を呈する立位姿勢が要因で生じることもあります。このような症例では、梨状筋の伸張性を改善するとともに、短縮を起こす要因でもある立位姿勢に対しても介入していくことが必要になります。

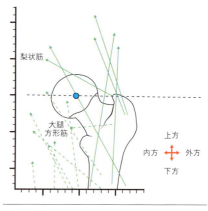

図4 股関節外転作用を有する梨状筋

梨状筋周辺の癒着や滑走性低下は、人工骨頭置換術で最も多い後方アプローチ後には必発します。後方アプローチは、梨状筋を大転子の付着部に沿って切離を行うため、隣接組織との滑走性や伸張性低下が生じます 図5 。そのため、術後のリハビリテーションにおいては、術創部周辺の癒着を最小限にし、滑走性や伸張性を最大限に引き出すことが大切になります。

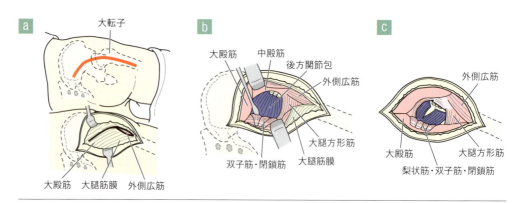

図5 股関節への後方アプローチ

以上のことから、梨状筋の過緊張や滑走性・伸張性低下を生じている部位を明らかにした上で、滑走性と伸張性を改善することが重要となります。その上で、力学的負荷の原因となる姿勢や動作に介入していくことが治療概念となります。

後述する伸張テストなどで痛みを誘発して、この項目で解説するテクニックを用いて第3水準の評価までのプロセスを実施できれば、梨状筋によって生じた障害がどのような病態なのかを把握することができます。

③ 第1水準および第2水準の評価

ⅰ）第1水準の評価

　問診では症例の訴えとして、長時間の座位、立位、歩行などにより「殿部中央の痛みや張り感」を生じるという訴えが多くあります。こうした訴えがある場合、梨状筋の過緊張や滑走性・伸張性低下を視野に入れて評価を進めます。加えて、梨状筋の過緊張により隣接している神経に圧迫負荷が生じることで、その神経の支配領域にも症状を訴えることもあることを念頭に置いておきましょう。

　画像所見では、X線で梨状筋の病態は写りませんが、股関節の形態の特徴を診ることで、梨状筋への負荷をある程度予測することができます。例えば、大腿骨の頸体角や前捻角が大きい場合、股関節内転・内旋を呈しやすく、梨状筋は伸張されやすくなります。逆に頸体角や前捻角が小さい場合、股関節外転・外旋位を呈しやすく、梨状筋は短縮位になります。また、変形や大腿骨頭の上方変位があれば、梨状筋を含む外転筋の作用効率が悪くなっていることが分かります。

　MRI検査では腰部疾患の有無を確認します。梨状筋に関連する障害との鑑別で椎間板ヘルニアや脊柱管狭窄症などの情報も重要であり、MRIでは腰部疾患との関連も確認します。

　また、梨状筋に過緊張を伴う症例の特徴的な動きとして、立脚前半相に「骨盤挙上位」や「股関節内転位荷重」といった股関節外転モーメントが増大するような動きが観察されます 図6 。殿部中央の痛みの訴えに加え、動きの特徴を観察することは病態の予測に繋がります。

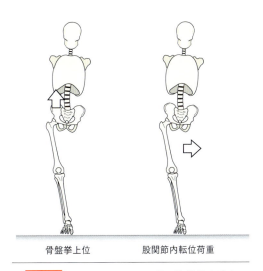

骨盤挙上位　　　股関節内転位荷重

図6　梨状筋に過緊張を伴う特徴的な動き

ⅱ）第2水準の評価

　まずは患者を腹臥位にして圧痛所見を確認します 図7-a 。梨状筋周辺には多くの神経が走行しているため、過緊張を伴っている場合は強い圧痛を示します。

　圧痛を認め、梨状筋の過緊張や滑走性・伸張性の低下が疑われた場合は、背臥位となり、選択的伸張操作を行い痛みや張り感を確認します 図7-b 。梨状筋は、股関節伸展位では外旋運動に作用しますが、70度以上の屈曲角度では股関節内旋運動に作用が変化します。そのため、股関節屈曲・内転・外旋運動で伸張を行い殿部中央に痛みや張り感を確認します。

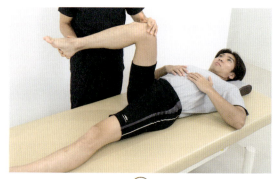
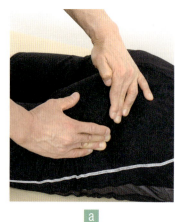
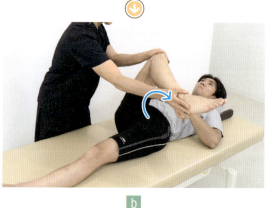

図7　第2水準の評価（梨状筋）

　これらの伸張操作で痛みや左右差を誘発することができれば、施術後に第3水準の評価の指標としてこれらのテストを利用することができます。

4　滑走性・伸張性改善テクニックの実際

　ここまでの評価で梨状筋が痛みの原因であると推測した場合、下記のテクニックを用いて滑走性・伸張性を改善します。梨状筋が痛みの原因組織であるならば、これらのテクニックを行うことで、痛みや張り感などの症状がその場で改善することを実感していただけると思います。梨状筋周辺のそれぞれの神経の滑走性・伸張性改善テクニックは、この章の1)「坐骨神経」～3)「後大腿皮神経および下殿皮神経」の項目で解説しているので、合わせてご参照ください。

テクニック①　梨状筋の短軸での滑走操作

　まずは梨状筋の滑走性を改善させるための徒手操作を行います。滑走操作を行うことで、筋緊張が緩和しやすい状況を作ることができ、この後に行う伸張操作をより効果的にすることが期待できます。

174　5 梨状筋

方法 まずは梨状筋の位置を確認していきます。梨状筋は、大転子上縁から斜め上方に走行していますが、大転子上縁が触れることができれば、大殿筋の深層にある梨状筋を容易に把持できると思います 図8-a。

梨状筋の筋腹を把持したら、短軸で移動させるイメージで上方へ滑走させ 図8-b、下方へ戻すように滑走を繰り返します 図8-c。この操作を30秒ほど行うと、梨状筋の筋緊張が緩和してくるのを感じ取ることができると思います。

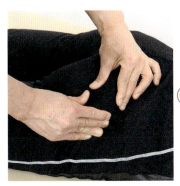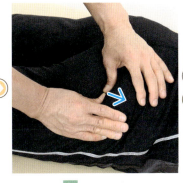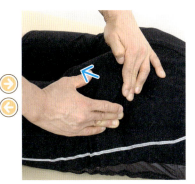

a 梨状筋の筋腹を把持　　b 上方へ滑走　　c 下方へ滑走

図8 梨状筋の短軸での滑走操作

テクニック② 梨状筋の収縮と短縮からの伸張法（腹臥位）

上記のテクニックで梨状筋の滑走性を改善したら、伸張性の改善を図ります。私は伸張操作を行う際、2つのタイプに分けて行っています。1つ目は、大腿骨前捻角が小さく、立位で膝蓋骨が外側を向き、股関節外旋位を呈するタイプです 図9-a。このタイプは中高年に多く、股関節が外旋位を呈していることから、股関節伸展・内転・内旋方向に伸張させます。2つ目は、大腿骨前捻角が大きく、立位で膝蓋骨が内側を向き、股関節内旋位を呈するタイプです 図9-b。このタイプは若い女性に多く、

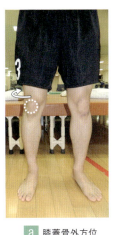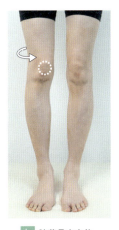

a 膝蓋骨外方位　　b 膝蓋骨内方位

図9 立位での膝蓋骨の向き

股関節が内旋位を呈していることから、股関節屈曲・内転・外旋方向に伸張させます。

このように、2つのタイプに分けて伸張操作を行うことで、より効果的に伸張性を改善することができます。

まずは、立位で膝蓋骨が外側を向き、股関節外旋位を呈するタイプに対して、腹臥位で行う梨状筋の収縮と短縮からの伸張法について紹介します。梨状筋は深層外旋筋群の中でも最も外転作用を有する筋であるため、股関節内転位で固定して伸張位にします。そこから下記の方法で収縮と伸張操作を繰り返すことで、より効果的に梨状筋の伸張性を改善することができます。

方法　患者を腹臥位にし、股関節内転位に固定したら、股関節外旋方向に運動を行わせ、梨状筋を選択的に収縮させます 図10-a 。この際、収縮の最終域で筋を少しだけ徒手的に短縮させることがポイントです。このことで生理学的な抑制も作用し、筋緊張が緩和しやすくなります。最終域まで収縮させたら、股関節内旋方向に他動的に伸張させます 図10-b 。その後、また股関節外旋方向へと収縮させます。

　この操作を30秒ほど繰り返し行うと、梨状筋の筋緊張が緩和し、伸張性が改善してくることを確認できると思います。

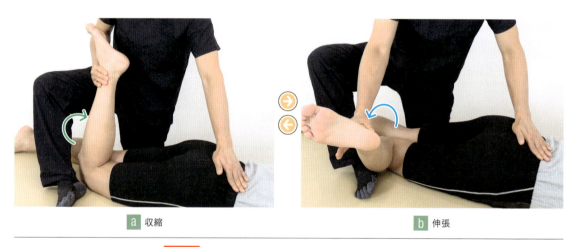

a 収縮　　　b 伸張

図10　梨状筋の収縮と短縮からの伸張法（腹臥位）

テクニック③　梨状筋の収縮と短縮からの伸張法（背臥位）

　続いて、立位で膝蓋骨が内側を向き、股関節内旋位を呈するタイプに対して、背臥位で行う梨状筋の収縮と短縮からの伸張法について紹介します。下記の方法では、特に若い女性の患者において効果的に伸張を行えると私は考えています。

方法　患者を背臥位にし、股関節屈曲した肢位から、外転・内旋方向へ選択的に収縮させます 図11-a 。この際、患者へ「外くるぶしを押し返すように力を入れてください」ということを指示すると、梨状筋の選択的な収縮を行いやすいです。この際、収縮の最終域で筋を少しだけ徒手的に短縮させることがポイントです。このことで生理学的な抑制も作用し、筋緊張が緩

和しやすくなります。その後、股関節屈曲・内転・外旋方向に誘導し、梨状筋を伸張させます（図11-b）。

この操作を30秒ほど繰り返し行うと、梨状筋の筋緊張が緩和し、伸張性が改善してくることを確認できると思います。

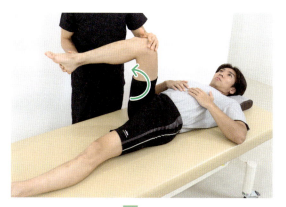
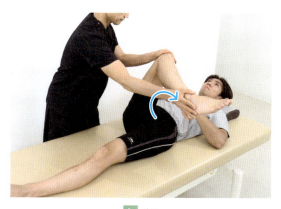

a 収縮　　　　　　　　　　　　　　　　b 伸張

図11 梨状筋の収縮と短縮からの伸張法（背臥位）

テクニック④　テニスボールによる梨状筋の滑走操作

上記のテクニックで梨状筋の滑走性と伸張性を改善したら、患者自身が行うセルフケアとして、テニスボールを使用することも非常に効果的です。下記の方法を指導することで、梨状筋と大殿筋の滑走性を改善することができます。

方法 図12 のように、座位で梨状筋の下あたりにテニスボールを入れます。ボールを入れたら、患者自身が縦方向、横方向にスライドさせて滑走を繰り返します。この運動を30秒ほど繰り返し行うと、梨状筋と大殿筋の滑走性を改善させることができます。

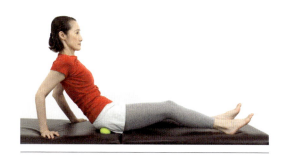

図12 テニスボールによる梨状筋の滑走

以上、梨状筋を滑走するための治療概念と4つのテクニックを紹介しました。これらのテクニックを行うことで、第2水準の評価で生じていた痛みや張り感が改善すれば、梨状筋の滑走性や伸張性の低下が痛みの原因だと高い確率で判断することができます。

参考文献
1) 熊谷匡晃：股関節拘縮の評価と運動療法．運動と医学の出版社，pp216-248, 2019．

第Ⅱ部 第2章 殿部への滑走性・伸張性改善テクニック

6 寛骨三筋

　寛骨三筋とは、内閉鎖筋、上・下双子筋を合わせた総称のことをいいます。寛骨三筋に含まれる内閉鎖筋や上・下双子筋と聞いて、あまりピンとこないセラピストが多いと思います。しかし、着目して臨床を行ってみると、寛骨三筋による痛みや張り感の訴えは決して少なくないということが分かります。

　寛骨三筋のすぐ隣接には、梨状筋や大腿方形筋といった股関節深層外旋筋が走行しています。隣接した筋でありながら、それぞれ異なった機能があるため、その障害も個別の筋に発生することが多いです。そのため、寛骨三筋の位置関係や機能解剖を理解した上で評価と治療を行っていくことが必要になります。

　以上のことを踏まえ、この項目では寛骨三筋の機能解剖、病態や要因、滑走性・伸張性を改善するためのテクニックを紹介します。

1 機能解剖

　まずは寛骨三筋を構成する筋の解剖を整理していきましょう。内閉鎖筋は骨盤内面で閉鎖膜と閉鎖孔の周りから起始し、小坐骨孔の縁で直角に方向を変え、骨盤外に出て大転子転子窩の上部に付着します。上双子筋は坐骨棘から、下双子筋は坐骨結節の上部から起始し、それぞれ内閉鎖筋腱に合流して大腿骨の転子窩に付着します 図1 [1]。このように、寛骨から起始した三筋が共同の腱に合流することが、寛骨三筋という名前の由来になっています。内閉鎖筋に対して上・下双子筋は小さい筋であり、内閉鎖筋の作用を補助していると考えられています[2]。

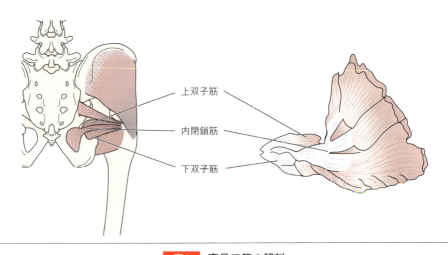

図1 寛骨三筋の解剖

続いて、寛骨三筋とほかの股関節深層外旋筋の位置関係について説明していきます。寛骨三筋は、梨状筋と大腿方形筋の間隙を埋めるように走行しており、隣接した構造となっていることから、それぞれを鑑別する方法を知っておく必要があります。

　図2 を見てください。大転子の先端から大坐骨孔に向かって梨状筋が走行し、坐骨結節の高さでほぼ平行に大腿方形筋が走行しています。この間隙を埋めるように、上・下双子筋が内閉鎖筋を挟みながら走行して転子窩へと至ります。このような隣接した構造をしていることが、寛骨三筋を含む外旋筋群を区分けして触診することの難易度を高くしています。そこで私は、寛骨三筋を触れる際には、比較的容易に触診できる梨状筋から触れていきます。もう一度、図2 を見てください。梨状筋のすぐ尾側には寛骨三筋が位置しており、梨状筋の筋腹を乗り越えるとすぐに2～3横指大の寛骨三筋を確認することができます。この手順で触診を行うと、股関節深層外旋筋と寛骨三筋を鑑別しやすくなります。

　このように、解剖学的な位置関係を理解しておくと、ランドマークを基点に触診しやすくなり、徒手操作、収縮・伸張操作を行う際に役に立ちます。

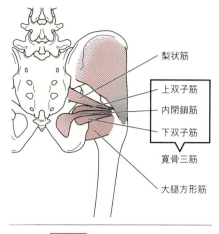

図2 寛骨三筋の走行

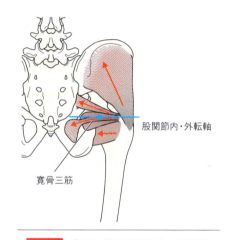

図3 寛骨三筋と股関節内・外転軸

　さらに、寛骨三筋の作用についても理解しておきましょう。図3 を見て分かるように、寛骨三筋はほとんど股関節内転・外転軸上を走行しているため、内・外転作用は乏しいことが分かります。このことから、寛骨三筋の収縮や伸張操作は股関節中間位から軽度外転位で内外旋運動を行うことが望ましいです。

　以上の機能解剖を理解した上で、後述する圧痛所見や伸張テストなどの評価を進めていきます。

❷ 治療概念

寛骨三筋は、股関節を内旋優位で使用する方は過緊張が生じやすく、外旋優位で使用する方は短縮を生じやすいと私は考えています 図4-a,b。加えて、関節包のすぐ後方に位置し部分的に結合していることから外傷・術後には周辺組織と癒着や滑走障害を引き起こします 図4-c。特に、人工骨頭置換術で最も多い後方アプローチは、寛骨三筋を大転子の付着部に沿って切離を行うため、隣接組織との滑走性低下が必発します。

以上のような要因で寛骨三筋の過緊張や滑走性・伸張性低下が生じ、これがこの筋の痛みや張り感などに影響を及ぼします。

また、臨床では寛骨三筋に関連する病態として、次の2つのことを知っておく必要があります。

1つ目は、大腿骨頭への影響です。寛骨三筋は大腿骨頭および関節包の真後ろに位置しているため、この筋に拘縮があると屈曲に伴い股関節軸は前方に変位し、大腿骨頭は本来の軌道よりも前方へ押し出されることになります。これにより、大腿骨頭と臼蓋間に介在する関節包・滑膜・脂肪体などに圧縮の負荷（インピンジメント）が生じやすくなります 図5。多くのセラピストが、こうした影響に気づいていないかもしれませんが、注目してみるとこの影響は無視できないことが分かります。

2つ目は陰部神経への影響です。陰部神経は内閉鎖筋の筋膜で形成されるトンネル（アルコック管）を通過し、骨盤内に向かって走行するため、内閉鎖筋の過緊張があると会陰部、外陰部にかけて異常感覚を訴えることがあります[3]。

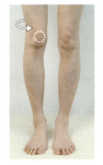
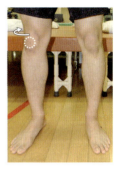

a 股関節内旋位では過緊張が生じやすい

b 股関節外旋位では短縮が生じやすい

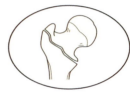
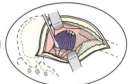

c 外傷や術後には周辺組織と癒着や滑走障害を引き起こす

図4 寛骨三筋が滑走性低下や伸張性低下を生じる要因

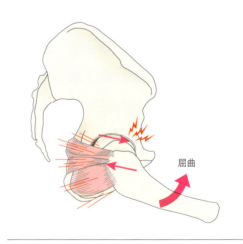

図5 寛骨三筋の拘縮に伴う股関節前方インピンジメント

以上のことから、寛骨三筋の過緊張や滑走性・伸張性低下を生じている部位を明らかにした上で、滑走性と伸張性を改善することが治療概念となります。

③ 第1水準および第2水準の評価

ⅰ）第1水準の評価

　寛骨三筋が痛みの原因組織である場合、問診で長時間座位、立位、歩行などにより「殿部中央の痛みや張り感」を生じるという訴えが多くあります。また、股関節外傷・術後には「動き始めの殿部中央の痛みや張り感」を訴えることが多いです。加えて、陰部に違和感や痺れを訴えることもあります。こうした訴えがある場合、寛骨三筋の過緊張や滑走性や伸張性低下を視野に入れて評価を進めます。

　画像所見では、X線で寛骨三筋の病態は写りませんが、股関節の形態の特徴を診ることで、寛骨三筋への負荷をある程度予測することができます。例えば、大腿骨の頸体角や前捻角が大きい場合、股関節内転・内旋を呈しやすく、寛骨三筋は伸張されやすくなります。逆に頸体角や前捻角が小さい場合、股関節外転・外旋位を呈しやすく、寛骨三筋は短縮位となります。

ⅱ）第2水準の評価

　まずは患者を腹臥位にして圧痛所見を確認します。前述した方法を用いて、寛骨三筋とほかの股関節深層外旋筋を分けて圧痛所見をとることが重要となります。

　寛骨三筋に圧痛を認め、過緊張や滑走性・伸張性の低下が疑われた場合は、伸張操作を行い、痛みや張り感を確認します。寛骨三筋は股関節内・外転作用が乏しいため、股関節中間位での内旋運動で伸張を行い、殿部中央の痛みや張り感を確認します 図6。

　これらの伸張操作で痛みや左右差を誘発することができれば、施術後に第3水準の評価の指標としてこれらのテストを利用することができます。

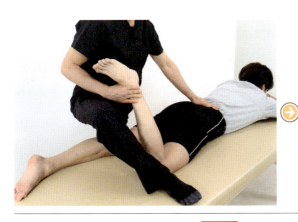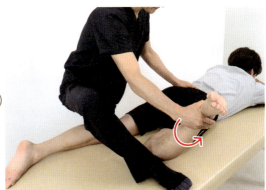

図6　第2水準の評価（寛骨三筋）

4 滑走性・伸張性改善テクニックの実際

　ここまでの評価で寛骨三筋の滑走性や伸張性低下が痛みの原因であると推測した場合、下記のテクニックを用いて滑走性や伸張性を改善します。寛骨三筋が痛みの原因組織であるならば、これらのテクニックを行うことで、痛みや張り感などの症状がその場で改善することを実感していただけると思います。

テクニック① 　寛骨三筋の短軸での滑走操作

　まずは、寛骨三筋の滑走性を改善するための徒手操作を紹介します。徒手操作で滑走性を改善した後、後述する伸張操作を行うことで、より効果的に滑走性や伸張性の改善を図ることができます。

方法　まずは寛骨三筋の位置を確認していきます。前述したように容易に触診できる梨状筋から確認し、そこから尾側方向へ手を進めると梨状筋のすぐ尾側にある寛骨三筋を触れることができます 図7-a 。

　寛骨三筋の筋腹を把持したら、上方へ滑走させ 図7-b 、下方へ戻すように滑走を繰り返します 図7-c 。この操作を30秒ほど行うと、寛骨三筋の筋緊張が緩和してくるのを感じ取ることができると思います。

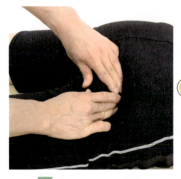
a 寛骨三筋の筋腹を把持

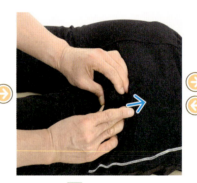
b 上方へ滑走

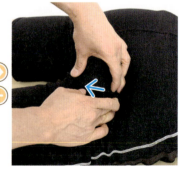
c 下方へ滑走

図7　寛骨三筋の短軸での滑走操作

テクニック② 　寛骨三筋の収縮と短縮からの伸張法

　テクニック①で寛骨三筋の滑走性を促したら、次に伸張性の改善を図ります。梨状筋に対して伸張操作を行う際には、股関節内転位で実施しましたが、寛骨三筋に対して行う際には、股

関節中間位から軽度外転位で行います。このように違った肢位で行うことで、梨状筋や大腿方形筋と区分けして寛骨三筋への収縮と伸張を行うことができます。

方法 患者を腹臥位にし、股関節中間位から軽度外転位に固定したら、股関節外旋方向に運動を行わせ、寛骨三筋を選択的に収縮させます 図8-a 。この際、収縮の最終域で筋を少しだけ徒手的に短縮させることがポイントです。このことで生理学的な抑制も作用し、筋緊張が緩和しやすくなります。そこから、股関節内旋方向に伸張させます 図8-b 。そして、最終域まで伸張させたら、また股関節外旋方向へと収縮させます。

この操作を30秒ほど繰り返し行うと、寛骨三筋の筋緊張が緩和し、伸張性が改善してくることを確認できると思います。

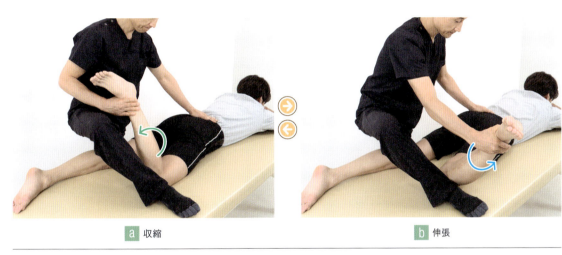

a 収縮　　　　　　　　　　　　　　　b 伸張

図8　寛骨三筋の収縮と短縮からの伸張法

以上、寛骨三筋を滑走するための治療概念と2つのテクニックを紹介しました。これらのテクニックを行うことで、第2水準の評価で生じていた痛みや張り感が改善すれば、寛骨三筋の滑走性や伸張性の低下が痛みの原因だと高い確率で判断することができます。

また、股関節屈曲時にインピンジメントが生じている場合や陰部神経領域に症状を呈している場合、これらのテクニックを行った後に、症状が改善すれば寛骨三筋が症状と関連していたと判断することもできます。

参考文献
1) Aung HH, Sakamoto H, Akita K, et al : Anatomical study of the obturator internus, gemelli and quadratus femoris muscles with special reference to their innervation. Anat Rec. May 1;263(1):41-52,2001.
2) Kapandji IA:カパンディ関節の生理学Ⅱ下肢. 医歯薬出版, pp2-65,1986.
3) Gajraj NM:Botulinum toxin a injection of the obturator internus muscle for chronic perineal pain. J Pain 6(5):333-337,2005.

第Ⅱ部 第2章 殿部への滑走性・伸張性改善テクニック

7 大腿方形筋

股関節では、パトリックテストなど開排動作 図1 で痛みや張り感を有する症例を臨床で多く経験します。原因としていくつかの組織が考えられますが、股関節の後面に痛みがある場合、私はまず大腿方形筋が原因組織であることを連想します。

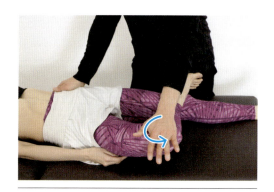

図1　股関節の開排動作

これを聞くと、大腿方形筋が短縮する方向であるにも関わらず、痛みや張り感が生じることに疑問を持つセラピストは多いと思います。大腿方形筋は内旋位で伸張される筋ではありますが、最近の報告では股関節の伸展や開排動作時に転子部と坐骨結節間に大腿方形筋が挟まれることで痛みが生じたり、制限因子になる症例が報告されています[1)2)]。そのため、大腿方形筋の病態、隣接組織として何が位置するのかを理解した上で評価と治療を行っていくことが必要になります。

1 機能解剖

大腿方形筋は坐骨結節の外面から起始し、大転子後面下部と転子間稜に付着します 図2 。作用としては、他の股関節深層外旋筋と同様、股関節外旋作用を有することに加え、股関節内転作用も有するという特徴があります。このことを理解するために 図2 を見てください。この図をみると、大腿方形筋は股関節内転・外転軸より下方に位置しているため、股関節内転筋であることが分かります。このため、大腿方形筋の収縮と短縮からの伸張法を施行する場合、股関節内旋だけでなく、外転位で行うことが望ましいです。

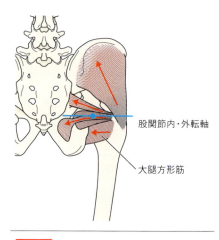

図2　大腿方形筋と股関節内・外転軸

併せて、大腿方形筋の隣接組織として知っておかなければならないことがあります。それは、大腿方形筋のすぐ腹側には外閉鎖筋が走行しているということです。図3 を見てください。この図は大腿方形筋と外閉鎖筋の位置関係を示しています。図3-a を見て分かるように、

184　7 大腿方形筋

大腿方形筋の腹側には外閉鎖筋が走行していることが分かると思います。さらに、図3-b は水平面から見た図ですが、これを見ると大腿方形筋と外閉鎖筋が広く隣接しており、この2つの筋が重なりながら大腿に巻き付くように付着していることが分かります。このような構造から、<mark>大腿方形筋と外閉鎖筋は滑走性や伸張性が低下しやすい</mark>ということが言えます。実際に私の臨床経験においても、同部の滑走性や伸張性低下を有する症例は多いと感じています。

以上の機能解剖を理解した上で、後述する圧痛所見や伸張テストなどの評価を進めていきます。

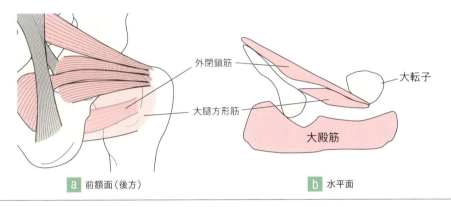

a 前額面（後方）　　b 水平面

図3 大腿方形筋と外閉鎖筋の位置関係

② 治療概念

大腿方形筋は、<mark>股関節伸展・内転モーメントが過剰になる状況で過緊張が生じやすくなる</mark>と私は考えています 図4-a 。また、過度な膝蓋骨外方位で股関節外旋位を呈する立位姿勢が要因で短縮を起こすこともあります 図4-b 。

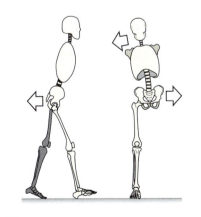
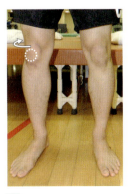
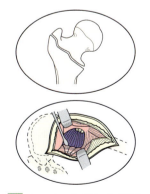

a 股関節伸展・内転モーメントが増大する跛行　　b 膝蓋骨外方位の立位姿勢　　c 大腿骨転子部骨折や術侵襲後

図4 大腿方形筋が滑走性低下や伸張性低下を生じる要因

加えて、大転子後面に付着することから外傷・術後には周辺組織と癒着や滑走障害を起こします 図4-c 。特に、大腿骨転子部骨折後や人工骨頭置換術で最も多い後方アプローチは、隣接組織との滑走性低下が必発します。
　以上のような要因で大腿方形筋の過緊張や滑走性・伸張性低下が生じ、これがこの筋の痛みや張り感、可動域制限などに影響を及ぼします。

　また、臨床で大腿方形筋に関連する病態として、坐骨神経障害があることを知っておく必要があります。坐骨神経は下殿部において大殿筋と大腿方形筋の間を走行しています。この経路において、坐骨神経は短軸および長軸に移動するため 図5 、坐骨神経の保護と滑走性を維持するために、この領域には脂肪体が存在します。しかし、大腿方形筋や大殿筋に過緊張が生じると圧迫負荷や摩擦負荷などが要因で、同部に滑走性や伸張性低下を生じ、坐骨神経由来の痛みや痺れを訴えることがあります。

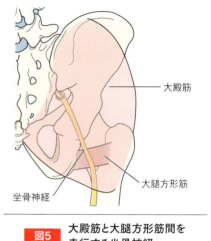

図5　大殿筋と大腿方形筋間を走行する坐骨神経

　以上のことから、大腿方形筋の過緊張や滑走性・伸張性低下に起因して症状を惹起していると考えられた場合、滑走性と伸張性を改善することが重要となります。その上で、力学的負荷の原因となる姿勢や動作に介入していくことがこの筋に起因する症状改善のための治療概念となります。

③ 第1水準および第2水準の評価

ⅰ）第1水準の評価

　大腿方形筋が痛みの原因組織である場合、問診では長時間の座位、立位、歩行などにより「下殿部外側」や「転子部の後外側」の痛みや張り感として症状を訴えることが多いです。また、あぐらなど開排動作での左右差を訴えることも多いと思います。股関節外傷・術後には動き始めの痛みや、外転時に「下殿部外側」や「転子部の後外側」に痛みや張り感を訴えることが多いです。加えて、下殿部や大腿後面に痛みや痺れを訴えることもあります。こうした訴えがある場合、大腿方形筋の過緊張や滑走性・伸張性低下を視野に入れて評価を進めます。
　また、大腿方形筋に起因する症状があると疑われた場合、動作の観察を行うことで股関節伸展・内転モーメントが過剰になっていないかを確認しておきます。具体的には、立脚前半相

に「骨盤後方位」や「COM後方位」※1といった股関節伸展モーメントと 図6-a 、「骨盤内方位」や「COM内方位」といった股関節内転モーメントが増大するような動きの有無を観察します 図6-b ³⁾。このように、症例の訴えに加え、動きの特徴を観察することは病態の予測に繋がります。

※1 「COM」とは、体幹の質量中心のことです。

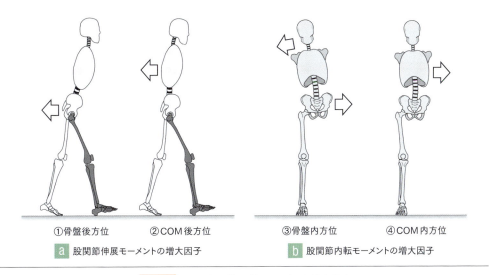

① 骨盤後方位　② COM後方位
a 股関節伸展モーメントの増大因子

③ 骨盤内方位　④ COM内方位
b 股関節内転モーメントの増大因子

図6　大腿方形筋が筋スパズムを伴う動き

ⅱ）第2水準の評価

　大腿方形筋の痛みを誘発しやすい動作として、股関節の開排動作が挙げられます。患者を背臥位にして股関節開排動作を他動的に行うと、下殿部で大転子の後方に痛みやつまり感を訴えることが多いです 図7 。また、場合によっては開排動作時に左右差が著明に出現することも

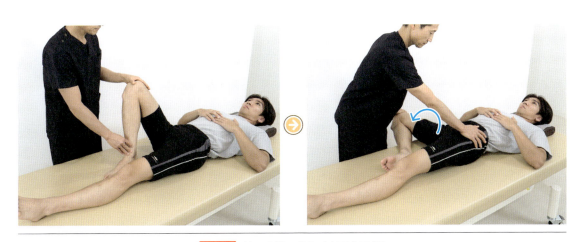

図7　第2水準の評価（大腿方形筋）

あります。これは先述した通り、大腿方形筋が過緊張を生じていたり、外閉鎖筋などの周囲組織との滑走性や伸張性が低下していることにより、上手く短縮位になることができず、転子部と坐骨結節の間に挟み込まれてしまうことが痛みやつまり感の原因だと私は考えています。

このように、股関節開排動作で痛みや左右差を誘発することができれば、施術後に第3水準の評価の指標としてこれらのテストを利用することができます。

④ 滑走性・伸張性改善テクニックの実際

ここまでの評価で大腿方形筋の滑走性や伸張性低下が痛みの原因であると推測した場合、下記のテクニックを用いて滑走性・伸張性を改善します。大腿方形筋が痛みの原因組織であるならば、これらのテクニックを行うことで、痛みや張り感などの症状がその場で改善することを実感していただけると思います。

テクニック① 大腿方形筋の短軸での滑走操作

まずは、大腿方形筋の滑走性を改善するための徒手操作を紹介します。徒手操作で滑走性を改善した後、後述する伸張操作を行うことで、より効果的に伸張性の改善を図ることができます。

方法 大腿方形筋は大転子の少し下方と坐骨の外側を結ぶ筋であるため、大転子と坐骨を触れることができれば、その間にある肉厚の大腿方形筋を容易に触れることができます 図8-a 。位置が確認できたら、筋腹の深層に指を潜り込ませるようなイメージで上方へ滑走させ 図8-b 、下方へ戻すように滑走を繰り返します 図8-c 。この操作を30秒ほど行うと、大腿方形筋の筋緊張が緩和してくるのを感じ取ることができると思います。

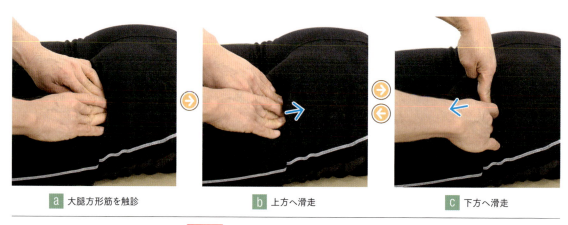

a 大腿方形筋を触診　　b 上方へ滑走　　c 下方へ滑走

図8 大腿方形筋の短軸での滑走操作

テクニック②　大腿方形筋の収縮と短縮からの伸張法

　テクニック①で大腿方形筋の滑走性を促したら、伸張性の改善を図ります。大腿方形筋は股関節外旋に加え伸展・内転に作用する筋であるため、股関節屈曲・外転・内旋位で固定して伸張位にします。そこから下記の方法で収縮と伸張操作を繰り返すことで、より効果的に大腿方形筋の伸張性を改善することができます。

方法　患者を背臥位にし、股関節屈曲・外転・内旋位に固定したら、股関節外旋方向に運動を行わせ、大腿方形筋を選択的に収縮させます　図9-a 。この際、収縮の最終域で筋を少しだけ徒手的に短縮させることがポイントです。このことで生理学的な抑制も作用し、筋緊張が緩和しやすくなります。その後、股関節内旋方向に伸張させます　図9-b 。この際、最終域まで伸張させたら、また股関節外旋方向へと収縮させます。

　この操作を30秒ほど繰り返し行うと、大腿方形筋の筋緊張が緩和し、伸張性が改善することで股関節内旋可動域が拡大してくることを確認できると思います。

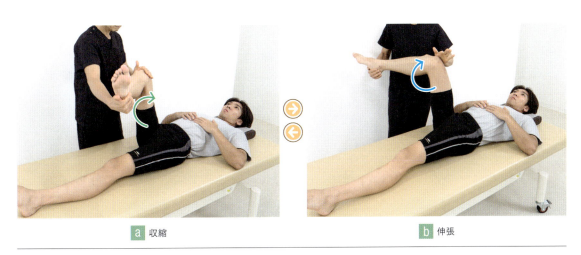

a 収縮　　　b 伸張

図9　大腿方形筋の収縮と短縮からの伸張法

 ## テクニック③　外閉鎖筋の収縮と短縮からの伸張法

　最後に、大腿方形筋に隣接する外閉鎖筋の滑走性・伸張性を改善するための外閉鎖筋の収縮と短縮からの伸張法について紹介します。テクニック②では、大腿方形筋と外閉鎖筋が一緒に伸張されてしまうため筋間の滑走性を改善させることが難しいです。このため、大腿方形筋と隣接する外閉鎖筋の2つの筋の滑走性低下が懸念された場合は、外閉鎖筋だけを選択的に収縮させることで大腿方形筋との滑走性を改善していきます。

　外閉鎖筋は、特に股関節伸展・外転・内旋位で伸張されますが、この肢位が伸展位であるため

大腿方形筋はそれほど伸張されません 図10 。このことから股関節伸展・外転・内旋位から下記の方法で収縮と伸張操作を繰り返すことで、より効果的に大腿方形筋と外閉鎖筋の滑走性・伸張性を改善することができます。

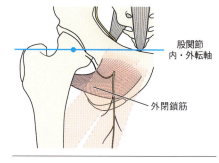

図10　外閉鎖筋の走行と作用

方法　患者を背臥位にし、股関節伸展・外転・内旋位に固定したら、股関節外旋方向に運動を行わせ、外閉鎖筋を選択的に収縮させます 図11-a 。この際、収縮の最終域で筋を少しだけ徒手的に短縮させることがポイントです。このことで生理学的な抑制も作用し、筋緊張が緩和しやすくなります。そこから、股関節内旋方向に伸張させます 図11-b 。そして最終域まで伸張させたら、また股関節外旋方向へと収縮させます。

この操作を30秒ほど繰り返し行うと、外閉鎖筋と大腿方形筋間の滑走性や伸張性が改善し、股関節内旋可動域が拡大してくることを確認できると思います。

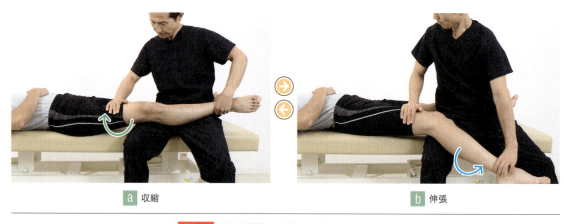

a　収縮　　　　　　　　　　　　　　　b　伸張

図11　外閉鎖筋の収縮と短縮からの伸張法

以上、大腿方形筋を滑走するための治療概念と3つのテクニックを紹介しました。これらのテクニックを行うことで、第2水準の評価で生じていた痛みや張り感が改善すれば、大腿方形筋の滑走性や伸張性の低下が痛みの原因だと高い確率で判断することができます。

また、坐骨神経領域に症状を呈している場合、これらのテクニックを行った後に、症状が改善すれば大腿方形筋が症状と関連していたと判断することもできます。

参考文献
1) Stafford GH：Ischiofemoral impingement. J Bone Joint Surg 93-B：1300-1302, 2011.
2) Taneja AK：Ischiofemoral impingement. Magn Reson Imaging Clin N Am 21：65–73, 2013.
3) 入谷誠：関節モーメント. 入谷誠の理学療法. 運動と医学の出版社. pp24-51, 2019.

第2章 殿部への滑走性・伸張性改善テクニック

8 中殿筋

殿部外側や大腿外側の張り感を考える上で重要な組織として、中殿筋が挙げられます。中殿筋は、小殿筋や大腿筋膜張筋とともに骨盤の側方安定性に関与する非常に重要な筋であることが広く知られており[1]、スポーツ競技はもちろん、日常生活においても重要な役割を担っています 図1 。中殿筋を含めた股関節外転筋力の低下によって、歩行立脚相で反対側の骨盤が下制したり（トレンデレンブルグ徴候）、体幹の同側への変位が生じること（デュシェンヌ徴候）を私たちはよく経験します。

また、中殿筋の過緊張がある場合、殿部外側や大腿外側部痛、殿部周囲の神経障害など様々な障害を生じると考えており、中殿筋の機能改善は非常に重要であると言えます。

これらのことから、中殿筋の病態や評価、治療テクニックを理解することは、殿部外側や大腿外側部痛を改善できることに留まらず、骨盤の側方安定性の改善、運動機能の改善、上殿神経など殿部周囲の神経障害の改善においても重要です。

以上のことを踏まえ、この項目では中殿筋の機能解剖、病態や要因、滑走性・伸張性を改善するためのテクニックを紹介します。

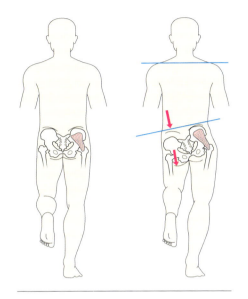

図1　中殿筋と骨盤側方安定性

1　機能解剖

まずは中殿筋の解剖を整理していきましょう。中殿筋は腸骨外面の前殿筋線と後殿筋線の間、腸骨稜外唇および殿筋の筋膜から起始し、大転子の外側面に付着します。停止部となる大転子には中殿筋滑液包が存在し 図2 、骨と中殿筋の摩擦負荷を減らす役割をしており、同部の滑走性低下は臨床的に多いと私は考えています。

中殿筋と股関節内転・外転軸との関係を見る

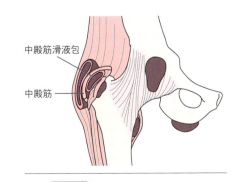

図2　中殿筋と中殿筋滑液包

と、中殿筋のすべての線維が軸の外側に位置するため、全体として股関節外転作用を有します 図3-a 。また、屈曲・伸展軸および内旋・外旋軸との関係を見ると、中殿筋の前部線維は屈曲・内旋に作用し、後部線維は伸展・外旋に作用します 図3-b.c 。ただし、屈伸および回旋の作用については、レバーアームが小さいことから、それほど大きな作用がないことが分かります。このため、中殿筋の選択的伸張操作を行う場合、股関節内外旋中間位かつ内転位で行うことが望ましいです。

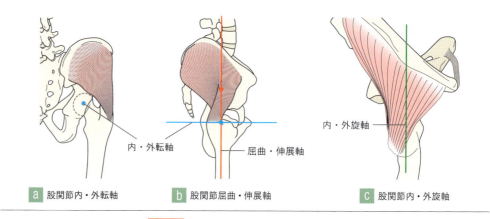

a 股関節内・外転軸　b 股関節屈曲・伸展軸　c 股関節内・外旋軸

図3　中殿筋と股関節運動軸との関係

　併せて、中殿筋の歩行時の作用とその特徴についても知っておきましょう。中殿筋は立脚前半相で作用する筋です。荷重応答期から立脚中期にかけて、身体重心は外方移動しますが、この時に中殿筋が股関節内転を制御しています。この時期の身体重心の外方移動が過度なケースでは股関節外転モーメントが大きくなり、中殿筋の過緊張を強いられるようになります 図4-a [2]。また、立脚時に反対側の骨盤が下制するトレンデレンブルグ徴候を呈するケースでは、股

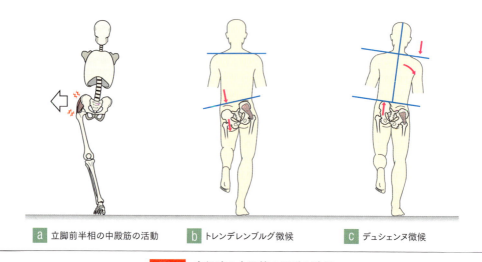

a 立脚前半相の中殿筋の活動　b トレンデレンブルグ徴候　c デュシェンヌ徴候

図4　歩行時の中殿筋の活動と跛行

関節内転が強いられるため外転筋が過緊張を生じるようになります 図4-b 。一方、立脚時に体幹が同側へ側屈するデュシェンヌ徴候を呈するケースでは、股関節外転モーメントが小さくなり中殿筋の活動は小さくなりますが、歩行の効率性は著しく低下します 図4-c 。

以上の機能解剖を理解した上で、後述する伸張テストなどで評価をしていきます。

② 治療概念

中殿筋は、股関節外転モーメントが過剰になる状況で過緊張が生じやすくなると私は考えています 図5-a 。また、股関節の変形が進行したことによる大腿骨頭の上方変位が要因で短縮を起こすこともあります 図5-b 。

加えて、外傷・術後には周辺組織と癒着や滑走障害を起こします 図5-c 。特に、大腿骨転子部骨折や人工骨頭置換術で行われる側方アプローチは、隣接組織との滑走性や伸張性低下が必発します。側方アプローチは、中殿筋の筋線維に沿って切離を行うため、隣接組織との滑走性や伸張性が低下します。

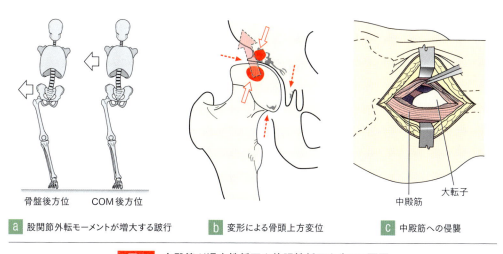

a 股関節外転モーメントが増大する跛行　　b 変形による骨頭上方変位　　c 中殿筋への侵襲

図5 中殿筋が滑走性低下や伸張性低下を生じる要因

また、中殿筋に関わる病態を考える際、上殿神経との関連についても知っておく必要があります。臨床において、上殿神経が絞扼されやすい部位の1つとして、中殿筋と小殿筋の間を通過する部位があります 図6 。中殿筋に過緊張や滑走性の低下が生じることで、この部位で上殿神経が絞扼されると絞扼部位での圧痛を伴い、殿部外側から大腿外側の痛みや股関節外転筋力の低下を呈することがよくあります。

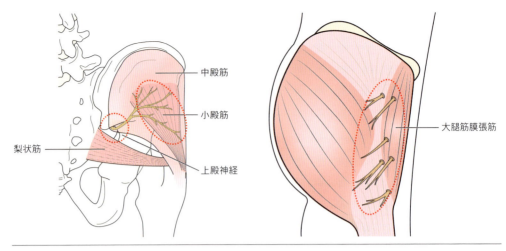

図6　上殿神経の絞扼部位

　以上のことから、中殿筋の過緊張や滑走性・伸張性低下に起因して症状を惹起していると考えられた場合、滑走性と伸張性を改善することが重要となります。特に術後のリハビリテーションにおいては、術創部周辺の癒着を最小限にし、滑走性を最大限に引き出すことが大切になります。そして、こうした症状を惹起する組織学的な要因に介入した上で、力学的負荷の原因となる姿勢や動作に介入していくことがこの筋に起因する症状改善のための治療概念となります。

3 第1水準および第2水準の評価

ⅰ）第1水準の評価

　中殿筋が痛みの原因組織である場合、問診では長時間の立位や歩行などにより「殿部外側」や「大腿外側」の痛みや張り感として症状を訴えることが多いです。また、股関節外傷・術後には動き始めや股関節外転運動時の「殿部外側」や「転子部の外側中央」に痛みや張り感を訴えることが多いです。こうした訴えがある場合、中殿筋の過緊張や滑走性・伸張性低下を視野に入れて評価を進めます。

　画像所見では、X線で中殿筋の病態は写りませんが、中殿筋の作用効率や可動域制限の予測をする上でも変形の有無や程度、股関節の形態の特徴を診ておきます。

　また、中殿筋に起因する症状があると疑われた場合、動作の観察を行うことで股関節外転モーメントが過剰になっていないかを確認しておきます。具体的には、立脚前半相に「骨盤外方位」や「骨盤挙上位」といった股関節外転モーメントが増大するような動きの有無を観察します 図7 [2]。このように、症例の訴えに加え、動きの特徴を観察することは病態の予測に繋がります。

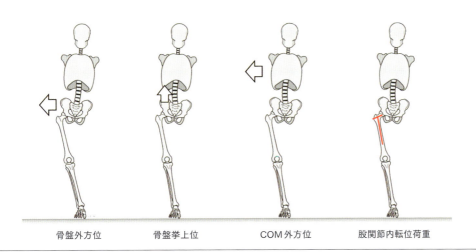

| 骨盤外方位 | 骨盤挙上位 | COM外方位 | 股関節内転位荷重 |

図7 中殿筋が筋スパズムを伴う動き

ⅱ) 第2水準の評価

　中殿筋の過緊張や滑走性・伸張性の低下が疑われた場合は、選択的伸張操作を行い痛みや張り感を確認します。

　中殿筋の痛みを誘発しやすい動作として、股関節内転運動が挙げられます。患者を背臥位にして股関節内転運動を他動的に行うと、殿部外側や大腿外側に痛みや張り感を訴えることが多いです 図8 。

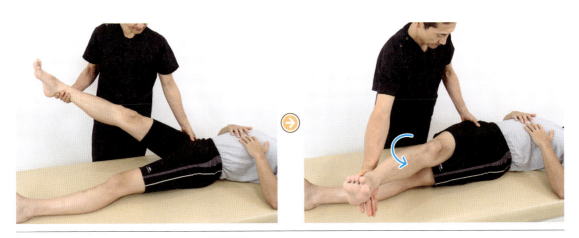

図8 第2水準の評価（中殿筋）

　このように、第2水準の評価として股関節内転運動で痛みや左右差を誘発することができれば、施術後に第3水準の評価の指標としてこれらのテストを利用することができます。

④ 滑走性・伸張性改善テクニックの実際

　ここまでの評価で中殿筋の滑走性や伸張性低下が痛みの原因であると推測した場合、下記のテクニックを用いて滑走性・伸張性を改善します。中殿筋が痛みの原因組織であるならば、これらのテクニックを行うことで、痛みや張り感などの症状がその場で改善することを実感していただけると思います。中殿筋と小殿筋の筋間を走行する上殿神経の滑走性・伸張性改善テクニックは、この章の2）「上殿神経」の項目で解説しているので、合わせてご参照ください。

テクニック① 　中殿筋の短軸での滑走操作

　まずは、中殿筋の滑走性を改善するための徒手操作を紹介します。徒手操作で滑走性を改善した後、後述する伸張操作を行うことで、より効果的に伸張性の改善を図ることができます。腹臥位で股関節軽度外転位にして中殿筋を緩ませ、転子部上外方の中殿筋を広い範囲で前後に滑走させます。

　方法　この操作を行う際は、股関節をわずかに外転位とした肢位を開始肢位とします。中殿筋は大転子の外側から腸骨稜を結ぶ筋ですので、大転子と腸骨稜の間にある筋を手の平全体で把持することで、肉厚の中殿筋を触れることができます 図9-a 。位置が確認できたら、筋腹の深層に指を潜り込ませるようなイメージで、前方（腹側方向）への滑走を行い 図9-b 、その後、後方（背側方向）に戻すように操作を加え、これを30秒ほど繰り返します 図9-c 。

　また、股関節の手術後では転子部で中殿筋滑液包の癒着や滑走性低下が必発するため、この部位の滑走操作を繰り返し行います。これらの操作を反復して行うことで、小殿筋や中殿筋滑液包との滑走性が促され、中殿筋の筋緊張が緩和してくるのを感じ取ることができると思います。

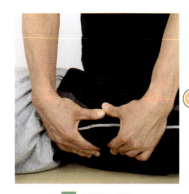
a 中殿筋を触診

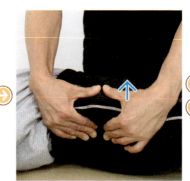
b 前方（腹側）へ滑走

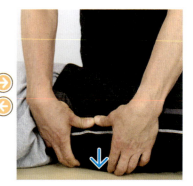
c 後方（背側）へ滑走

図9　中殿筋の短軸での滑走操作

テクニック②　中殿筋の収縮と短縮からの伸張法

　テクニック①で中殿筋の滑走性を改善したら、伸張性の改善を図ります。股関節内外旋中間位で固定し、そこから下記の方法で収縮と伸張操作を繰り返すことで、より効果的に中殿筋の伸張性を改善することができます。

方法　患者を背臥位にし、股関節内外旋中間位に固定したら、股関節外転方向に運動を行わせ、中殿筋を選択的に収縮させます　図10-a 。この際、収縮の最終域で筋を少しだけ徒手的に短縮させることがポイントです。このことで生理学的な抑制も作用し、筋緊張が緩和しやすくなります。そこから、股関節内転方向に伸張させます　図10-b 。最終域まで伸張させたら、また股関節外転方向へと収縮させます。

　この操作を30秒ほど繰り返し行うと、中殿筋の筋緊張が緩和し、伸張性が改善してくることで股関節内転可動域が拡大してくることを確認できると思います。

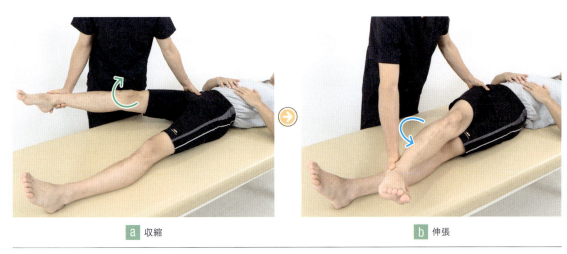

a 収縮　　b 伸張

図10　中殿筋の収縮と短縮からの伸張法

 ## テクニック③　テニスボールによる中殿筋と小殿筋の滑走操作

　中殿筋と小殿筋の滑走性を改善させるために、テニスボールを使用することも非常に効果的です。患者自身が行うセルフケアとして下記の方法を指導すると良いでしょう。

方法　図11 のように、座位で中殿筋の下あたりにテニスボールを入れます。ボールを入れたら、患者自身が縦方向、横方向にスライドさせて滑走を繰り返します。

　この操作を30秒ほど繰り返し行うと、中殿筋と小殿筋の滑走性を改善させることができま

す。

　以上、中殿筋を滑走するための治療概念と3つのテクニックを紹介しました。これらのテクニックを行うことで、第2水準の評価で生じていた痛みや張り感が改善すれば、中殿筋の滑走性や伸張性の低下が痛みの原因だと高い確率で判断することができます。

　また、上殿神経領域に症状を呈している場合、これらのテクニックを行った後に、症状が改善すれば中殿筋が症状と関連していたと判断することもできます。

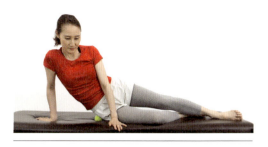

図11　テニスボールによる中殿筋と小殿筋の滑走操作

参考文献
1）Kapandji IA, 嶋田智明（訳）：カパンディ関節の生理学Ⅱ下肢，原著第5版．医歯薬出版, pp44–52, 1988.
2）入谷誠：関節モーメント．入谷誠の理学療法．運動と医学の出版社, pp24-51, 2019.

9 小殿筋

　鼠径部痛があり、さらに殿部外側にも痛みや張り感を呈している場合、私は痛みの原因組織としてまずはじめに小殿筋を連想します。小殿筋は過緊張を伴いやすく、単体で筋実質に痛みを生じることもありますが、それだけに留まらず鼠径部痛や上殿神経障害を引き起こす組織であり、臨床的には中殿筋と分けて考える必要があります。

　以上のことを踏まえ、この項目では小殿筋の機能解剖、病態や要因、滑走性・伸張性を改善するためのテクニックを紹介します。

1 機能解剖

　まずは小殿筋の解剖を整理していきましょう。小殿筋は腸骨外面で前および下殿筋線の間から起始し、大転子の前面に付着します 図1 。大部分が中殿筋に覆われているため、同じ股関節外転筋として、小殿筋と中殿筋を区分けする意味を感じていないセラピストも多いと思います。しかし、中殿筋が大転子中央から後方に停止するのに対して、小殿筋は大転子の前方部に停止していることから、その作用は異なります。中殿筋は股関節外転を主体として、屈曲・伸展および回旋に対する貢献はほとんどないのに対して、小殿筋も外転を主体に作用していますが、屈曲および内旋に対する貢献度も非常に大きい点で異なっていることを知っておきましょう。

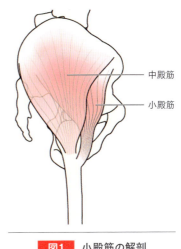

図1　小殿筋の解剖

　また股関節外転の作用として、股関節肢位の違いによる中殿筋と小殿筋の筋活動を調べた興味深い研究があります[1]。この研究によると、中間位と比べ短縮位になる20度外転位では中殿筋の活動が低下するのに対し、深層にある小殿筋の活動は維持されると報告しています。つまり、短縮位である股関節外転位でも外転運動に作用するということが言えます。このことから、小殿筋の選択的な収縮を行うためには股関節外転位で行うことが有効であると分かります。

　また、小殿筋は歩行立脚期における骨盤の側方安定性に寄与しています。その活動の特徴としては、中殿筋と同様に立脚前半相を中心に活動しているため、中殿筋と協力しながら立脚前半相の側方安定性を担っていると考えられます。このため、股間節外転モーメントが過剰な状況で過緊張を呈しやすくなります。

以上の機能解剖を理解した上で、後述する圧痛所見や他動的な股関節深屈曲テストなどの評価を進めていきます。

❷ 治療概念

小殿筋は、股関節外転モーメントが過剰になる状況で過緊張が生じた場合 図2-a 、股関節の変形が進行したことによる大腿骨頭の上方変位が要因で短縮を起こし停止部付近の関節包、滑液包、脂肪体などと滑走性が低下する場合などに痛みを惹起するようになります 図2-b 。

加えて、外傷・術後には周辺組織と癒着や滑走障害を起こします 図2-c 。特に、大腿骨転子部骨折後や人工骨頭置換術で行われる側方アプローチや前外方アプローチでは、隣接組織との癒着や滑走障害が必発します。

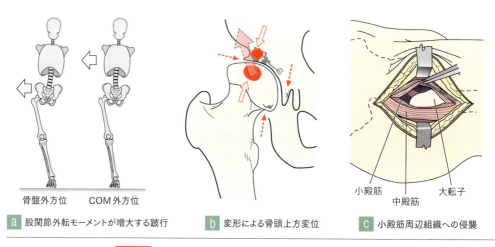

a 股関節外転モーメントが増大する跛行　　b 変形による骨頭上方変位　　c 小殿筋周辺組織への侵襲

図2　小殿筋が滑走性低下や伸張性低下を生じる要因

以上のように、小殿筋の過緊張や滑走性・伸張性低下が生じ、これがこの筋の痛みや張り感、可動域制限などに影響を及ぼします。

また、小殿筋に関わる病態を考える際、上殿神経との関連についても知っておく必要があります。臨床において、上殿神経が絞扼されやすい部位の1つとして、中殿筋と小殿筋の間を通過する部位があります 図3 。小殿筋に過緊張や滑走性・伸張性の低下が生じることで、この部位で上殿神経が絞扼され、殿部外側から大腿外側の痛みや股関節外転筋力の低下を呈することがよくあります。

以上のことから、小殿筋の過緊張や滑走性・伸張性低下に起因して症状を惹起していると考

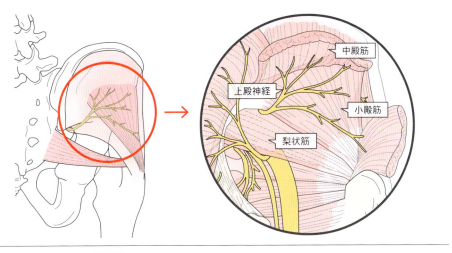

図3　中殿筋と小殿筋の間を走行する上殿神経

えられた場合、滑走性と伸張性を改善することが重要となります。その上で、力学的負荷の原因となる姿勢や動作に介入していくことがこの筋に起因する症状改善のための治療概念となります。

3　第1水準および第2水準の評価

ⅰ）第1水準の評価

　小殿筋が痛みの原因組織である場合、問診では長時間の立位や歩行などにより「鼠径部」や「殿部外側」「大腿外側」の痛みや張り感として症状を訴えることが多いです。また、股関節の深屈曲時に「鼠径部」の痛みや張り感を訴えることも特徴です。さらに股関節外傷・術後には動き始めの「殿部外側」や「転子部の前外側」の痛みや張り感を訴えることが多いです。加えて、殿部外側から大腿外側に痛みや痺れを訴えることもあります。こうした訴えがある場合、小殿筋の過緊張や滑走性・伸張性低下を視野に入れて評価を進めます。

　画像所見では、X線やMRIで小殿筋の病態は写りませんが、エコーで癒着や収縮の動態が分かります。特に、自動運動で中殿筋や大腿筋膜張筋の収縮が確認できても、小殿筋はほとんど収縮が得られないことはよくあります。この場合、この後の項で紹介する滑走性および伸張性を改善するためのテクニックを用いることで、小殿筋の収縮が回復しているかを確認することも大切であることが分かります。

　また、小殿筋に起因する症状があると疑われた場合、動作の観察を行うことで股関節外転モーメントが過剰になっていないかを確認しておきます。具体的には、立脚前半相に「骨盤外方位」「骨盤挙上位」や「COM外方位」[※1]といった股関節外転モーメントが増大するような動きの有無を観察します　図4 [2)]。このように、症例の訴えに加え、動きの特徴を観察することは病態の予測に繋がります。

[※1]「COM」とは、体幹の質量中心のことです。

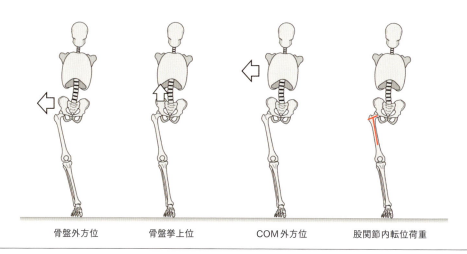

図4　小殿筋が筋スパズムを伴う動き

骨盤外方位　　骨盤挙上位　　COM外方位　　股関節内転位荷重

ⅱ) 第2水準の評価

　患者を背臥位にして圧痛所見を確認します。小殿筋の表層には上殿神経が走行しているため、過緊張を伴っている場合は強い圧痛を示します。

　圧痛を認め、小殿筋の過緊張や滑走性・伸張性の低下が疑われた場合は、小殿筋の痛みを誘発するテストとして、私は次の3つのテストを実施しています。小殿筋のテストとしてどれも大切ですので、臨床的に優先順位の高い順に解説していきます。

【股関節の深屈曲運動】

　患者を背臥位にして股関節深屈曲運動を他動的に行うことで、鼡径部での痛みの有無を確認します　図5　。このテストで痛みを確認できた場合、私は大腿骨頭を触診し、患者に「私が当てたこの指より内側ですか？外側ですか？それとも真上ですか？」と質問し、正確な疼痛部位を確認するようにしています。小殿筋が痛みの原因組織である場合、大腿骨頭よりもわずかに

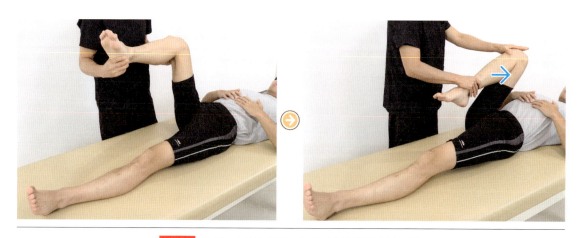

図5　小殿筋の第2水準の評価（股関節深屈曲運動）

==外側に痛みがあることが多いことは1つの特徴==だと考えています。

しかし、股関節深屈曲での鼠径部の痛みがなぜ小殿筋と関連しているのでしょうか。このことを理解するために 図6 を見てください。この図は、大腿直筋の付着形態を示しており、小殿筋と大腿直筋の第三頭（third head）が結合している様子が分かると思います。このような構造から、小殿筋に過緊張や滑走性・伸張性低下があると、大腿直筋反回頭や関節包はスムースに移動できず、深屈曲時に大腿骨頭外側付近の関節包に挟み込みが生じやすくなると私は推察しています。

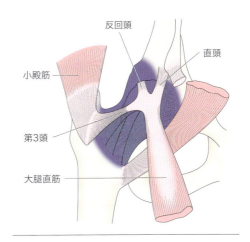

図6　小殿筋と結合する大腿直筋第3頭

【股関節内転運動】

小殿筋の過緊張や滑走性・伸張性の低下がある場合は、伸張によっても痛みや張り感を誘発できることがあります。小殿筋は股関節屈曲作用もあるため、本来は伸展位で内転した方がより伸張されますが、この肢位では大腿筋膜張筋がはじめに緊張してしまいます。そのため、私は 図7 のように股関節屈曲・伸展中間位で内転し最終域で外旋を加えるようにしています。

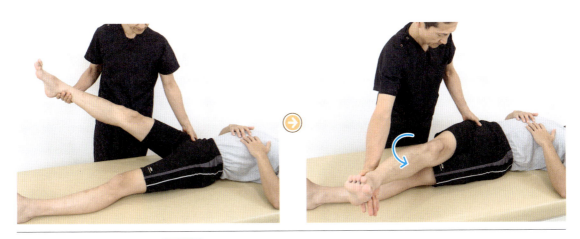

図7　小殿筋の第2水準の評価（股関節内転運動）

【股関節外転運動】

意外かもしれませんが、短縮位である外転運動によっても痛みや張り感を誘発できることがあります。このことを理解するために 図8 を見てください。小殿筋の深層線維は股関節の関

節包と線維性に結合しています[3]。さらに小殿筋と大腿骨頭および頸部間には脂肪体など多くの疎性結合組織が介在しています 図8-a 。そのため、==小殿筋に過緊張や滑走性・伸張性低下があると、股関節外転時にこれらの介在する組織に挟み込みが生じ痛みを惹起する==と私は推論しています 図8-b 。

このように、股関節深屈曲運動、内転運動、外転運動などによって痛みや左右差を誘発することができれば、施術後に第3水準の評価の指標としてこれらのテストを利用することができます。

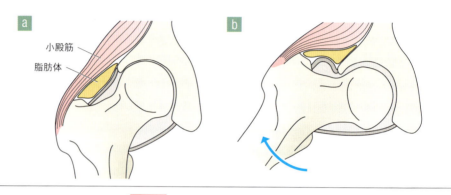

図8 小殿筋深層線維の機能

④ 滑走性・伸張性改善テクニックの実際

ここまでの評価で小殿筋の滑走性や伸張性低下が痛みの原因であると推測した場合、下記のテクニックを用いて滑走性・伸張性を改善します。小殿筋が痛みの原因組織であるならば、これらのテクニックを行うことで、痛みや張り感などの症状がその場で改善することを実感していただけると思います。　中殿筋と小殿筋の筋間を走行する上殿神経の滑走性・伸張性改善テクニックは、この章の2)「上殿神経」の項目で解説しているので、合わせてご参照ください。

テクニック① 小殿筋の長軸での滑走操作

まずは、小殿筋の滑走性を改善するための徒手操作を紹介します。徒手操作で滑走性を改善した後、後述する伸張操作を行うことで、より効果的に伸張性の改善を図ることができます。

方法 小殿筋は大転子の前方を走行しており、小殿筋滑液包と隣接しています。股関節屈曲位から股関節内旋運動を行わせると、大転子のすぐ内側で収縮する小殿筋を確認することができると思います 図9-a 。位置が確認できたら、筋腹内側の深層へ指を潜り込ませ、股関節内旋による収縮と徒手的な外側への滑走操作を同時に行い 図9-b 、その後、内側に戻します

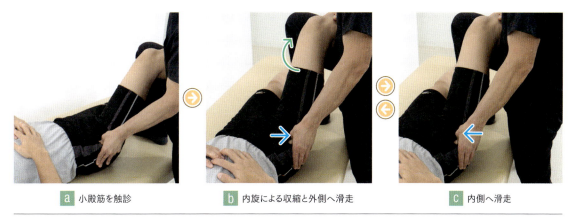

| a 小殿筋を触診 | b 内旋による収縮と外側へ滑走 | c 内側へ滑走 |

図9　小殿筋の長軸での滑走操作

図9-c 。この操作を30秒ほど行うと、滑走性の改善に伴い小殿筋の筋緊張が緩和してくるのを感じ取ることができると思います。

テクニック②　小殿筋の収縮と短縮からの伸張法

テクニック①で小殿筋の滑走性を改善したら、伸張性の改善を図ります。小殿筋は股関節屈曲・外転・内旋によって収縮しますので、収縮を加えた後に伸張を加えます。

方法　患者を背臥位にし、治療者は右手で患者の下腿遠位を把持し軽度屈曲位にして、もう一方の手で小殿筋を触診しておきます。この肢位から、股関節外転運動を行わせ小殿筋を収縮させます 図10-a 。この際、収縮の最終域で筋を少しだけ徒手的に短縮させることがポイントです。このことで生理学的な抑制も作用し、筋緊張が緩和しやすくなります。収縮が上手くできたら、そこから徒手的に股関節内転・外旋方向に誘導し、小殿筋を伸張させます 図10-b 。

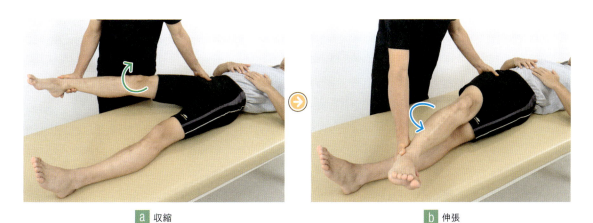

| a 収縮 | b 伸張 |

図10　小殿筋の収縮と短縮からの伸張法

この際、最終域まで伸張させたら、再度、股関節屈曲・外転・内旋方向へと収縮させます。

この一連の操作を30秒ほど行うと、小殿筋の筋緊張が緩和しつつ、伸張性も改善してくるのを感じ取ることができると思います。

テクニック③　外転バンドを使った荷重改善エクササイズ

動作の観察から内転位荷重がみられる場合、図11のようにゴムチューブなどで外転方向に抵抗を加えながら足踏み運動を行います。

方法　この運動を行う際、膝関節伸展位で足踏みエクササイズを行うことで遊脚側の骨盤を挙上しなければならない状況をつくることができます。そのため、患者が意識しなくても内転位荷重を抑制するための使い方を学習することができます。加えて、外転筋の筋力強化には非常に有効で、実際に行ってみると30秒ほど行うだけでも外転筋には相当な負荷を加えられることを実感できます。

この運動は、股関節内転位荷重を伴う多くの股関節疾患に有効なエクササイズとなります。動画を用意しましたので、QRコードを読み取って実際に行ってみるとその効果がわかると思います。

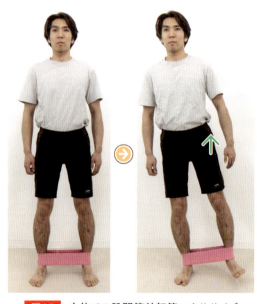

図11　立位での股関節外転筋エクササイズ

膝関節伸展位で足踏みエクササイズを行うことで、内転位荷重を抑制するための使い方を学習することができる

以上、小殿筋を滑走するための治療概念と3つのテクニックを紹介しました。これらのテクニックを行うことで、第2水準の評価で生じていた痛みや張り感が改善すれば、小殿筋の滑走性や伸張性の低下が痛みの原因だと高い確率で判断することができます。

また、上殿神経領域に症状を呈している場合、これらのテクニックを行った後に、症状が改善すれば小殿筋が症状と関連していたと判断することもできます。

参考文献
1) Kumagai M, et al: Functional evaluation of hip abductor muscle with use of magnetic resonance imaging. J Orthop Res 15: 888-893,1997.
2) 入谷誠：入谷誠の理学療法．運動と医学の出版社，pp24 51,2019.
3) JOHAN WALTERS, et al: Gluteus minimus: observations on its insertion. J. Anat198, 239-242,2001.

10 転子部滑液包

転子部には中殿筋や小殿筋、梨状筋や外旋筋群など股関節の運動に関与する様々な筋が付着しています。股関節は球関節であり、三次元方向に可動性を有していることから、それに相応して転子部も相当な距離を移動しています。このような特徴から、転子部における摩擦負荷を軽減するために、大転子周辺部には複数の滑液包が存在し、股関節運動時の組織間の滑走性に寄与しています。

しかし、股関節の術後には転子部滑液包の炎症や癒着が必発するため、長期間継続する可動域制限や痛みの原因となることがあります。加えて、何らかの原因で大転子部への摩擦負荷が過剰になると、転子部滑液包に炎症を伴うことで癒着や滑走障害が発生することもあります。

この項目では、転子部滑液包が原因で生じる可動域制限や痛みについて解説し、改善のためのテクニックまで併せて紹介していきたいと思います。

1 機能解剖

転子部における滑液包は大転子周囲に複数存在し、代表的なものに大殿筋滑液包、中殿筋滑液包、小殿筋滑液包などがあり、それぞれが組織間の滑走性を保つ役割をしています。

大殿筋滑液包は、大転子と大殿筋腱の間に存在し、滑液包の前方には腸脛靱帯に大腿筋膜張筋が連続しています。また、外側面の中殿筋腱との間には中殿筋滑液包、前面の小殿筋との間には小殿筋滑液包があります 図1 。

滑液包をはじめとする転子部周囲の軟部組織は股関節屈曲に併せて大転子直上を腹側方向へ移動（滑走）します。一方、股関節伸展運動の際には併せて大転子直上を背側へ移動するように組織は滑走します 図2 。

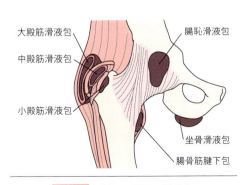

図1 大転子周囲の滑液包

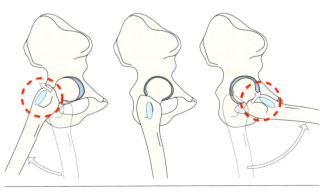

図2 股関節運動時における滑液包の滑走

2 治療概念

　股関節の手術では、後方アプローチ、側方アプローチ、前外側アプローチなど、多くは転子部周辺から侵入します 図3 。そのため、術後には転子部周辺には癒着や滑走障害が必発し、これに伴う痛みや可動域制限を惹起します[1]。実際に着目してみると、股関節の術後の症例では程度の差はあれ、必ず転子部周辺には痛みや引っ掛かり感などがあります。そのため、術後においては早期から転子部周辺の滑走性を促すことが大切になります。

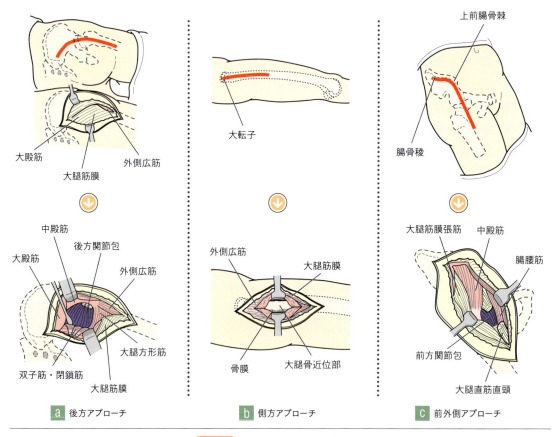

図3　股関節の手術の侵襲経路

　加えて、大転子部における過剰な摩擦負荷により転子部滑液包に炎症が生じ、痛みや滑走性・伸張性低下を発生することもあります。特に、歩行時の股関節外転モーメントが過剰になるシチュエーションでは、股関節外転筋群の筋緊張亢進や、殿部外側に引っ掛かり感を生じる要因となるので、転子部滑液包を含めた転子部周囲の組織の滑走性低下が起こりやすくなります 図4 。

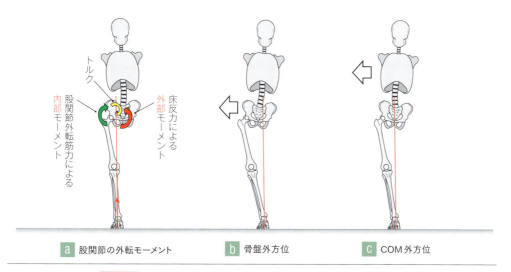

| a | 股関節の外転モーメント | b | 骨盤外方位 | c | COM外方位 |

図4 転子部滑液包が滑走性低下や伸張性低下を生じる要因

　以上のことから、転子部周辺の癒着や滑走障害によって痛みや可動域制限を生じている場合、治療概念として転子部周辺の滑液包の滑走性を促し、転子部に付着する筋が転子部の移動に合わせてスムースに滑走できることが大切になります。

3　第1水準および第2水準の評価

ⅰ）第1水準の評価

　転子部滑液包に関連する症状は、術後の創部の癒着や繰り返しの摩擦負荷によって発症します。したがって、転子部周囲の症状が発生した「きっかけ」を必ず聴取する必要があります。

　症状としては「殿部から大腿外側の引っ掛かりがある」、「股関節運動時の転子部の軋轢音や痛みがある」などの訴えが多く、これらの訴えがあった場合には転子部滑液包の影響も念頭に入れて評価すると良いでしょう。

　また、滑液包の炎症が強い場合は、エコーで炎症所見を確認できることがあります。通常、滑液包は平坦化して画像では確認できませんが、炎症が強い場合、滑液包は腫れているため描出できます 図5 。

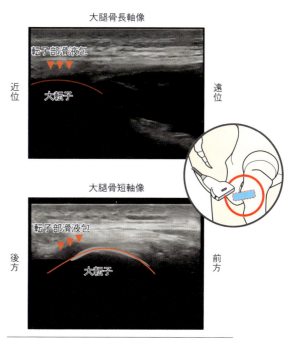

図5 転子部滑液包のエコー像
（文献2を参考に作図）

ii）第2水準の評価

　問診と画像所見から、転子部滑液包が痛みの原因組織である可能性が高いと推察した場合、第2水準の評価として転子部の痛みや引っ掛かり感を誘発できるかを確認します。

　私が転子部滑液包の痛みを誘発する際に、臨床でよく使用する評価としては"スクワット動作"を行わせます 図6 。スクワット動作では、転子部には相応の圧縮負荷が加わり、この状態で股関節の屈伸運動が行われます。この際、転子部滑液包をはじめとする転子部周囲組織の滑走性や伸張性が低下していると、転子部での摩擦負荷が強くなり、転子部滑液包に伴う痛みや引っ掛かり感などの症状が発生しやすくなります。

　その他の転子部滑液包に痛みを誘発するテストとして、図7 に示すように側臥位での股関節の屈伸動作も有効です。側臥位で股関節を屈伸する際も転子部には相応の圧縮負荷が加わりますので、この状態で股関節の屈伸運動を行っても転子部滑液包に伴う痛みや引っ掛かり感などの症状が発生することもあります。

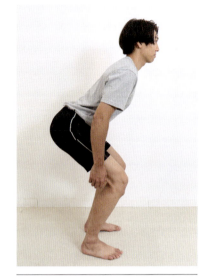

図6　第2水準の評価（転子部滑液包）

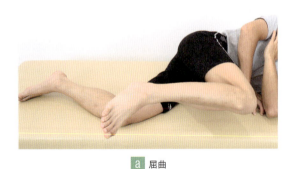
a 屈曲

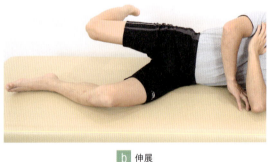
b 伸展

図7　転子部滑液包の第2水準の評価（別法）

　これらの運動で転子部周辺に痛みや引っ掛かり感を誘発することができれば、以下に説明する滑走性および伸張性を改善するためのテクニックを施行後に、第3水準の評価の指標としてこれらのテストを利用することができます。

④ 滑走性・伸張性改善テクニックの実際

　ここまでの評価で転子部滑液包の滑走性や伸張性低下が痛みの原因であると推測した場合、下記のテクニックを用いて滑走性・伸張性を改善します。転子部滑液包が痛みの原因組織であるならば、これらのテクニックを行うことで、痛みや引っ掛かり感などの症状がその場で改善することを実感していただけると思います。

テクニック① 転子部滑液包周囲の滑走操作

　まずは、転子部滑液包周囲の滑走性を促す操作を解説します。

方法 転子部滑液包の滑走性低下が疑われた場合は、股関節運動を用いて滑走性を促す操作を施行します。先述した通り、転子部滑液包は股関節の屈曲に併せて大転子直上を腹側方向へ移動し、伸展に併せて大転子直上を背側方向へ移動します。その運動に併せて、治療者は大転子直上から前方の筋を含めた表層組織を浮き上げるようにして徒手的に把持しながら 図8-a、股関節の屈伸運動を繰り返し行います。この際、把持した軟部組織を屈曲の際には腹側へ 図8-b、伸展の際には背側へ移動させるように操作し、滑走性を促していきます 図8-c。

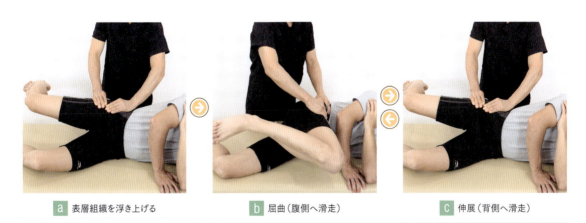

a 表層組織を浮き上げる　　b 屈曲（腹側へ滑走）　　c 伸展（背側へ滑走）

図8 転子部滑液包周囲の滑走操作

テクニック② 転子部滑液包周囲の収縮と短縮からの伸張法①

　次に、転子部滑液包を含む、周囲組織に対する滑走と伸張操作を解説します。

方法 患者を背臥位にして治療者の片方の手で患者の下肢を掴み、もう片方は転子部を把持します。この状態から股関節屈曲・内転により転子部周辺の組織を伸張させます。この際、転子部を把持した治療者の手は転子部周辺組織を浮き上げ前下方に移動させながらこの運動を行うことで、転子部における組織間の滑走性や伸張性を促すことができます 図9-a 。

伸張を促した後は、股関節伸展および外転方向（特に外転）へ軽く抵抗運動を行わせます。この際、先ほどの操作とは逆に浮き上げた転子部周辺組織を後上方に移動させながら運動することで、さらに転子部における組織間の滑走性や伸張性を促すことができます 図9-b 。

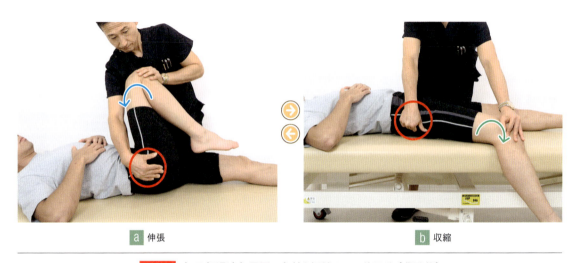

a 伸張　　　　　　　　　　　　　　　　　b 収縮

図9 転子部滑液包周囲の収縮と短縮からの伸張法（背臥位）

この一連の動作を繰り返し行います。この操作を30秒ほど行うと、転子部周辺の痛みや引っ掛かり感が緩和してくることを確認できると思います。

テクニック③　転子部滑液包周囲の収縮と短縮からの伸張法②

先程は、より屈曲を意識した腹側への滑走操作と伸張操作でしたが、次は伸展の要素をより強くした転子部滑液包を含む周囲組織に対する背側への滑走操作と伸張操作を解説します。

方法 まず、患者を側臥位にして治療者の片方の手で患者の下肢を掴み、もう片方は転子部を把持します。この状態から股関節伸展・内転により転子部周囲の組織を伸張させます 図10-a 。この際も、転子部を把持した治療者の手は転子部周辺組織を浮き上げ、後下方に移動させながらこの運動を行うことで、転子部における組織間の滑走性や伸張性を促すことができます。

伸張を促した後は、股関節屈曲および外転方向へ軽く抵抗運動を行わせます。この際、先ほどの操作とは逆に浮き上げた転子部周辺組織を前上方に移動させながら運動することで、転子

部における組織間の滑走性や伸張性を促すことができます 図10-b 。

この一連の動作を繰り返し行います。この操作を30秒ほど行うと、転子部周辺の痛みや引っ掛かり感が緩和してくることを確認できると思います。

以上、転子部滑液包を滑走するための治療概念と3つのテクニックを紹介しました。これらのテクニックを行うことで、第2水準の評価で生じていた痛みや引っ掛かり感が改善すれば、転子部滑液包の滑走性や伸張性の低下が痛みの原因だと高い確率で判断することができます。

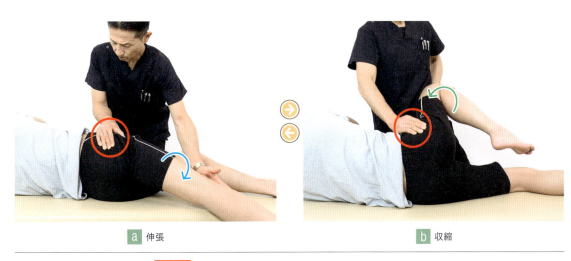

a 伸張　　　b 収縮

図10　転子部周囲の収縮と短縮からの伸張法（側臥位）

参考文献
1) 熊谷匡晃：股関節拘縮の評価と運動療法．運動と医学の出版社,2019.
2) 丹羽雄大：変形性股関節症の関節可動域の病態と理学療法．関節可動域．奈良勲(監修),運動と医学の出版社.2023,pp185.

第Ⅱ部

第**3**章

股関節・大腿への
滑走性・伸張性改善
テクニック

1. 腸腰筋
2. 大腿神経
3. 大腿筋膜張筋
4. 縫工筋
5. 大腿直筋
6. 大腿直筋反回頭
7. 長内転筋
8. 薄筋
9. 内側広筋・外側広筋
10. 伏在神経
11. 坐骨神経（膝窩部）
12. 内・外側ハムストリングス

第Ⅱ部 第3章 股関節・大腿への滑走性・伸張性改善テクニック

1 腸腰筋

　腸腰筋は、姿勢制御に寄与する重要な筋の1つです。多くの荷重動作において、腸腰筋は常に姿勢を制御するために持続的に働いています。そのため、長時間の立位や座位を保持した後の動き始めに鼠径部の痛みを感じる場合、腸腰筋が痛みの原因組織である可能性があります。また、スポーツにおいてもパフォーマンスを発揮する上で重要な筋であり、スポーツ動作時に痛みを引き起こすことも多々あります。以上のことから、腸腰筋は高齢者からスポーツをする若者に至るまで、非常に重要な筋であると言えます。

1 機能解剖

　腸腰筋は1つの筋として一括りにされることが多いですが、腸骨筋と大腰筋の2つの筋で構成されます。腸骨筋の起始は腸骨窩、大腰筋の起始はTh12〜L5の各椎体と腰椎肋骨突起にあり、両者の停止は小転子となります。

　腸腰筋の解剖学的な大きな特徴として、この筋が大腿骨頭（以下、骨頭）の直上に走行し、骨頭を基点に折れ曲がるように弯曲していることを挙げることができます 図1-a 。このため、立位では骨頭と腸腰筋の間には常に圧縮と伸張の負荷が加わっています。加えて言うと、この状態で運動するわけですから、両者の間には大きな摩擦負荷が常に加わっていることになります。このため、骨頭と腸腰筋の間には腸恥滑液包（以下、腸恥包）という大きな滑液包が存在し、圧縮・伸張・摩擦などの負荷を軽減する役割を担っています。

　また、腸腰筋の上には大腿神経が走行し、そのすぐ内側には大腿動脈と大腿静脈が並走して

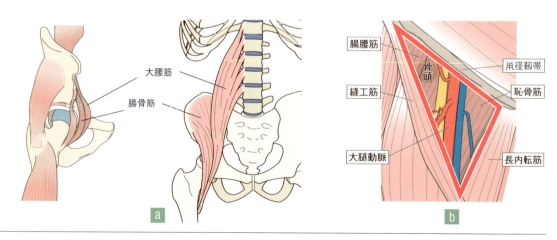

図1　腸腰筋の解剖

います 図1-b 。このため、腸腰筋に何らかのトラブルがあると、大腿神経や大腿動脈などにも影響を及ぼし、これら神経や血管に関連した障害が発生することもよくあります。

　腸腰筋の作用は、体幹・骨盤が固定された状態での運動と、大腿が固定された状態での運動では区別をして考える必要があります。体幹・骨盤が固定された状態で腸腰筋が作用した場合には、その張力は 図2-a のように股関節屈曲に作用します。一方、大腿が固定された状態で腸腰筋が作用した場合には、 図2-b のように腰椎の前弯強制と骨盤前傾運動に作用することになります。このため、腸腰筋の伸張性が低下すると、股関節屈曲位の姿勢や、腰椎前弯と骨盤前傾位の姿勢を呈することがあります[1]。

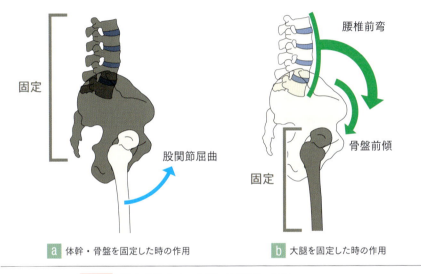

図2　固定分節を変えた際の腸腰筋の作用（文献1より引用）

　また、歩行動作での腸腰筋の役割も知っておきましょう。 図3 を見てください。この 図3-a のように、立脚終期（Tst）では股関節が最も伸展します。この時期の股関節伸展は、歩行の推進機能に最も重要な役割を果たしていますが、ここで働く筋は股関節伸展筋ではありません（伸展筋群はこの時期には全く働いていません）。股関節屈曲筋が遠心性に姿勢を保持しながら、股関節伸展運動を引き出しているのです。特に、腸腰筋はこの機能を果たす上で最も重要な筋であると言えます。そして、この時期に腸腰筋は最も伸張され、反対側に体重が移動するとバネのように下肢の振り出しに作用し、下肢を遊脚するための最も大きな力源となっています 図3-b 。この立脚終期（Tst）から遊脚前期（ISW）までの腸腰筋の機能は、歩行や走行において極めて重要であることが近年の研究[2,3]で分かってきており、陸上などスポーツにおいても腸腰筋は近年注目されています。こうしたことから、腸腰筋に痛みや機能障害を呈す

ると、歩行や走行に必ず問題が生じることを私たちセラピストは知っておかなければなりません。

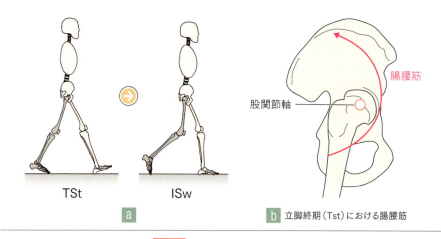

図3　歩行時の腸腰筋の活動

② 治療概念

　先述したように腸腰筋は姿勢制御に重要な筋であり、その痛みは姿勢と関連していることが多いです。このことを理解するために 図4 を見てください。前述したように、腸腰筋は、立位では骨頭を押し付けるように折れ曲がりながら小転子に停止します。そのため、この図のように骨盤前方位、もしくは骨盤後傾位の姿勢では骨頭が腸腰筋を押し出し、伸張負荷が加わります。このため、腸腰筋には骨頭を後方に押し込む作用が働き過緊張を呈するようになります。このように伸張と過緊張の両方が生じることで、腸腰筋の筋内圧は上昇し、痛みを惹起するようになります。

　そのため、**治療では過緊張を抑制するために、腸腰筋の滑走性と伸張性を改善することと、原因となる姿勢を改善することが大切です。**

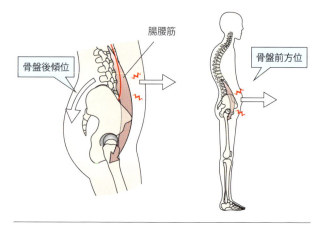

図4　腸腰筋に筋スパズムを伴いやすい姿勢

③ 第1水準および第2水準の評価

ⅰ）第1水準の評価

　腸腰筋が痛みの原因組織である場合でも、通常X線にはその所見は写りません。よほど炎症が強い場合は、MRIで肥厚した腸腰筋を認められることはありますが、はっきりと分かるほど肥厚することはそれほど多くはないと思います。そのため、問診で痛みの詳細を聴取した上で、評価を進めていきます。

　患者の訴えとして、座位や立位からの動き始めで鼠径部に痛みを訴えることが多いですが、一方で長時間の立位や歩行で鼠径部痛を訴えることもあります。

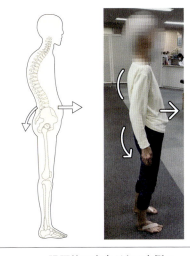

図5　腸腰筋に疼痛がある症例の典型的な立位姿勢

　また、前述したように姿勢との関連が強いため、必ず姿勢を観察します。上記の鼠径部痛の訴えに加え、図5 のように骨盤前方位、骨盤後傾位の姿勢を呈していたら、腸腰筋が痛みの原因組織であることを疑い、さらに詳しい評価を進めていきます。

ⅱ）第2水準の評価

　腸腰筋に痛みがある場合、筋緊張が亢進し筋内圧が高くなっているため圧痛を認めることが多いです。そのため、まずは圧痛の有無を確認します。腸腰筋は骨頭の前方を走行しているため、まず骨頭の位置を確認します。骨頭は鼠径部のほぼ中央に位置し、手のひら全体で鼠径部を探ると卵程度の大きさで丸みを帯びた骨頭を触知できます。骨頭の確認が行えたらその上にある筋が腸腰筋であり、容易に触診することができます。骨頭をランドマークに腸腰筋を触診し、圧痛の有無を確認します。

　腸腰筋に圧痛があった場合、第2水準の評価として背臥位で他動運動での股関節屈曲によって痛みの有無を確認しています 図6 。股関節屈曲筋である腸腰筋は他動的に股関節を伸展すると伸張されて痛みが生じることは容易に想像できると思いますが、股関節を屈曲すると筋は短縮する方向であるにも関わらず、なぜ股関節屈曲で痛みが誘発されるのかイメージできない方も少なくないと思います。このため、なぜ股関節の屈曲で痛みが誘発されるのかについて詳しく説明します。

　図7-a を見てください。このように腸腰筋と大腿骨頭とは隣接しているため、前述したように、両者の間には滑走性を確保するために腸恥包があります。しかし、腸腰筋の筋内圧が高く

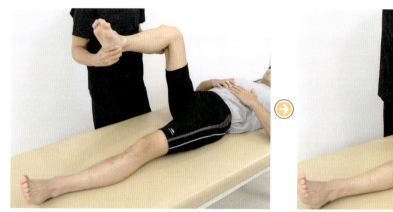
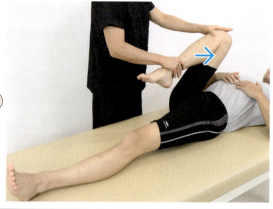

図6 　第2水準の評価（腸腰筋）

なったり、炎症を有すると、腸恥包との間の滑走性低下を生じるようになります。図7-b のように股関節を屈曲すると、腸腰筋と大腿骨頭が離れ双方が移動しますが、滑走性が低下しているとこの移動が上手くできず、痛みやつまり感を生じるようになると私は考えています。

背臥位での股関節屈曲で、痛みや左右差を誘発することができれば、以下に説明する滑走性および伸張性を改善するためのテクニックを施行後に第3水準の評価の指標としてこれらのテストを利用することができます。

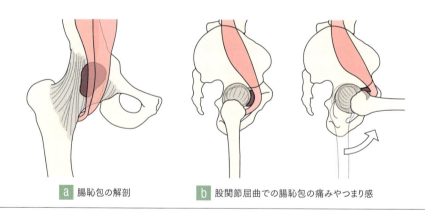

a 　腸恥包の解剖　　　b 　股関節屈曲での腸恥包の痛みやつまり感

図7 　股関節屈曲時に腸腰筋に疼痛が生じるメカニズム

4　滑走性・伸張性改善テクニックの実際

ここまでの評価で腸腰筋の滑走性や伸張性低下が痛みの原因であると推測した場合、次のテクニックを用いて滑走性・伸張性を改善します。腸腰筋が痛みの原因組織であるならば、これらのテクニックを行うことで、痛みなどの症状がその場で改善することを実感していただけると思います。

テクニック①　腸腰筋の短軸での滑走操作

　腸腰筋の過緊張や滑走性低下が疑われた場合、私は大腿骨頭の直上を通過する筋腹の部分を中心に徒手的に滑走を促すように操作を加えます。

方法　患者を背臥位にし、股関節と膝関節を軽度屈曲位にして腸腰筋を緩ませた状態とします。この状態で大腿骨頭を触診し、その直上に位置する腸腰筋の筋腹を触知します **図8-a**。筋腹を触知することができたらその筋腹を持ち上げるようにして、腸腰筋を内側に滑走させ **図8-b**、その後、また外側に戻すように短軸方向に滑走させます **図8-c**。慣れてきたらこの操作をリズミカルに行います。この滑走操作を反復して行うことで腸腰筋の緊張が緩和してくることを確認できると思います。

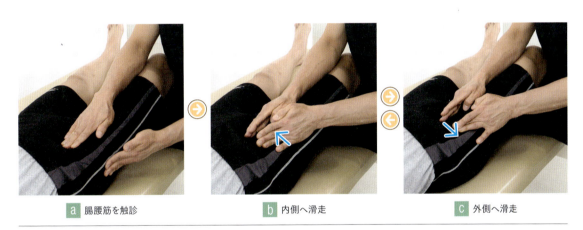

a　腸腰筋を触診　　b　内側へ滑走　　c　外側へ滑走

図8　腸腰筋の短軸での滑走操作

 ## テクニック②　腸腰筋の収縮と短縮からの伸張法

　腸腰筋は屈曲・外転・外旋で収縮し、伸展・外転・内旋で伸張させることができます。下記の方法で腸腰筋の収縮と短縮からの伸張法を施行し、筋緊張の緩和と伸張性の改善を図ります。

方法　患側がベッドの端に位置する背臥位を取らせ、患側の股関節を伸展・外転・内旋させ痛みが生じない範囲で腸腰筋を他動的に伸張させます **図9-a**。その後、股関節を自動運動で屈曲・外転・外旋させます **図9-b**。この際、収縮の最終域で筋を少しだけ徒手的に短縮させることがポイントです。このことで生理学的な抑制も作用し[※1]、筋緊張が緩和しやすくなります。その後、再度伸張位に誘導し、この一連の操作を繰り返し行います。この操作を30秒ほど行うと、腸腰筋の筋緊張が緩和しつつ、伸張性も改善してくるのを感じ取ることができると思います。

[※1] 筋は収縮の後に抑制が働きますが、最後に短縮されることで、防御的に拮抗筋が収縮し、同筋は緩まなければならない状態になると考えられます。これより、反回抑制と相反抑制が効果的に作用すると筆者は考えています（P34参照）。

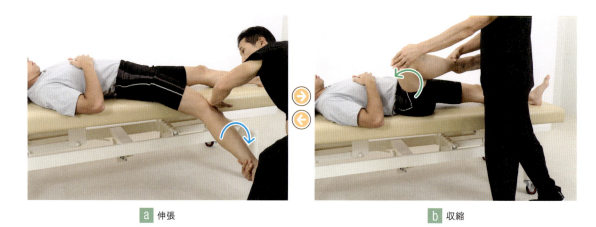

| a 伸張 | b 収縮 |

図9 腸腰筋の収縮と短縮からの伸張法

テクニック③ 腸腰筋のストレッチング

ここまでは腸腰筋に対する局所の介入を紹介してきました。テクニック③では、全身を使った腸腰筋のストレッチングを施行することで、より効果的に腸腰筋全体の柔軟性を改善することができます。

方法 ここで紹介する腸腰筋のストレッチングは、立位で行います。立位で荷重を加えながら行うことで、より効果的に腸腰筋を伸張することができます。

図10のように、体幹を垂直にした姿勢で患側下肢を後方に引きます。この状態から、重心を下方に落とし股関節前面に伸張感を感じるまでストレッチングを行います。この際、膝関節は伸展させ、体幹が屈曲位にならないように注意しながら、しっかりと股関節を伸展させることがポイントです。

この運動は患者のセルフエクササイズとしても利用できるので、効果が確認できたら、併せて患者に指導すると良いと思います。

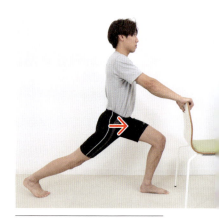

図10 腸腰筋のストレッチング

以上、腸腰筋を滑走するための治療概念と3つのテクニックを紹介しました。これらのテクニックを行うことで、第2水準の評価で生じていた痛みや張り感が改善すれば、腸腰筋の滑走性や伸張性の低下が痛みの原因だと高い確率で判断することができます。

参考文献
1) 林 典雄：運動器疾患の機能解剖学に基づく評価と解釈 下肢編．運動と医学の出版社．p20-21, 2019.
2) HaoYuan Hsiao, et al：Mechanisms to increase propulsive force for individuals poststroke.Journal of NeuroEngineering and Rehabilitation volume 12,2015.
3) Volker Dietz et al: Locomotor activity in spinal man: significance of afferent input from joint and load receptors. Brain vol125: 2626–2634,2002.

第Ⅱ部 第3章 股関節・大腿への滑走性・伸張性改善テクニックの実際

2 大腿神経

　股関節周辺に痛みを引き起こす絞扼性神経障害として、大腿神経による障害は臨床で多く遭遇する症状の1つです。<mark>下肢および大腿周囲の力が抜ける感じや踏ん張りが効かないといった訴えがある場合、大腿神経がその病態の原因組織である可能性があります</mark>　図1　。

　大腿神経障害と聞くと、多くのセラピストがL3やL4領域での椎間板ヘルニアや脊柱管狭窄症などの腰部疾患を思い浮かべるかもしれません。もちろんこれらの腰部疾患によって大腿神経の障害は生じますが、それ以外に鼠径部や大腿部での絞扼によっても大腿神経の障害は生じます。この項目では腰部疾患以外で生じる大腿神経障害について、その病態と改善するためのテクニックを紹介します。

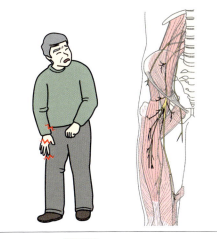

図1　大腿神経の痛み

1　機能解剖

　腰神経叢の中で最も太い神経である大腿神経は、第2〜4腰神経により構成されます。

　大腿神経の表層は厚い腸腰筋の筋膜で覆われており、大腰筋と腸骨筋の間を外下方に走り、大腿動脈の外側で鼠径靱帯の下から大腿前面に通過します。大腿骨頭内側に位置する大腿動脈の拍動は比較的容易に触診することができますので、拍動を感じることができたら、そのすぐ外側に大腿神経が走行していることになります　図2　。

　大腿神経は骨盤内で腸骨筋および大腰筋に筋枝を出し、骨盤外（殿部）で大腿

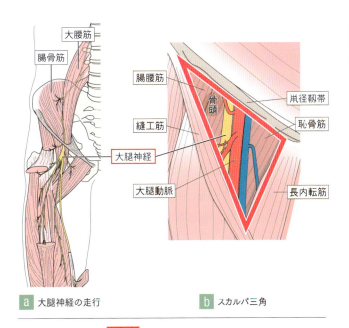

a　大腿神経の走行　　b　スカルパ三角

図2　大腿神経の解剖

2 大腿神経　223

四頭筋や縫工筋などの股関節屈筋および内転筋のうちでは恥骨筋のみに筋枝を出します。

　大腿神経障害は神経根性の障害を除くと、腸腰筋と鼠径靱帯の間での絞扼を受ける場合と、鼠径靱帯の直下で分岐した後の大腿直筋の深部で絞扼を受ける場合とがあり、これについて次の項目でその特徴も含めて解説します。

❷ 治療概念

　大腿神経障害は、鼠径部での絞扼（腸腰筋と鼠径靱帯の間で生じる場合）と、大腿直筋深部での絞扼の2つがあります 図3 。前者は、腸腰筋の腫れに起因して発症することが多く[※1]、後者は大腿直筋深部の癒着や滑走性低下に起因して発症することが多いです。

　鼠径部での絞扼では、運動枝・感覚枝が障害され鼠径部痛や感覚障害、また大腿四頭筋の筋力低下などの症状を呈します。一方、大腿直筋深部の絞扼では、運動枝のみ障害され、主に外側広筋・中間広筋の筋力低下などを呈し、感覚障害がなく、内側広筋の筋力は維持されるのが特徴です[※2]。

　このような病態の特徴を理解した上で、評価から絞扼部位を見つけ、絞扼部位における圧縮負荷を軽減し、さらには大腿神経の滑走性や伸張性を改善することが大切です。私は絞扼部位が鼠径部の場合、腸腰筋の筋緊張を緩和させ、その上で大腿神経の滑走性や伸張性を促します。また、絞扼部位が大腿直筋深部の場合、大腿直筋の滑走性を改善させ、その上で大腿神経の滑走性や伸張性を促します。

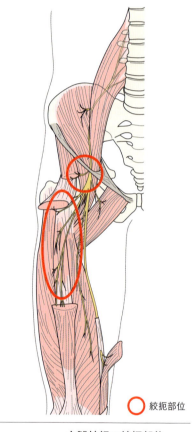

○ 絞扼部位

図3 **大腿神経の絞扼部位**
（文献2より引用）

※1
その他に、縫工筋やガングリオン[1]等によって絞扼を生じることがあります。

※2
一般に大腿直筋深部の絞扼による大腿神経障害は感覚障害は生じないと考えられています。しかし私の臨床ではこの部位で絞扼を生じている症例でも大腿前面に疼痛を有する症例は多く、感覚障害が生じないかどうかは今のところ懐疑的に捉えています。

224　2 大腿神経

③ 第1水準および第2水準の評価

ⅰ) 第1水準の評価

問診では、患者の訴えとして、「膝の力が抜ける感じがする」、「下肢の踏ん張りが効かない」と訴えることが多くあります。このため、こうした訴えがある場合、大腿神経障害を視野に入れて評価を進めます。

大腿神経障害は、通常X線でその所見を見つけることは難しいと思います。一方、鼡径靭帯部で大腿神経障害を呈している症例ではほとんどに腸腰筋の圧痛を認め、MRIやエコー画像では腸腰筋の腫脹を観察することができます 図4 [3]。

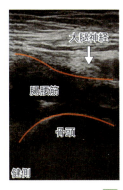
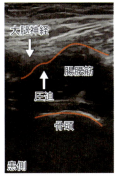
a 症例1

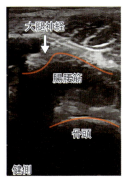
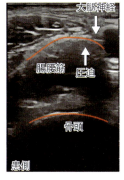
b 症例2

図4 大腿神経障害のエコー画像（エコー画像は林典雄先生より提供）

また、加齢によるアラインメントの変化や不良姿勢でも大腿神経を絞扼する原因となることがあります。例えば、腰椎後弯・骨盤後傾した姿勢で立つと股関節は伸展します。この姿勢を保持することで腸腰筋には持続的な遠心性収縮が強要され、大腿神経との滑走性が低下する原因の1つとなります 図5 。したがって、患者の立位姿勢や歩行を観察することで病態を予測することもできます。

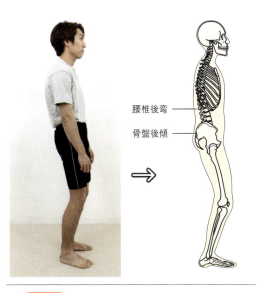

図5 大腿神経を絞扼する原因となる姿勢

ⅱ）第2水準の評価

痛みの原因組織が大腿神経だと推測した時、第2水準の評価として大腿四頭筋（膝関節伸展）の筋力を確認します。大腿神経は大腿四頭筋の支配神経なので、大腿神経に障害がある場合は、膝関節伸展の筋力低下を生じます。

鼡径部の絞扼では、大腿四頭筋全ての筋で筋力低下が認められることに加え、症例によっては伏在神経障害を合併することもあります。一方、大腿直筋深部の絞扼では、内側広筋に至る筋枝は障害されないため、内側広筋の筋力低下は認められません。また、伏在神経障害も合併することはありません。

以上のことから、股関節肢位を変えて筋力を検査することで膝関節伸展筋力の違いを把握することができます。股関節を外旋位で膝関節を伸展させ抵抗を加えると、徒手抵抗が下腿に対する外反強制となるため、内側広筋の筋活動が高まります。逆に、股関節内旋位で徒手抵抗を加えると、下腿に対する内反強制となり、外側広筋、中間広筋の筋活動が高まります 図6 。大腿神経の絞扼部位の鑑別は、このような違いを利用した筋力検査による方法も有効なため、是非臨床で実践してみてください。

また、伏在神経障害の有無も鑑別に役立つため、必ず確認するようにしてください。

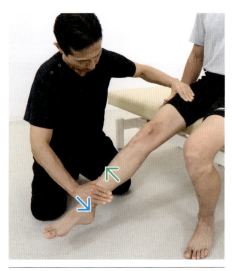

図6　第2水準の評価（大腿神経）

これらの検査によって、筋力や痛みに左右差を誘発することができれば、施術後に第3水準の評価の指標としてこれらのテストを利用することができます。

4　滑走性・伸張性改善テクニックの実際

ここまでの評価で大腿神経の滑走性や伸張性低下が痛みや筋力低下の原因であると推測した場合、次のテクニックを用いて滑走性・伸張性を改善します。大腿神経が痛みの原因組織であるならば、これらのテクニックを行うことで、痛みなどの症状がその場で改善することを実感していただけると思います。

 テクニック①　腸腰筋の短軸での滑走操作（鼡径部での絞扼の場合）

以下に、絞扼部位が鼡径部の場合と、大腿直筋深層の場合とに分けてその改善方法を解説し

ます。まずは鼠径部での滑走性低下に対する介入について解説します。

方法 まずは"腸腰筋"の項（P221）で解説した方法で大腿骨頭の位置を確認します。大腿骨頭の前方に腸腰筋と大腿神経が走行しています。大腿神経を単独で滑走させることは難しいので、大腿神経の背側に位置する腸腰筋と一緒に短軸方向への滑走操作を加えます。腸腰筋の項目でも触れましたが、図7-a のように腸腰筋を触診します。腸腰筋の筋腹を確認することができたら、内側に滑走させ図7-b 、その後、また外側に戻すように短軸方向への滑走操作を繰り返し行います図7-c 。短軸方向への滑走性を促すことで筋緊張が緩和し、鼠径靭帯との間に生じる圧迫を少なくすることができます。

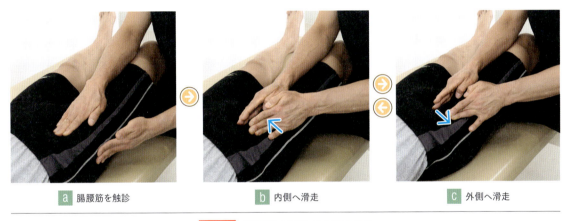

a 腸腰筋を触診　　b 内側へ滑走　　c 外側へ滑走

図7 腸腰筋の短軸での滑走操作

テクニック② 腸腰筋の収縮と短縮からの伸張法（鼠径部での絞扼の場合）

次に、腸腰筋の伸張操作を行います。

方法 患側がベッドの端に位置する背臥位を取らせます。腸腰筋は股関節の伸展・外転・内旋で伸張されます図8-a 。まずは痛みのない範囲で伸張を加え、この肢位から股関節を屈曲・外転・外旋方向に収縮させます図8-b 。この際、収縮の最終域で筋を少しだけ徒手的に短縮させることがポイントです。このことで生理学的な抑制も作用し、筋緊張が緩和しやすくなります。最終域まで収縮させたら、また伸張位に誘導し、この一連の伸張と収縮の運動を腸腰筋の伸張性が向上するまで繰り返し行います。

以上の滑走操作および伸張操作を施行した後、再度、膝関節伸展筋力を評価し筋力が向上していたら、大腿神経の滑走性や伸張性が低下していた原因は、鼠径部での絞扼によるものだと高い確率で判断することができると思います。

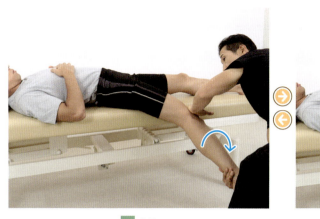
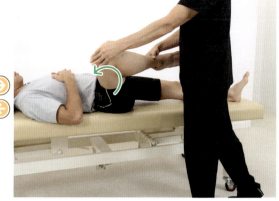

a 伸張　　　　　　　　　　　　　　　b 収縮

図8 腸腰筋の収縮と短縮からの伸張法

テクニック③　大腿直筋の短軸での滑走操作
（大腿直筋深部での絞扼の場合）

　次に、大腿直筋深部での滑走性低下に対する介入について解説します。大腿神経は鼠径靱帯を過ぎたあたりで内側は伏在神経と内側広筋の分枝に分かれ、その他は大腿直筋深部に分布し、主に外側広筋・中間広筋を支配します。このため、主に外側広筋・中間広筋の筋力低下がある場合は、大腿直筋の滑走操作を行います。

方法　大腿直筋での滑走操作を行う場合、まずはSLR、もしくは膝関節の伸展運動を行わせ大腿直筋の筋腹と内外側のレリーフを確認します 図9-a 。大腿直筋の筋腹と内外側のレリーフを確認することができたら外側に滑走させ 図9-b 、その後、また内側に戻すように短軸方向への滑走操作を繰り返し行います 図9-c 。この操作を近位から遠位にかけて行い滑走性を促していき、特に滑走性が低下している部位があればその部位の滑走性を促していきます。この際、患者が痛みを訴え、その痛みに左右差が認められる場合、大腿直筋深部での絞扼が病態に関連している可能性があると考えることができます。

　徒手的に滑走操作を行い、再度、膝関節伸展筋力を評価し、筋力が向上していた場合に大腿神経の滑走性が低下していた原因は、大腿直筋深部での絞扼によるものだと高い確率で判断することができます。また、先述した通り、大腿直筋深部での絞扼では内側広筋の筋力は障害されません。このような神経の解剖を利用した鑑別方法も大腿神経障害の評価には有効と考えられます。

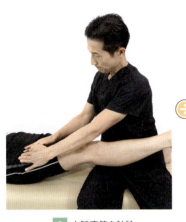
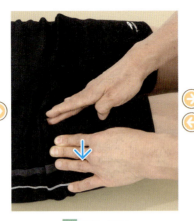
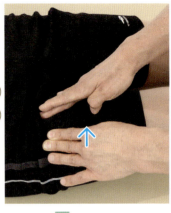

a 大腿直筋を触診　　b 外側へ滑走　　c 内側へ滑走

図9　大腿直筋の短軸での滑走操作（大腿直筋深部での絞扼の場合）

テクニック④　大腿神経のスライダーテクニック

　ここまでは大腿神経の絞扼部位に対する局所の介入を紹介してきました。それらに加え、大腿神経に対するスライダーテクニックを施行することで、より効果的に大腿神経全体の滑走性を改善することができます 図10 。

方法　まず患側を上にした側臥位を取らせ、治療者は患者の背面に立ちます。大腿神経は、第2～4腰神経叢から出て大腰筋と腸骨筋の間を外下方に走り、大腿動脈の外側で鼠径靱帯の下から大腿前面に通過します。このことから、膝関節の屈曲、股関節の伸展運動をすることで遠位の位置する大腿神経が伸張されます。この時、加えて頸部を伸展させることで大腿神経の近位を緩ませることができます 図11-a 。

　次に、膝関節伸展、股関節屈曲をさせることで遠位に位置する大腿神経が弛緩されます。この時、頸部を屈曲させることで大腿神経の近位を伸張させます 図11-b 。この運動を繰り返し行うことで大腿神経全体を遠位側および近位側へと滑走させることができます。この運動は患者のセルフエクササイズとしても利用できるので、効果が確認できたら、併せて患者に指導すると良いと思います。

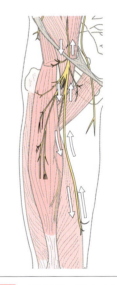

図10　大腿神経の滑走イメージ

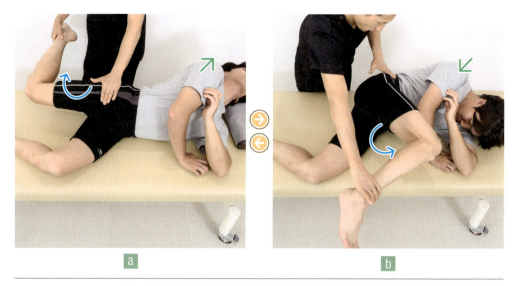

図11 大腿神経のスライダーテクニック

　以上、大腿神経を滑走するための治療概念と4つのテクニックを紹介しました。これらのテクニックを行うことで、第2水準の評価で生じていた筋力低下や痛みが改善すれば、大腿神経の滑走性や伸張性の低下が筋力低下や痛みの原因だと高い確率で判断することができます。

参考文献
1) 田中 智史・他：大腿神経麻痺を合併した股関節ガングリオンの1例.臨床整形外科46 971-974,2011.
2) 熊谷匡晃：股関節拘縮の評価と運動療法．運動と医学の出版社,2019.
3) 林 典雄：運動器疾患の機能解剖学に基づく評価と解釈 下肢編.運動と医学の出版社．pp8-63,2019.

3 大腿筋膜張筋

股関節の屈伸制限や、転子部から大腿外側にかけての痛みや張り感などの症状を訴えるケースは多いです。この症状の原因としていくつかの組織が考えられますが、その1つとして大腿筋膜張筋を挙げることができます。大腿筋膜張筋は注目されにくい筋ですが、歩行時の下肢外側の安定性に寄与する重要な筋です。また、大腿筋膜張筋は腸脛靱帯炎（ランナーズニー）やオスグッド・シュラッター病との関連も深く、臨床ではこの筋の停止部となる腸脛靱帯と併せて考える必要があります。

以上のことを踏まえ、この項目では大腿筋膜張筋の過緊張が原因で生じる障害について、その病態と改善するためのテクニックを紹介していきます。

① 機能解剖

大腿筋膜張筋は、中殿筋の前方で上前腸骨棘と大腿筋膜の内面から起始し、腸脛靱帯を介して脛骨粗面の外側にあるGerdy結節に付着します。これらは結合性の組織を成すことから、大腿筋膜張筋の柔軟性の低下は腸脛靱帯の滑動性の低下に直結します 図1 。

大腿筋膜張筋は、股関節の運動では屈曲・内旋・外転に作用します。股関節の屈曲では大腿直筋の補助として働き、内旋と外転では中殿筋、小殿筋と連動してその作用を成します。また、腸脛靱帯を介することで膝関節の運動に関与し、膝屈曲90度未満では膝関節伸展運動に、膝関節屈曲90度以上では膝関節屈曲運動に作用します 図2 。加えて、膝関節の外旋にも作用することが分かっています。膝関節は過外旋による障害が多いことを踏まえると、膝関節疾患においても重要な筋であると言えます。

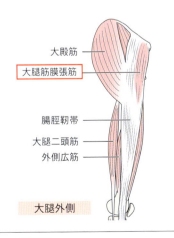

図1　大腿筋膜張筋の解剖

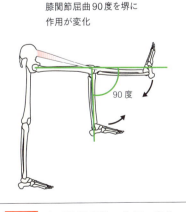

図2　大腿筋膜張筋の作用の変化

❷ 治療概念

　大腿筋膜張筋の過緊張を伴うと、同部の痛みや張り感を伴うようになります。また腸脛靭帯や大腿筋膜の連結をしているため、大腿外側部の張り感、ひいては腸脛靭帯炎を惹起する要因となります。加えて言うと、腸脛靭帯に連結を持つ筋として、大腿筋膜張筋と同様に大殿筋、中殿筋が挙げられ、これらとの滑走性や伸張性が低下することで、転子部から大腿外側の張り感や引っ掛かり感などの症状を呈することが臨床では散見されます。したがって、単に定型的なストレッチングを行うだけでは症状を改善することが難しく、周囲組織との連結を考慮して滑走性と伸張性を改善することが重要となります。

　また、整形外科領域においては人工股関節全置換術（THA）において大腿筋膜張筋が切開される侵入方法が存在します。大腿筋膜張筋と縫工筋の間を切開する前方アプローチと大腿筋膜張筋と中殿筋の間を切開する前外側アプローチでは、術後それらの筋間の癒着により滑走性や伸張性低下が必発します[1]。そのため、術後のリハビリテーションにおいては、術創部周辺の癒着を最小限にし、術創部が安定した後に滑走性・伸張性を最大限に引き出すことが大切になります 図3 。

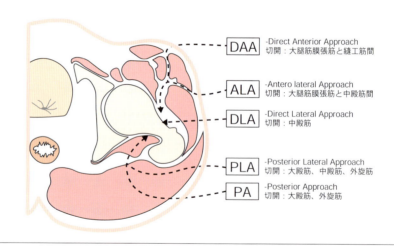

図3　THAの術式による侵入方法の違い

❸ 第1水準および第2水準の評価

ⅰ）第1水準の評価

　問診では、患者の訴えとして、「転子部前上方の痛みや張り感」「大腿の近位外側が張る」、「股関節の曲げ伸ばしで転子部周辺が引っかかる」と訴えることが多くあります。こうした訴

えがある場合、大腿筋膜張筋の過緊張や滑走性・伸張性低下を視野に入れて評価を進めます。

　大腿筋膜張筋の過緊張は、運動時に症状を訴える場合が多く、問診で症状の詳細に加え、長時間の運動の有無や運動の特性を聴取することは重要となります。炎症や過緊張がある場合、筋腹から転子部にかけて強い圧痛があることが多いと思います。

　また、大腿筋膜張筋に過緊張を伴う症例の特徴的な動きの1つとして、「骨盤外方位」「COM外方位[※1]」といった股関節外転モーメントが増大するような動きが観察されます 図4-a.b 。さらに、股関節疾患で特徴的な"トレンデレンブルグ徴候"が陽性の場合 図4-c 、さらに伸張負荷が大腿筋膜張筋に加わることになります[2]。

　以上のことから、症例の訴えに加え、動きの特徴を観察することは病態の予測に繋がります。

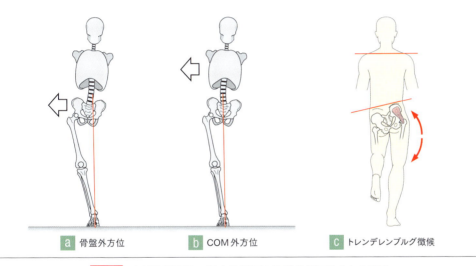

a 骨盤外方位　　b COM外方位　　c トレンデレンブルグ徴候

図4　大腿筋膜張筋に滑走性低下や伸張性低下を生じる要因

ⅱ）第2水準の評価

　痛みの原因組織が大腿筋膜張筋だと推測した時、第2水準の評価として患側を上にした側臥位で股関節の屈曲・伸展の可動性を確認します 図5-a 。患側を上にした側臥位では、背臥位よりも大腿筋膜張筋が緊張しやすく、この状態のまま股関節の屈曲・伸展をさせることができるからです。その際、私が重要視しているのは量的な可動性だけではなく、曲げ伸ばしをした際に患者自身がどう感じているかを確認します。先述した通り、大腿筋膜張筋に過緊張を呈している場合、転子部から大腿近位外側までの張り感を伴います。そのことから、股関節の屈曲・伸展をした際、転子部から大腿外側で「張り感」「引っかかり感」の有無を確認します。加えて、片側性の場合は左右差の有無を確認することが大切です。

[※1]「COM」とは、体幹の質量中心のことです。

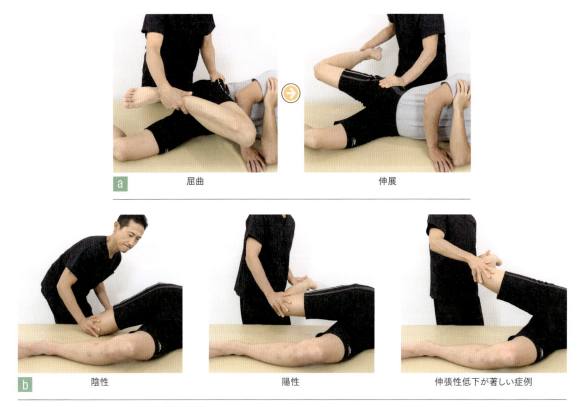

図5 第2水準の評価（大腿筋膜張筋（腸脛靭帯））

　また、腸脛靭帯の硬さ（伸張性）を評価する整形外科テストとして、Oberテストがあります図5-b。Oberテストは通常、腸脛靭帯炎などの評価に使用されますが、腸脛靭帯そのものの伸張性を評価している訳ではありません。靭帯に筋のような伸張性はないため、このOberテストが意味しているのはそれに付着する大腿筋膜張筋の伸張性を評価しているということです。

　以上のことから、股関節屈伸時の張り感や左右差、Oberテストでの大腿筋膜張筋の伸張性低下を確認できれば、介入後に第3水準の評価の指標としてこれらのテストを利用することができます。

4 滑走性・伸張性改善テクニックの実際

　ここまでの評価で大腿筋膜張筋の滑走性や伸張性低下が痛みの原因であると推測した場合、次のテクニックを用いて滑走性・伸張性を改善します。大腿筋膜張筋が痛みの原因組織であるならば、これらのテクニックを行うことで、痛みや張り感などの症状がその場で改善することを実感していただけると思います。

テクニック①　大腿筋膜張筋の選択的収縮と長軸滑走操作

まずは大腿筋膜張筋の滑走性を促す操作について説明します。

方法　先述した通り、大腿筋膜張筋は上前腸骨棘と大腿筋膜の内面から起始し、腸脛靱帯を介して大腿外側を走行します。加えて、腸脛靱帯は大殿筋、中殿筋とも結合組織を持ちます。そして、これらの結合組織が大転子周辺での滑走性が低下することが臨床では多いと私は考えています。したがって、治療はこれらの滑走性を改善することを目的として介入します。

患側を上にした側臥位にし、健側は股関節・膝関節屈曲位、患側は軽度外転位にして大腿筋膜張筋を緩ませます。この状態で治療者は患者の背面に立ち、大腿筋膜張筋を把持して、股関節の屈曲と伸展を繰り返し行うように指示します。大腿筋膜張筋は、屈曲した際は大転子に対して前方に滑走し、伸展した際は後方に滑走します。そのため、この動きに併せて大腿筋膜張筋の筋腹を持ち上げるように徒手操作を加えたまま滑走を促します　図6 。ここで紹介した滑走操作を繰り返し施行することで、大腿筋膜張筋の筋緊張が緩和し、腸脛靱帯の硬さだけでなく大腿外側の張り感や引っ掛かりといった症状を少なくすることができます。

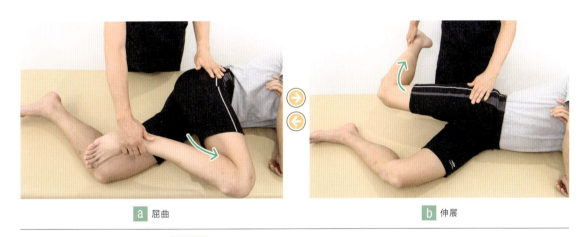

a 屈曲　　b 伸展

図6　大腿筋膜張筋の選択的収縮と長軸滑走操作

テクニック②　大腿筋膜張筋の収縮と短縮からの伸張法

次に、大腿筋膜張筋の収縮と短縮からの伸張法を行います。

方法　患側を上にした側臥位にし、股関節軽度屈曲・外転・内旋方向に抵抗運動を行わせ、大腿筋膜張筋を選択的に収縮させます　図7-a 。この際、収縮の最終域で筋を少しだけ徒手的に短縮させることがポイントです。このことで生理学的な抑制も作用し、筋緊張が緩和しやす

くなります。その後、股関節伸展・内転方向に他動的に動かし伸張させます 図7-b 。最終域まで伸張させたら、再度、股関節屈曲・外転・内旋方向へ収縮を行わせます。この一連の収縮と伸張の運動を大腿筋膜張筋の伸張性が向上するまで繰り返し行います。この操作後、大腿筋膜張筋の筋緊張が緩和し、股関節の内転可動域が拡大するのが確認できると思います。

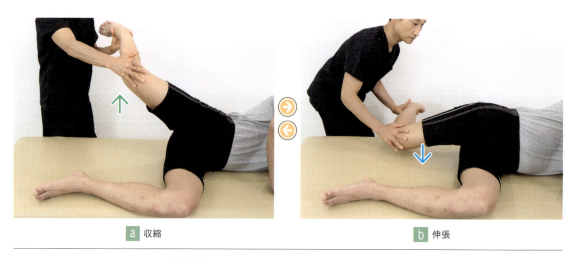

a 収縮　　　　　　　　　　　　　　b 伸張

図7　大腿筋膜張筋の収縮と短縮からの伸張法

　以上、大腿筋膜張筋を滑走するための治療概念と2つのテクニックを紹介しました。これらのテクニックを行うことで、第2水準の評価で生じていた痛みや張り感が改善すれば、大腿筋膜張筋の滑走性や伸張性の低下が痛みの原因だと高い確率で判断することができます。

参考文献
1) 熊谷匡晃：股関節拘縮の評価と運動療法．運動と医学の出版社,2019．
2) 入谷誠：入谷誠の理学療法．運動と医学の出版社,2019．

第Ⅱ部 第3章 股関節・大腿への滑走性・伸張性改善テクニックの実際

4 縫工筋

　階段昇降時における下肢の痛みや違和感は、臨床で多く遭遇します。特に、膝関節疾患では階段の降段動作で痛みや違和感を訴えることが多いのが特徴と言えます。しかし、その一方で降段動作より昇段動作で痛みを訴える患者が一定数います。この場合、原因組織として私は縫工筋を念頭に考えながら評価を進めていきます。

　縫工筋による障害を考える上で重要となるのが、後述する伏在神経との関連です。縫工筋や伏在神経の障害は、臨床ではあまり着目されていませんが、大腿遠位内側から下腿近位内側にかけて比較的広い範囲で痛みがある場合、この2つが関連した障害の有無を確認する必要があります。

　また、縫工筋は鵞足炎や上前腸骨棘剥離骨折を引き起こす組織としても知られており、臨床ではその症状に合わせた鑑別が重要となります。

　以上のことを踏まえ、この項目では縫工筋の過緊張が原因で生じる障害について、その病態と改善するためのテクニックを紹介していきます。

① 機能解剖

　縫工筋は上前腸骨棘から起始し、大腿の前面を内下方に走行します。その腱は鵞足の一部となって脛骨粗面の内側に付着します。このため、縫工筋は骨盤から膝関節を跨ぐ二関節筋であり、遠位部では同様に脛骨粗面の内側に付着する薄筋・半膜様筋と共に鵞足を成します 図1-a 。加えて、縫工筋は鼠径靱帯と長内転筋でスカルパ三角を構成します。このスカルパ三角は大腿骨頭の

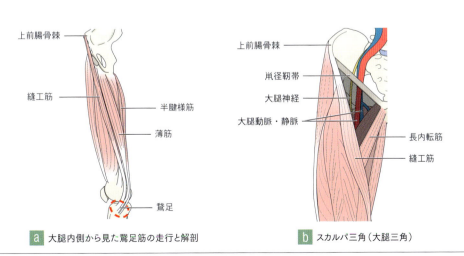

a 大腿内側から見た鵞足筋の走行と解剖　　b スカルパ三角（大腿三角）

図1　縫工筋の解剖

触診や腸腰筋、恥骨筋の圧痛所見を確認するために重要なランドマークとなります 図1-b 。

縫工筋は股関節の運動では屈曲・外転・外旋に作用します。また、膝関節を跨いで走行することから膝関節の運動にも関与します。運動としては膝関節の屈曲と下腿の内旋に作用し、先述した鵞足筋として膝関節の動的安定化作用に寄与します。

最後に、臨床上重要となる解剖の特徴として、縫工筋は伏在神経を上から覆うようにして走行しており、 図2 を見ると伏在神経はかなり長い距離を縫工筋に並走して覆われていることが分かります。これは、縫工筋の過緊張や滑走性低下は伏在神経を刺激する可能性があるということを意味します。詳細な解説は、P283 "伏在神経" の項目で紹介します。

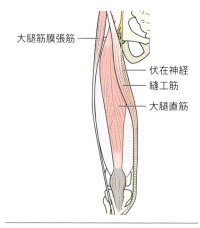

図2　縫工筋と伏在神経の走行

② 治療概念

縫工筋は、過度な使用によって過緊張を呈したり、また歩行時の股関節伸展不足などが要因で短縮を起こすこともあります。加えて、外傷・術後に周辺組織と癒着や滑走障害を起こすこともあり、過緊張や滑走性・伸張性低下などがこの筋に関連する病態に影響を及ぼしています。

縫工筋の過緊張や滑走性・伸張性低下を伴うと、先述した伏在神経や鵞足部周辺組織に影響を及ぼすことが考えられます。ここで、縫工筋がなぜこれらの組織に影響を及ぼすのか、私の臨床での経験も踏まえて解説していきたいと思います。

まず、伏在神経への影響について考えてみましょう。 図3 を見てください。大腿遠位内側部では、縫工筋の下には内転筋管（ハンター管）がありますが、縫工筋の過緊張や短縮があると内転筋管は絞扼を受けやすくなります[1]。伏在神経は内転筋管内を走行していますので、内転筋管が絞扼を受けると、大腿遠位内側の張り感、ひいては伏在神経の知覚領域に痛みや違和感を惹起する要因となります。

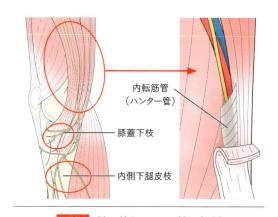

図3　縫工筋とハンター管の解剖

次に、鵞足への影響についても考えてみましょう。鵞足は、縫工筋・薄筋・半腱様筋によって構成されますが、縫工筋が最も表層から鵞足部を覆っています 図4 。そのため、縫工筋の過緊張や短縮があると、薄筋・半腱様筋はもちろんのこと、この部位に介在する滑液包も含め、全ての組織に圧縮負荷を受けることになります。このことから、鵞足およびその周辺に痛みを惹起する要因となります。私の臨床的感覚では、縫工筋が原因で鵞足部に痛みを発している場合、鵞足部でも特に脛骨粗面に近い部位に痛みを惹起しやすいと感じています。また、鵞足を構成する縫工筋・薄筋・半腱様筋は、各々選択的に伸張を加えることができ、このことはどの筋の影響によって痛みが生じているのかを確認するための評価に応用できます。鵞足炎の原因組織となる筋としては、薄筋が最も多いことが知られていますが、私の臨床経験では縫工筋も決して少なくないと思われ、特に中高年層では、ほぼ同数程度ではないかと感じています。ちなみに、半腱様筋が鵞足炎の原因組織であることは稀だと思います。

最後に、階段の昇降動作で縫工筋に負荷が加わりやすい理由について、私なりの解釈を触れておきます。階段昇降時には大腿四頭筋が強い収縮を伴いながら膝関節が伸展していきます 図5-a 。この際、縫工筋と大腿四頭筋およびその周辺の筋膜との滑走性が低下していると、大腿四頭筋の収縮によって縫工筋には前方への牽引力が作用します。加えて、昇段動作では膝関節伸展筋だけでなく、屈曲筋も含め関節周辺の筋の活動が高まっており、筋膜にも張力が加わった状態になっています。この状態で膝関節屈曲位から伸展することによって、大腿四頭筋およびその周辺筋膜による縫工筋に対する前方への牽引力が強く作用し、疼痛を惹起するようになると私は考えています 図5-b 。本来、縫工筋は膝関節の伸展によって後方から前方に移動しま

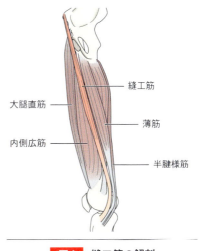

図4 縫工筋の解剖

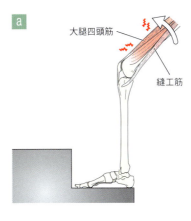

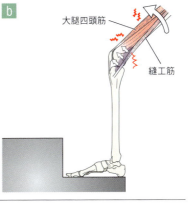

図5 階段の昇段動作で縫工筋に負荷が加わりやすい理由

すが、生理的範囲を超えてこの移動が生じると疼痛を惹起するようになると考えられます。その根拠として、昇段動作で縫工筋の疼痛を訴える症例に対して、縫工筋を徒手的に後方へ滑走させながら膝関節の屈伸運動を行わせると、昇段時の疼痛は明らかに減弱します。このテクニックについては、この項目の「テクニック②　縫工筋の滑走操作を加えた膝関節の屈伸運動」で解説しています。

以上のことから、縫工筋が疼痛や痺れなどの症状と関連していると考えられた場合、この筋の緊張および滑走性・伸張性を確認し、滑走性が低下している部位を見つけ改善を図るとともに、伸張性を回復することが治療概念となります。

③　第1水準および第2水準の評価

ⅰ）第1水準の評価

問診では、患者の訴えとして階段の降段動作だけでなく、昇段動作でも痛みを有することが多いと思います[※1]。縫工筋は膝関節を屈曲位から伸展する際に前方に移動しますが、内転筋管を縫工筋が圧迫しながら前方に移動する際に痛みを誘発すると、この部位だけでなく大腿遠位内側や鵞足に疼痛を訴えることが多いと思います。また大腿遠位内側から下腿近位内側部までの広い範囲で痛みを訴えることもあると思います。

診断の一助としてMRIなどの画像検査が行われることもありますが、縫工筋とその周辺組織に特別な病態がない場合は、画像上に縫工筋が原因組織であると示す所見は見つけられないと思います。

また、縫工筋は膝関節外反・下腿外旋の負荷が加わるとより伸張されます。そのため立位アライメントを確認する際、このことを念頭に入れておくと力学と病態との関連を予測するのに役立ちます。

ⅱ）第2水準の評価

縫工筋の滑走性や伸張性低下が疑われた場合は、縫工筋に対して選択的伸張操作を行い痛みやつっぱり感などの訴えがあるかを確認します。縫工筋は股関節伸展・内旋・内転、膝関節伸展の複合運動で選択的に伸張させることができます。この際、筋の伸張感のみならず、併せて痛みや違和感を膝関節の内側に呈するかどうかを評価します　図6。

この操作で痛みや違和感の左右差が認められた場合は、縫工筋が痛みの原因組織である可能性が示唆されます。そのため、この後に紹介する縫工筋の滑走性・伸張性改善テクニックを施行します。また、この操作によって左右差が認められれば、施術後に第3水準の評価の指標としてこのテストを利用することができます。

[※1]
階段の昇段動作で痛いということが必ずではありません。降段の方が痛い、もしくは降段動作だけが痛いという例もあります。

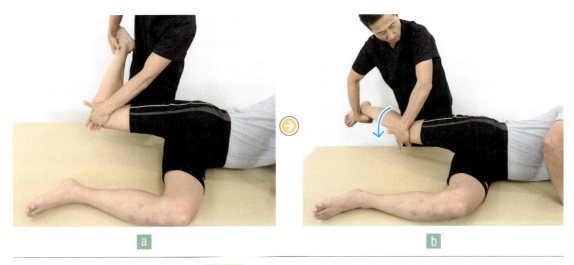

図6　第2水準の評価（縫工筋）

4 滑走性・伸張性改善テクニックの実際

　ここまでの評価で縫工筋の滑走性や伸張性低下が痛みの原因であると推測した場合、下記のテクニックを用いて滑走性・伸張性を改善します。縫工筋が痛みの原因組織であるならば、これらのテクニックを行うことで、痛みや張り感などの症状がその場で改善することを実感していただけると思います。

テクニック①　縫工筋の短軸での滑走操作

　まずは、縫工筋の滑走性を促す操作を解説します。

方法　鵞足を構成する筋のうち最も表層に位置するのが縫工筋であるため、縫工筋の筋腹を触知することはそれほど難しくはありません。また、股関節屈曲・外転・外旋運動を繰り返すことで比較的明瞭に縫工筋の収縮を確認することができ、触診が可能です。私の経験上、縫工筋の滑走性低下は近位部よりは中腹〜遠位部で呈することが多いと思います。したがって、中腹〜遠位部の硬さや滑走性を必ず確認し、縫工筋の筋腹を持ち上げるようにして 図7-a 、筋の走行に対して直行するように内側へ滑走させたら 図7-b 、外側へ戻すように滑走操作を繰り返し行います 図7-c 。縫工筋に滑走性低下を呈する症例では、上記の操作を施行すると大腿遠位内側に強く痛みを訴えると思います。この操作で痛みがある場合、健側でも同じ操作を行ってみて、患側の痛みが明らかに強ければ、縫工筋の滑走性が低下していることが示唆されます。

大腿遠位部

下腿近位部

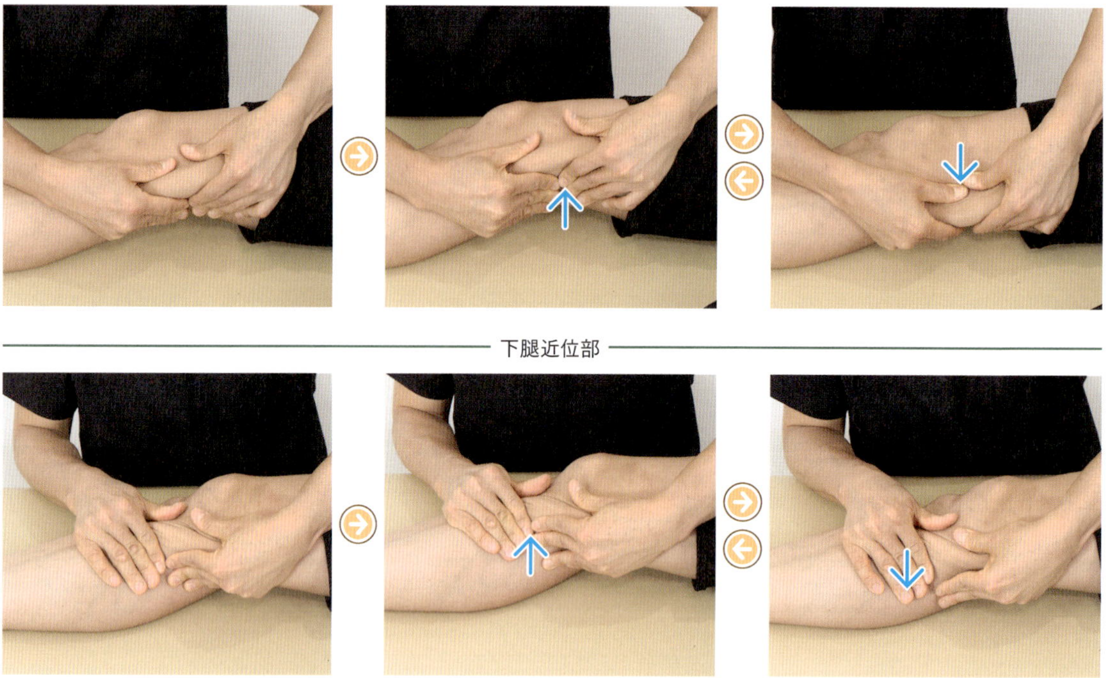

| a 縫工筋を触診 | b 内側へ滑走 | c 外側へ滑走 |

図7 縫工筋の短軸での滑走操作

　滑走操作を施行すると縫工筋の筋緊張が緩和し、選択的伸張で感じていた伸張感や違和感といった症状を少なくすることができます。

テクニック② 　縫工筋の滑走操作を加えた膝関節の屈伸運動

　テクニック①で縫工筋の滑走性を促したら、次に、縫工筋の滑走操作を加えた状態で膝関節の屈伸運動を行わせます。このテクニックは昇段時に縫工筋の疼痛を有する患者に非常に効果がありますので、施行方法を習得した上で実践で試してみてください。

方法 　この操作は端座位で行います。端座位の状態で治療者は疼痛のある部位の縫工筋を確実に把持し **図8-a**、把持した縫工筋を後方へ滑走させたまま膝関節を屈曲するように指示します **図8-b**。次に、治療者の操作を加えたまま、患者には膝関節の伸展を行うように指示します **図8-c**。この際、強い疼痛を訴える場合、大腿四頭筋およびその周辺筋膜との滑走性低下が疑われます。

　この操作を数回行った後、部位をずらしながら、疼痛部位の遠位部および近位部に同じ操作を行います。

242　4 縫工筋

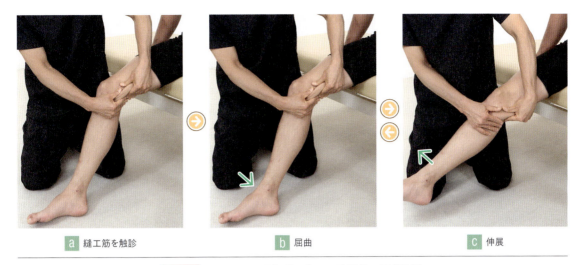

| a 縫工筋を触診 | b 屈曲 | c 伸展 |

図8 縫工筋の滑走操作を加えた膝関節の屈伸運動

💡 テクニック③　縫工筋の収縮と短縮からの伸張法

次に、縫工筋の収縮と短縮からの伸張法を行います。

方法 患側を上にした側臥位で行います。健側は股関節・膝関節屈曲位にして、治療者は患者の背面に立ち、片方の手で患側の足首を把持し、もう一方の手は大腿前面にあてます。この肢位から股関節屈曲・外転・外旋、膝関節屈曲方向に軽く抵抗運動を行わせ、縫工筋を選択的に収縮させます 図9-a 。縫工筋を最終域まで収縮させ、最後に徒手的に僅かに短縮させることで生理学的な抑制も作用し筋緊張が緩和しやすくなります。その後、股関節伸展・内転・内旋、膝関節伸展方向に伸張させます 図9-b 。最終域まで伸張させたら、また股関節屈曲・外

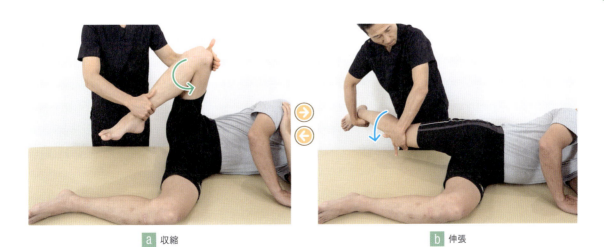

| a 収縮 | b 伸張 |

図9 縫工筋の収縮と短縮からの伸張法

転・外旋方向へ選択的に収縮を行わせます。この一連の伸張と収縮の運動を縫工筋の伸張性が向上するまで繰り返し行います。

　以上、縫工筋を滑走するための治療概念と3つのテクニックを紹介しました。これらのテクニックを行うことで、第2水準の評価で生じていた痛みや張り感が改善すれば、縫工筋の滑走性や伸張性の低下が痛みの原因だと高い確率で判断することができます。

参考文献
1）園部俊晴：園部俊晴の臨床 膝関節.運動と医学の出版社,2021.

第3章 股関節・大腿への滑走性・伸張性改善テクニックの実際

5 大腿直筋

大腿前面の張り感や膝蓋腱の痛みを訴えられた時、原因としていくつかの組織が考えられますが、その1つとして大腿直筋を挙げることができます。大腿直筋は二関節筋として股関節から膝関節に跨るため、膝関節・股関節周囲の様々な症状に関与しています。

大腿直筋が起因する障害の代表的なものとして、膝蓋腱および膝蓋支帯の痛みを生じさせるジャンパー膝や、若年者ではオスグッド・シュラッター氏病などを挙げることができます。またスポーツにおいては、大腿直筋の起始部での下前腸骨棘剥離骨折や、大腿直筋の肉離れといった外傷まで引き起こすことがあります。その他にも、大腿直筋の過緊張や短縮が骨盤・腰椎の前傾、前弯などの代償動作に繋がることもあります。

以上のことを踏まえ、この項目では大腿直筋の短縮や過緊張が原因で生じる障害について、その病態と改善するためのテクニックを紹介していきます。

1 機能解剖

大腿直筋は大腿四頭筋の中では唯一の二関節筋です。大腿直筋の起始は、下前腸骨棘からなる直頭（Direct head）、寛骨臼上縁から起始する反回頭（Reflect head）、さらには小殿筋から起始する第3頭（Third head）の3箇所からなります。そして、共同腱へ移行後、膝蓋骨を介して脛骨粗面へ付着します 図1。作用としては股関節屈曲と膝関節の伸展に作用し、下肢が

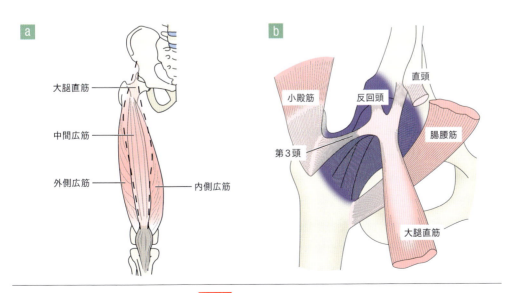

図1　大腿直筋の解剖

固定された時には骨盤の前傾に作用します。

また、股関節屈曲・膝関節屈曲運動では主に近位が、股関節伸展・膝関節伸展運動では主に遠位が活動するという機能的役割があることが分かっています[1]。このことは、張り感や痛みが生じる部位が近位なのか、遠位なのかによって、その力学的負荷を考える手がかりになります 図2 。

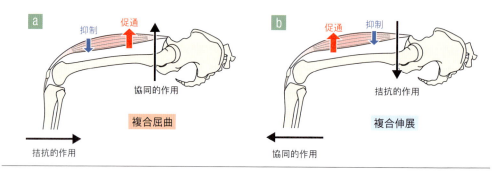

図2　二関節筋の部位別の筋活動（文献1を参考に作図）

大腿直筋は大腿神経に支配されており、大腿神経が大腿直筋の深部で絞扼する可能性があることはP223 "大腿神経"の項目で解説しました。このため、大腿神経に障害がある場合は、必ず大腿直筋の緊張や伸張性を確認する必要があります。

② 治療概念

大腿直筋に過緊張や滑走性・伸張性低下を伴うことで筋実質部だけでなく、周囲の組織に影響を及ぼし、痛みや張り感を呈することはよくあります。

膝関節の術後には大腿直筋をはじめとする大腿四頭筋の筋力低下は著明であり、歩行や階段昇降などの運動機能低下が生じます 図3-a 。術後の患部周辺では腫脹や炎症などに伴い各々の筋の滑走性の低下が必発し、特に大腿四頭筋の滑走性低下は粘り強く続く運動機能の低下に影響しています。

変形性膝関節症の保存療法においても大腿四頭筋の筋力低下は特徴的な所見の1つであり、詳しく診てみるとこの場合もほとんどの症例で大腿四頭筋の短縮や滑走性低下を伴い、特に二関節筋である大腿直筋で顕著な傾向があります 図3-b 。

加えて、前述したように膝蓋腱や膝蓋支帯の痛み（ジャンパー膝）やオスグッド・シュラッター氏病など膝関節伸展機構障害の症例では、大腿直筋の過緊張や短縮が頻繁に見られます 図3-c 。

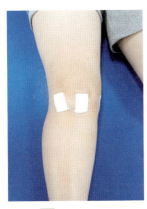
a 術後の膝関節

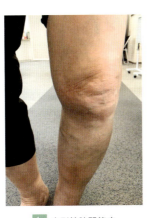
b 変形性膝関節症

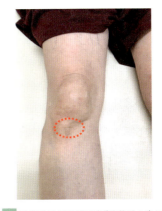
c 膝関節伸展機構障害(膝蓋腱の痛み)

図3 膝関節への影響

　このようなことから、大腿直筋の過緊張や滑走性・伸張性低下などが要因で生じる症状を呈している場合、大腿直筋の筋緊張を緩和させ、滑走性や伸張性を改善することが大切になります。その上で、力学的負荷の原因となる姿勢や動作に介入していくことが必要となります。

3 第1水準および第2水準の評価

ⅰ）第1水準の評価

　大腿直筋の過緊張や短縮に伴う症状は、「部活動などで運動の負荷が最近増えた」「跳躍動作を多く行うようになった」など大腿直筋に加わっている過度な力学的負荷の繰り返しによって発症することが多いです。また、ときに外傷や手術を起点にこの筋の滑走性や伸張性が低下することで、膝関節伸展機構障害を生じることもあります。そのため、症状が発生した背景を聴き取ることが大切です。

　また、発症からの期間を聴取することも重要です。急性期の場合は、安静や投薬などを主体とした治療で無理な負荷を加えないように促すことが必要なこともあるからです。一方、慢性期の場合は力学的負荷が痛みの原因となることが多いため、その負荷を軽減するための介入を考える必要があります。

　疼痛部位の示し方は、膝蓋腱や膝蓋骨周辺を局所的に示すことが多いですが、大腿前面に比較的広い範囲で痛みを訴える場合や、下前腸骨棘や股関節付近に痛みを示すこともあります **図4** 。また、問診ではどのような動作で痛みが生じるかを聴

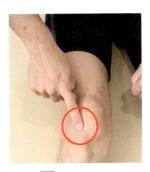
a 局所的な疼痛

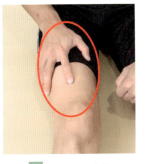
b 広範囲での疼痛

図4 疼痛部位の示し方

き取ります。

　加えて、症例の立位姿勢を観察することで大腿直筋に過度な負荷が加わっているかどうかも推定することができます。健常者の立位時の姿勢維持では主に腸腰筋が作用するのに対し 図5-a 、腰椎後弯・骨盤後傾した姿勢では大腿四頭筋の中で大腿直筋、内側広筋、外側広筋にも負荷が加わることが分かっており、股関節屈曲および膝関節伸展モーメントが過剰に作用します 図5-b [2)]。そのため、大腿直筋に持続的に遠心性収縮が繰り返されるということになります。このことを念頭に入れておくと力学と病態との関連を予測することができます。

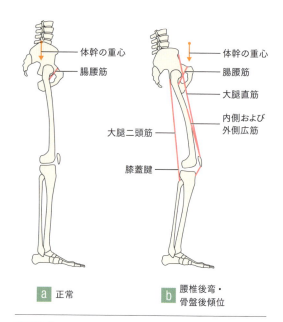

図5　体幹の重心線と作用筋に加わる力学的負荷

ii）第2水準の評価

　大腿直筋の過緊張や滑走性・伸張性低下が疑われた場合は、大腿直筋に対して伸張テストを行い、筋の伸張性とともに、痛みやつっぱり感などの訴えがあるかを確認します。一般的に、大腿直筋の伸張テストとしてはエリーテストが用いられます。方法としてはベッド上で腹臥位になって行い、踵が殿部に到達するかを評価しますが、骨盤や腰椎での代償により陰性に見えてしまうことがあります 図6 。そのため、私はエリーテストの変法として 図7 のような方法で大腿直筋の伸張性を確認しています。非検査側の股関節を屈曲させ、下肢をベッドから降ろします。この方法を取ることで、骨盤の前傾が起こりづらい状況を作り出し、評価することができます。さらに、

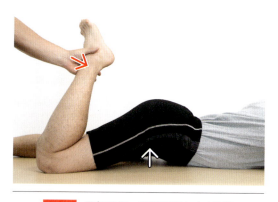

図6　骨盤前傾・腰椎伸展による代償

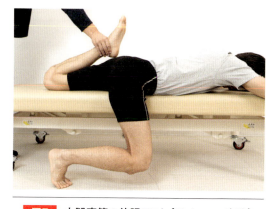

図7　大腿直筋の伸張テスト（Ely's test変法）

テストの際、非検査側の股関節屈曲90度、膝関節屈曲90度の肢位で行うことで、次に来院した際に統一した肢位でこのテストを行いやすくなり、再現性を高めることもできます。

また、私は臨床では殿踵間の距離を横指数で計測します。この方法であれば、視覚的に容易に確認でき、ゴニオメーターの計測より簡便で再現性が高いと考えています。この計測方法で、治療前と治療後の伸張性を比べることにより介入効果があったかどうかを評価することができます。

また、問診時に特定の動作での痛みを聴取できた場合は、実際にその動作を行い、痛みが再現できるかを確認します。例えば、片脚のスクワット動作、ジャンプ動作、ニーイン・ニーアウト（knee-in・knee-out）動作などで痛みを誘発できることはよくあります 図8。

もし、これらの伸張テスト、動作テストなどによって痛みを誘発することができれば、以下に説明する滑走性および伸張性を改善するためのテクニックを施行後に第3水準の評価の指標として、これらのテストを利用することができます。

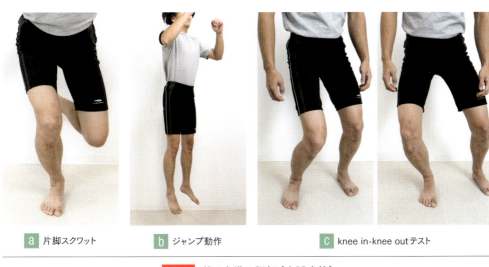

a 片脚スクワット　　b ジャンプ動作　　c knee in-knee out テスト

図8　第2水準の評価（大腿直筋）

4 滑走性・伸張性改善テクニックの実際

ここまでの評価で大腿直筋の滑走性や伸張性低下が痛みや張り感の原因であると推測した場合、次のテクニックを用いて滑走性・伸張性を改善します。大腿直筋が痛みの原因組織であるならば、これらのテクニックを行うことで、痛みや張り感などの症状がその場で改善することを実感していただけると思います。

テクニック①　大腿直筋の短軸での滑走操作

まずは、大腿直筋の滑走性を促す操作を解説します。

方法　患者を背臥位にし、患側の膝の下に治療者の大腿部を入れ膝関節を軽度屈曲位にして緊張を緩めた状態で治療を行います。その状態から大腿直筋の筋腹を確認するために起始部である下前腸骨棘を触診します。この際、SLRを行うことで大腿直筋の収縮を明確に確認することができ、正確に筋のレリーフを触診することができます 図9-a 。筋腹を触知することができたら大腿直筋の筋腹を持ち上げるようにして、外側に滑走させ 図9-b 、その後、また内側に戻します 図9-c 。そのまま近位から遠位にかけて滑走性を促していき、特に滑走性が低下している部位があればその部位の滑走性を促していきます。

この滑走操作を反復して施行することで大腿直筋の緊張が緩和してくることを確認できると思います。

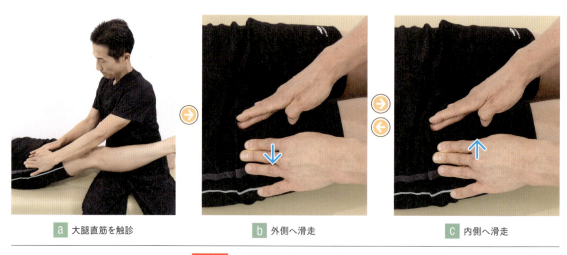

a　大腿直筋を触診　　b　外側へ滑走　　c　内側へ滑走

図9　大腿直筋の短軸での滑走操作

テクニック②　大腿直筋の収縮と短縮からの伸張法（腹臥位）

次に、大腿直筋の収縮と短縮からの伸張操作について解説します。

方法　先程、第2水準の評価で紹介した大腿直筋伸張テスト変法の肢位で操作を行います。この肢位で膝関節伸展の抵抗運動を行い、大腿直筋の収縮を促します。この際、収縮の最終域で筋を少しだけ徒手的に短縮させることがポイントです。このことで生理学的な抑制も作用し、筋緊張が緩和しやすくなります 図10-a 。その後、膝関節を屈曲させることで大腿直筋を伸張

させます 図10-b 。最終域まで伸張を加えたら、また膝関節伸展の抵抗運動を行います。この一連の伸張と収縮の運動を大腿直筋の伸張性が向上するまでリズミカルに繰り返し行います。

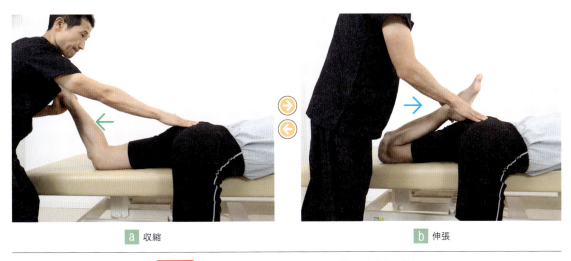

a 収縮　　b 伸張

図10　大腿直筋の収縮と短縮からの伸張法（腹臥位）

テクニック③　大腿直筋の収縮と短縮からの伸張法（側臥位）

　側臥位で行う大腿直筋の伸張方法も紹介します。この方法は、特に大腿直筋の近位部を効果的に伸張でき、ジャンパー膝やオスグッド・シュラッター氏病の患者でも疼痛が少ない状態で伸張を加えることができます。また、セルフエクササイズへの移行も行いやすい点でも利点のある方法です。

方法　患側上の側臥位を取らせ、健側は股関節・膝関節屈曲位にします。治療者は患者の背面に立ち、患側の足首を把持し、もう一方の手は大腿前面にあてます。この肢位から、股関節屈曲の抵抗運動を行い、収縮の最終域で筋を少しだけ徒手的に短縮させます 図11-a 。このことで生理学的な抑制も作用し、筋緊張が緩和しやすくなります。その後、大腿直筋に伸張を加えますが、ここで重要なことは股関節を伸展する前に膝関節を最終域まで屈曲させます 図11-b 。これによって膝蓋骨を下げきった状態で固定でき、腱ではなく筋を主体に伸張することができます。そのため、膝蓋腱や脛骨粗面に疼痛のある患者においても、疼痛をそれほど生じさせずに大腿直筋を伸張することができます。

　膝関節を最終域まで屈曲させたら、股関節を他動的に伸展していき、大腿直筋に伸張を加えます。最終域まで伸張を加えたら、また股関節屈曲の抵抗運動を行います。この一連の伸張と収縮の運動を大腿直筋の伸張性が向上するまでリズミカルに繰り返し行います。

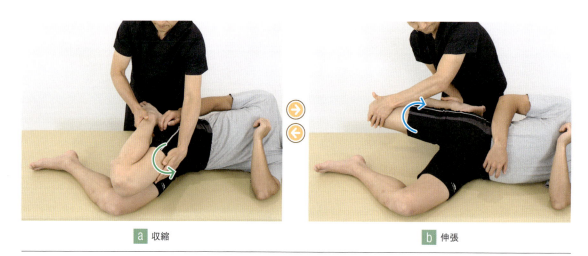

|a| 収縮　　　|b| 伸張

図11 大腿直筋の収縮と短縮からの伸張法（側臥位）

　以上、大腿直筋を滑走するための治療概念と3つのテクニックを紹介しました。これらのテクニックを行うことで、第2水準の評価で生じていた痛みや張り感が改善すれば、大腿直筋の滑走性や伸張性の低下が痛みの原因だと高い確率で判断することができます。

参考文献　「第2部第3章　5.大腿直筋」
1) 園部俊晴, 勝木秀治, & 堤文生. (2002). 大腿直筋の筋活動パターン特性―遂行運動の違いが二関節筋の部位別筋活動に与える影響―. 理学療法学, 29(7), pp245-249.
2) 平林茂：脊椎変性による姿勢異常と変形性股関節症との関係, 関節外科 23(4)：pp510-516, 2004.

第Ⅱ部 第3章 股関節・大腿への滑走性・伸張性改善テクニックの実際

6 大腿直筋反回頭

　股関節疾患を診る機会が多い医療者であれば、大腿直筋反回頭（以下、反回頭）という組織を耳にする機会が増えたのではないでしょうか。反回頭は鼠径部痛との関連が示唆されており、実際に私も反回頭を滑走させるテクニックを用いるようになってから多くの鼠径部痛の症例で痛みを改善できることが分かりました。
　以上を踏まえ、この項目では反回頭に関わる病態を詳しく解説し、滑走性や伸張性を改善するためのテクニックを紹介していきます。

① 機能解剖

　大腿直筋は、直頭（first head）と反回頭（second head）、第3頭（third head）の3つの起始があります。直頭は下前腸骨棘から起始し、反回頭は寛骨臼上縁に起始部があり、また、第3頭は大転子の前外側面から起始し、小殿筋と連結しています 図1 。どれも膝蓋靭帯を介して脛骨粗面に停止しています。

　図2 を見てください。 図2-a のように股関節伸展時（屈曲0度）には反回頭と関節包は隣接しています。 図2-b を見て分かるように股関節屈曲時（屈曲90度）には反回頭は関節包に対して浮き上がりながら上方へ滑走

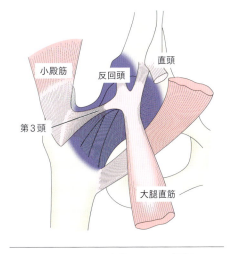

図1　大腿直筋反回頭の解剖
（文献1を参考に作図）

します。そのため、反回頭の滑走性が低下している場合は、本来生じるはずの上方への滑走が得られないため、これによりインピンジメント様の痛みが生じるようになると考えています 図2-c 。実際に反回頭に痛みがある症例にどのような痛みかを確認すると「前に何かが詰まっているような感じ」、「曲げるとズキッと痛い」と言われることが多いです。このような反回頭の特徴を理解しておくと、どうすれば痛みを改善すれば良いかアイディアも浮かんできます。このことについて、次の項目で詳しく説明します。

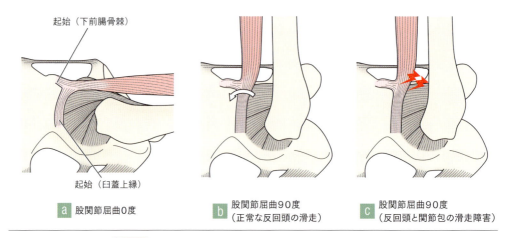

図2 股関節屈曲時の反回頭の滑走（文献2を参考に作図）

② 治療概念

　反回頭が鼠径部痛に関与していることは、近年多く示唆されるようになりました。しかし、なぜ反回頭に痛みを生じるようになるのか、その要因を力学的に説明している紙面はほとんど見当たりません[※1]。このことを理解することが反回頭への治療概念を考える上で非常に重要になりますので、まずは反回頭に加わる力学的負荷について説明します。

　図3 を見てください。通常、歩行ではこの図のように荷重応答期（LR）の時期に対側の骨盤が下制することで股関節は内転し、前遊脚期（PSw）の時期に対側の骨盤が挙上することで股関節は外転します。つまり、歩行時の股関節は内外転を繰り返しています。

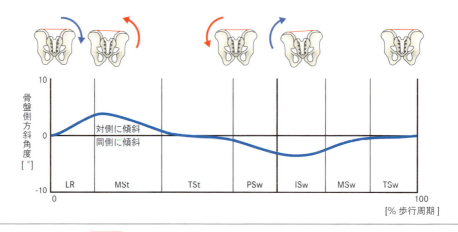

図3 歩行時の立脚側の骨盤側方傾斜角度（文献3より引用）

※1
おそらく現時点では、力学的要因を記載しているものはないと思われます。

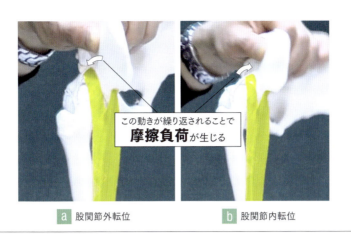

| a 股関節外転位 | b 股関節内転位 |

図4 股関節の肢位の違いによる反回頭の位置変化

　次に、股関節内外転の肢位の違いによって反回頭の位置がどのように変化するのかを考えてみましょう。図4 を見てください。この図のように、股関節外転位から内転位になる際、大腿骨頭前方で反回頭が擦れるように移動しているのが分かります。特に、内転位では関節包などの股関節上方組織に伸張が加わると同時に、大腿骨頭から圧力を受けることから摩擦負荷はさらに強くなると考えられます。つまり、股関節の内転位荷重が繰り返されると反回頭への摩擦負荷を大きくし、これがこの部位への力学的負荷になっていると私は考えています。

　それでは、股関節の内転位荷重が強く生じるのはどのようなシチュエーションでしょうか。臨床的観点で考えると、2つのシチュエーションが考えられます。1つは骨盤の側方移動です 図5-a 。そして、もう1つは骨盤の挙上です 図5-b 。

　臨床的には特に後者の骨盤挙上の影響が大きく、この動きはトレンデレンブルグ徴候として知られています。トレンデレンブルグ徴候を伴う症例では、歩行の荷重応答期に加速をつけて骨盤が挙上するため、反回頭には強い摩擦負荷が加わることになります。

　以上のことから、痛みの原因組織である反回頭の滑走性を促すことと、反回頭に加わる摩擦負荷を軽減するために股関節内転位荷重を改善することを目的に治療を行うことが大切であり、このことが反回頭における治療概念となります。

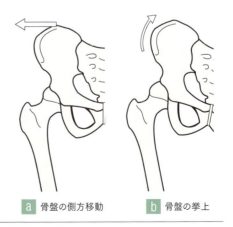

| a 骨盤の側方移動 | b 骨盤の挙上 |

図5 股関節内転位荷重が生じる主な要因

③ 第1水準および第2水準の評価

ⅰ）第1水準の評価

歩行や走行時に鼠径部に痛みがあり、問診により「動き始めにズキッと痛くなる」などと訴える場合に反回頭が痛みの原因組織である可能性があり、それを踏まえ評価を進めていきます 図6 。

私は鼠径部の痛みが反回頭の可能性があると考えた場合、その時点で歩行を観察し、トレンデレンブルグ徴候や、過度な骨盤の側方変位の有無を確認します。

X線やMRIでは、よほど炎症が強い場合を除き、反回頭の異常所見を見出すのは難しいかもしれません。ただし、X線で臼蓋形成不全と頸体角を確認することには意味があります。臼蓋形成不全や頸体角が大きいと、トレンデレンブルグ徴候が生じやすくなるのと同時に、大腿骨頭の上方への圧力が大きくなるため、反回頭への負荷は大きくなります。また、エコー検査では反回頭の滑走性やドプラーモードで炎症の有無を確認できることがあり有効です[※2]。

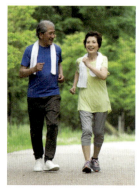
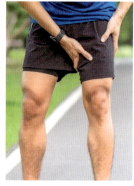

a 歩行や走行　　b 動き始めの疼痛

図6　第1水準の評価（歩行と動き始めの疼痛）

ⅱ）第2水準の評価

反回頭に対する第2水準の評価として、背臥位での他動的な股関節屈曲を行います 図7 。「①機能解剖」の項目で説明した通り、股関節屈曲時には反回頭は関節包に対して浮き上がりながら上方へ滑走します。しかし、反回頭の滑走性が低下している場合は、この上方への滑走がスムースに行えないため、インピンジメント様の痛みを訴えます。

この操作を行うことによって普段感じている痛みと同じ痛みを誘発できた場合は、施術後に第3水準の評価の指標としてこのテストを利用することができます。

※2
エコー検査で反回頭を抽出するのには、高い技術が求められます。

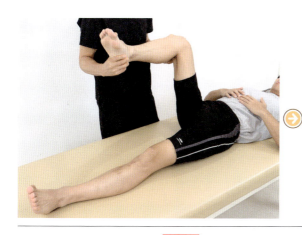
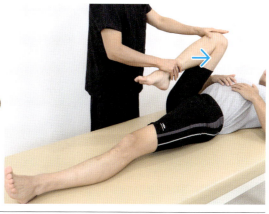

図7　第2水準の評価（大腿直筋反回頭）

4　滑走性・荷重改善テクニックの実際

　ここまでの評価で反回頭の滑走性低下が痛みの原因であると推測した場合、下記のテクニックを用いて滑走性を改善します。反回頭が痛みの原因組織であるならば、これらのテクニックを行うことで、痛みなどの症状がその場で改善することを実感していただけると思います。

 テクニック①　大腿直筋反回頭の短軸での滑走操作

　反回頭が痛みの原因組織だと判断できた場合、滑走操作は特に効果的です。そのため、ここでは反回頭を効果的に滑走するためのテクニックを紹介します。

　方法　この操作は背臥位で行います。痛みの生じない範囲で股関節を屈曲し、患者の下腿を治療者の大腿に乗せた肢位を開始肢位とします。この肢位にすることで、大腿直筋の筋腹と反回頭とが一直線になり、反回頭を滑走させやすい状態を作ることができます。

　この操作を行う際、大腿直筋と縫工筋の間に指を的確に入れ込まないと縫工筋と大腿直筋を一緒に動かすことになり、反回頭を効果的に滑走させることはできません。そのため、確実に大腿直筋と縫工筋の間隙に治療者の指を入れ込み、その上で操作することが反回頭を上手く滑走させるためのポイントとなります。これを達成するために、まず縫工筋に収縮を入れることを目的に股関節を自動収縮で外旋させます。これにより浮き上がった縫工筋を触知することができます。鼠径部において、股関節屈曲位では縫工筋のすぐ外側に大腿直筋がありますので、この筋間に治療者の指を入れ込み、大腿直筋だけを把持します **図8-a**。ここまでできれば、把持した大腿直筋を内側へ滑走させたら **図8-b**、外側へ戻すように滑走操作を繰り返し加えることで、反回頭の滑走性を促すことができます **図8-c**。

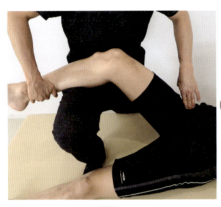 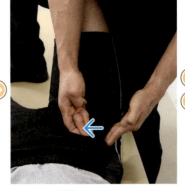 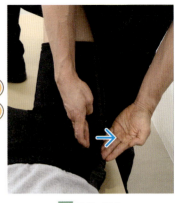

| a 反回頭を触診 | b 内側へ滑走 | c 外側へ滑走 |

図8 大腿直筋反回頭の短軸での滑走操作

テクニック② 大腿直筋反回頭の長軸での滑走操作

　テクニック①では反回頭を内・外側方向に徒手操作を用いて動かすことで滑走させました。テクニック②では筋収縮を利用して反回頭の浮き上げと滑走の両方を同時に行います。そのため、テクニック①と併せて行うことで、さらに反回頭の滑走性を促すことができます。この具体的方法について説明します。

方法　この操作は背臥位で行います。テクニック①と同様に、痛みの生じない範囲で股関節を屈曲し、患者の下腿を治療者の大腿に乗せた肢位を開始肢位とします。テクニック①と同じ方法で縫工筋と反回頭との間に指を入れ込み **図9-a**、この状態から膝関節伸展の自動収縮を行わせることで大腿直筋を浮き上がらせます **図9-b**。そして、浮き上がった大腿直筋を確実

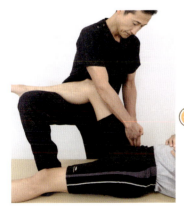 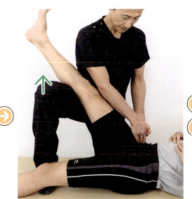 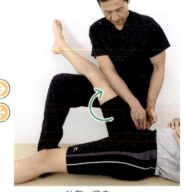

| a 反回頭を触診 | b 大腿直筋を浮き上げる（膝関節伸展） | c 外側へ滑走（股関節外転・外旋） |

図9 大腿直筋反回頭の長軸での滑走操作

に把持しながら外側に滑走させます。この際、治療者の大腿を外側に開くことで、患者の股関節を外転・外旋させることができます 図9-c 。これにより関節包に対して反回頭が浮き上がりながら外側に滑走しますので、より効果的に滑走性を促すことができます。この操作を繰り返し行うことで、反回頭の滑走性を向上させることができます。

テクニック③　股関節内転位荷重の改善エクササイズ

立位での片脚時に遊脚側の骨盤が下制すると、股関節内転位での荷重が生じ反回頭に摩擦負荷が加わることを説明しました。ここでは、股関節内転位荷重を改善するためのエクササイズについて解説していきます。具体的方法をQRコードの動画でも確認できますので、是非、ご覧ください。

方法　このエクササイズは立位で行います。 図10-a のように片脚立位を行わせますが、この際、治療者は挙上側の骨盤に軽く抵抗を加え、骨盤を挙上するように指示します。これにより支持側の股関節が外転しながら片脚で支持することになりますので、内転位荷重を抑制する使い方を学習することができます。

また、この時のポイントとして、この運動を行う際に荷重側への体幹の側屈が生じないように意識しながら実施します。上手くできない場合は、治療者が骨盤帯をアシストしながら実施したり、安定した物に患者の手を置いて支えても良いです 図10-b 。さらに鏡を使ってセルフイメージをフィードバックしながら行うことも効果的でしょう。

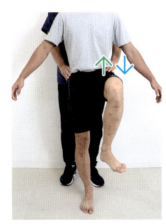
a　膝関節伸展位での骨盤挙上ex.

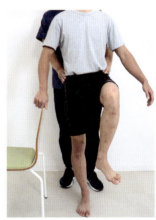
b　治療者が骨盤をアシストして行う

図10　股関節内転位荷重の改善エクササイズ

テクニック④　外転バンドを使った荷重改善エクササイズ

方法　テクニック③の運動が可能になれば、 図11 のようにゴムチューブなどで抵抗を加えながら足踏み運動を行うと、股関節の使い方の学習だけでなく、外転筋の強化にもなり、さらに効果的な運動になります。

この際、膝関節伸展位で足踏みエクササイズを行うことで遊脚側の骨盤を挙上しなければな

らない状況をつくることができます。そのため、患者が意識しなくても内転位荷重を抑制するための使い方を学習することができます。加えて、外転筋の筋力強化には非常に有効で、実際に行ってみると30秒ほど行うだけでも外転筋には相当な負荷を加えられることを実感できます。

この運動は、股関節内転位荷重を伴う多くの股関節疾患に有効なエクササイズとなります。具体的方法をQRコードの動画でも確認できますので、是非、ご覧ください。

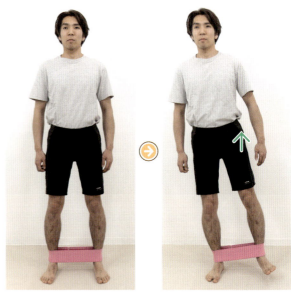

図11 外転バンドを使った荷重改善エクササイズ

外転バンドを使用して、膝関節伸展位で足踏みを行うことで、内転位荷重を抑制するための使い方を学習できる

以上、反回頭を滑走するための治療概念と4つのテクニックを紹介しました。これらのテクニックを行うことで、第2水準の評価で生じていた痛みが改善すれば、反回頭の滑走性の低下が痛みの原因だと高い確率で判断することができます。

参考文献
1) Tubbs RS, et al: Does a third head of the rectus femoris muscle exist? Folia Morphol 65 (4): pp377-380, 2006.
2) 江玉睦明, 他: 大腿直筋の筋・腱膜構造の特徴－肉ばなれ発生部位との関連について－. 厚生連医誌 21(1): pp34-37, 2012.
3) 畠中泰彦: 臨床に役立つ歩行運動学. 運動と医学の出版社, 2021.

7 長内転筋

内転筋群は、主に5つの筋から構成されます。それぞれ異なった機能があり、その障害も個別の筋に発生することが多いです。したがって、一括りに内転筋群の痛みや張りとして捉えるのでなく、各々の筋を区分けして評価できる技術が必要です。加えて、股関節（大腿）内側にあるその他の組織と鑑別して評価できることが大切になります。

私の臨床経験では内転筋群の障害では、長内転筋に関わる障害が最も多いと感じています。長内転筋に関わる様々な障害を把握できると、臨床で大腿内側の痛みや張り感が生じる理由や、股関節外転や伸展制限の要因になることが理解できるようになります。それを踏まえ、長内転筋の機能解剖、病態、歩行での役割などについて解説していきたいと思います。

① 機能解剖

長内転筋は内転筋の中で最も表層に位置するため、触診によって筋のレリーフが明瞭に確認することができます。恥骨結節の下方から起始し、大腿骨粗線内側唇中央1/3に付着します 図1 。作用としては股関節の内転・屈曲、補助的に外旋に働く筋です。内転筋群の1つですから内転作用を主体としていますが、股関節屈曲の作用も大きいことが特徴として挙げられます。このことから、この筋の滑走性や伸張性が低下すると、股関節外転の制限因子になることはもちろんですが、伸展の制限因子にもなり得ます。そのため、長内転筋の可動域への影響を確認する場合、外転可動域を股関節伸展位と屈曲位で比較することが大切です。加えて言うと、長内転筋が伸展制限に関与する場合、外転位での伸展は制限しますが、内転位では伸展を制限しないということも知っておくと臨床で腑に落ちることがあると思います。

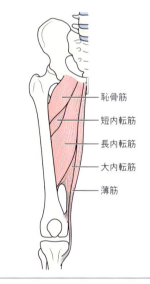

図1　股関節内転筋群の解剖

また、長内転筋の屈曲作用が股関節の伸展角度によって異なることが知られています。このことを理解するために 図2 をみてください。図2-a のように股関節伸展位はこの筋が屈伸軸の前方に位置しているため、屈曲作用があります。しかし股関節の屈曲が増すにしたがい、屈曲作用は小さくなり、60度を超えた屈曲位ではこの筋が屈伸軸の後方に位置するようになるため、伸展に作用するようになります 図2-b.c 。

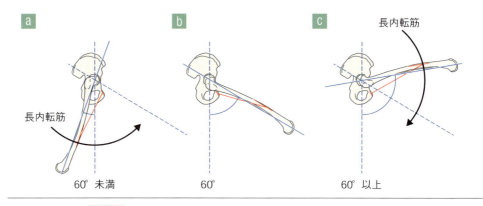

図2 股関節屈曲角度による長内転筋の作用の変換（文献1より引用）

　長内転筋の支配神経は閉鎖神経です。閉鎖神経には前枝と後枝がありますが、長内転筋と隣接する短内転筋との間を閉鎖神経の前枝が通過します。臨床ではこの部位での絞扼が原因で痛みや筋力低下を呈する場合があります。

　最後に、長内転筋の歩行時の作用とその特徴についても知っておきましょう。長内転筋は歩行立脚後半相で作用する筋です。立脚中期から後半相にかけて、身体重心は内方移動しますが、この時に長内転筋が股関節外転と伸展を制御しています。この時期の身体重心の内方移動が過度なケースでは股関節内転モーメントが大きくなり、これらの筋の過緊張を強いられるようになります 図3-a [2]。また、股関節の変形が進行すると、立脚時に反対側の骨盤が下制するトレンデレンブルグ徴候を伴いやすくなりますが、このような症例では内転筋が短縮位のままの歩行となります。さらに体幹の同側への側屈を呈するようになると（デュシェンヌトレンデレンブルグ徴候）、長内転筋を始めとする内転筋群は短縮位のまま過緊張が強いられるようになります 図3-b。

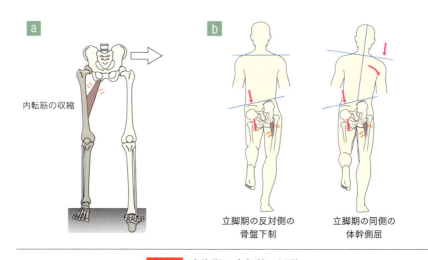

図3 立脚期の内転筋の活動

② 治療概念

　長内転筋は、過度な使用によって過緊張を呈することや、不良肢位によって短縮を引き起こすこと、さらに股関節の術後には周辺組織との癒着や滑走障害を引き起こすこともあり、過緊張や滑走性・伸張性低下などが長内転筋に関連する病態に影響を及ぼしています。

　また、長内転筋に関わる病態を考える際、閉鎖神経との関連についても知っておく必要があります。臨床において、閉鎖神経が絞扼されやすい部位の1つとして、長内転筋と短内転筋の間を通過する部位（前枝が通過）があります 図4 。長内転筋に過緊張や滑走性・伸張性の低下が生じることで、この部位で閉鎖神経前枝が絞扼されると絞扼部位での圧痛を伴い、それにより遠位部での感覚障害や筋力低下を呈することがしばしば見られます。

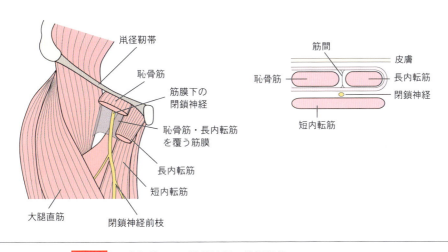

図4　長内転筋による閉鎖神経の絞扼部位（文献3を参考に作図）

　以上のことから、長内転筋が痛みや神経障害と関与していると考えられた場合、長内転筋を含めた内転筋群をそれぞれ区分けて評価し、過緊張や滑走性・伸張性が低下している部位を明らかにした上で改善を図ることが重要となります。また、歩行や走行での影響が大きい場合、立脚後半相に身体重心の過度な内方移動を抑制するための身体の使い方を学習することも大切です。例示すると、体軸をわずかに患側前にするだけで、立脚後半相の内方移動は抑制されます。また、外転筋の強化や学習も内容移動やデュシェンヌ徴候の抑制に役立ちます。

❸ 第1水準および第2水準の評価

ⅰ) 第1水準の評価

　長内転筋由来の痛みの多くは、術後を除いて外傷なく発生することが多いです。問診では症例の訴えとして、歩行中や長時間の歩行後などに「股関節内側の痛みや違和感」を訴えることが多いです。また、「股関節の外傷・術後から痛くなった」とはっきりきっかけを訴えられた場合は、外傷や手術を基点に滑走性や伸張性が低下し、股関節の内転筋群の緊張が高くなったと考えられます。そのため、長内転筋を含む股関節内転筋群の滑走性や伸張性低下を視野に入れて評価を進めます。

　疼痛部位の示し方としては、局在的なことは少なく、大腿内側の痛みや張り感として訴えられることが多いです。特に、デュシェンヌ徴候のような跛行を呈している症例では、股関節内転筋の圧痛の所見がみられることが多いため、確認すると良いでしょう。

ⅱ) 第2水準の評価

　長内転筋の過緊張や滑走性・伸張性低下が疑われた場合は、長内転筋に対して選択的伸張操作を行い、痛みやつっぱり感などの訴えがあるかを確認します。長内転筋は股関節伸展・外転で選択的に伸張させることができます。この際、筋の伸張感のみならず、併せて痛みや違和感を大腿の内側に呈するかどうかを評価します。ここで1つポイントとなるのが、伸張を加える時には膝関節が軽度屈曲位のまま伸張を加えます。その理由は、膝関節伸展位では長内転筋よりも薄筋が優位に伸張されてしまうからです 図5 。

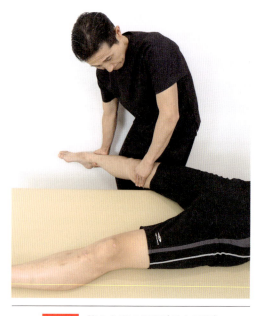

図5　第2水準の評価（長内転筋）

　この操作で痛みや違和感の左右差が認められた場合は、長内転筋が痛みの原因組織である可能性が示唆されます。また、介入後の第3水準の評価の指標として、この伸張操作を利用することで介入効果の有無を確認することができます。

4　滑走性・伸張性改善テクニックの実際

　ここまでの評価で長内転筋の滑走性や伸張性低下が痛みの原因であると推測した場合、下記のテクニックを用いて滑走性・伸張性を改善します。長内転筋が痛みの原因組織であるならば、これらのテクニックを行うことで、痛みや張り感などの症状がその場で改善することを実感していただけると思います。

テクニック①　長内転筋の短軸での滑走操作

　まずは、長内転筋の滑走性を促す操作を解説します。

方法　内転筋群は、板を積み重ねているように隣接し合っているため、伸張操作を行う前に滑走性を促しておくと効果的です。患者を背臥位とし、他動的に股関節軽度屈曲・外転した肢位で伸張を促します。この際、大腿の内側に触れておくことで長内転筋の筋腹を触知することができます。先述した通り、長内転筋は内転筋の中で最も表層に位置するため、筋腹を触診することはそれほど難しくないと思います。筋腹を触知することができたら、まずは長内転筋の前方から恥骨筋や脂肪層との滑走操作を行います。長内転筋の近位内側のレリーフから2～3横指外側に指を移動させると段差を感じます。これが恥骨筋との筋間で、この筋間を広げるように滑走を促します 図6-a 。その後、長内転筋とそのすぐ後方にある短内転筋の筋間に指を入れ込み、筋間を広げるように内側方向へ滑走を加えたら 図6-b 、外側方向へ戻すように滑走を促します 図6-c 。

　これらの滑走操作を行うことで、筋間の滑走性が改善するとともに、筋緊張を緩和させる効果が期待できます。施行後、触診により筋緊張の緩和が得られていれば、伸張性を改善するための運動療法を施行します。

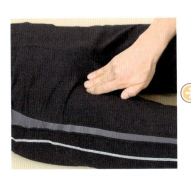
a　恥骨筋との筋間で、筋間を広げるように滑走を促す

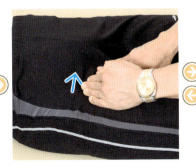
b　内側へ滑走

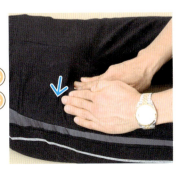
c　外側へ滑走

図6　長内転筋の短軸での滑走操作

テクニック②　長内転筋の収縮と短縮からの伸張法

次に、長内転筋の収縮と短縮からの伸張法を行います。

方法　患者を背臥位にし、股関節屈曲・内転方向（反対側に向かって斜め45度方向）に軽く抵抗運動を行わせ、長内転筋を選択的に収縮させます 図7-a 。この際、収縮の最終域で筋を少しだけ徒手的に短縮させることがポイントです。このことで生理学的な抑制も作用し、筋緊張が緩和しやすくなります。その後、股関節伸展・外転方向に伸張させます 図7-b 。ここでポイントなのが伸張テストと同様、薄筋の伸張を抑えるために膝関節は軽度屈曲位で行います。

最終域まで伸張させたら、再び屈曲・内転方向へ選択的に収縮を行わせます。この一連の伸張と収縮の運動を長内転筋の過緊張が緩和するまで、もしくは伸張性が得られるまで繰り返し行います。

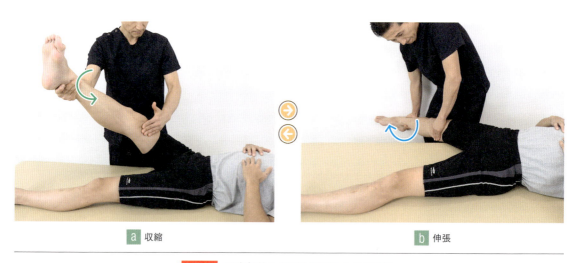

a 収縮　　　b 伸張

図7　長内転筋の収縮と短縮からの伸張法

以上、長内転筋を滑走するための治療概念と2つのテクニックを紹介しました。これらのテクニックを行うことで、第2水準の評価で生じていた痛みや張り感が改善すれば、長内転筋の滑走性や伸張性の低下が痛みの原因だと高い確率で判断することができます。

参考文献
1) 熊谷匡晃：股関節拘縮の評価と運動療法. 運動と医学の出版社,2019.
2) 入谷誠：関節モーメント.入谷誠の理学療法. 運動と医学の出版社. pp24-51,2019.
3) 工藤慎太郎：機能解剖と触診,羊土社,pp185,2019.

8 薄筋

薄筋はP261で解説した長内転筋と同様、股関節内転筋群の1つです。薄筋は股関節内転筋群の中で唯一の二関節筋であり、膝関節を跨っていることが特徴として挙げられます。股関節では屈曲・内転の作用、膝関節では屈曲・内旋の作用として働き、荷重位での下肢の内側安定性に寄与しています。

長内転筋と同様、大腿内側部の痛みや張り感の原因組織になり、スポーツにおいては、鼠径部症候群（グローインペイン症候群）を引き起こす組織として股関節の内転筋が挙げられ、薄筋もその1つとして考えられます。また、"縫工筋"の項目でも解説した鵞足を構成する筋の1つでもあるため、膝関節内側部痛として訴えられることも臨床では散見されます。

これらのことから、股関節屈曲・内転と膝関節屈曲・内旋の両方に作用する筋であることを加味して、薄筋に関わる様々な病態を理解する必要があります。この項目では薄筋の過緊張や滑走性・伸張性低下が原因で生じる病態と改善のためのテクニックを紹介していきます。

1 機能解剖

薄筋は大腿の中で最も内側に位置しており、恥骨結合〜恥骨下枝から起始し、縫工筋、半腱様筋と共に鵞足を形成して脛骨粗面に停止します 図1 。作用としては股関節の屈曲・内転、膝関節の屈曲・内旋に作用します（股関節屈曲の作用はそれほど強くありません）。

また、薄筋は帯状に長く、大腿の遠位部と膝関節の近位部では周辺組織との位置関係が異なるため、その詳細な走行も知っておくと触診や圧痛所見をとる上で役立ちます。そのことを理解するために、 図2 の大腿の断面解剖を見てください。薄筋は大腿近位部では縫工筋とは離れていますが、大腿中央では縫工筋の後縁に沿うように走行し、膝関節近位では縫工筋の後方に位置して2つの腱が重なるように走行します。

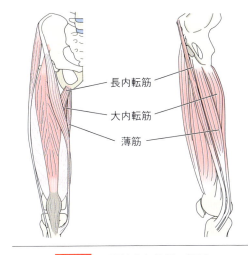

図1 股関節内転筋群の解剖

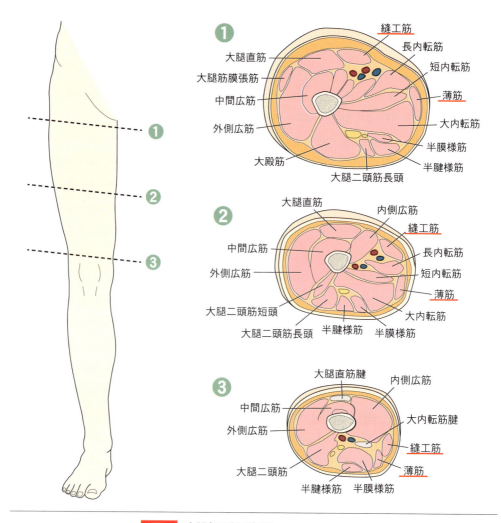

図2 大腿部の断面解剖（文献1を参考に作図）

　このことを念頭において評価すると、この筋の触診が行いやすくなります。

　私は触診する際、 図3 のようにまずは膝関節伸展位で股関節を外転すると、大腿の最も内側に触れる薄筋を把持したら、そのまま遠位にたどっていきます。このことで薄筋の位置を確認した上で、痛みや張り感のある部位の緊張や滑走性・伸張性、圧痛などを評価しています。

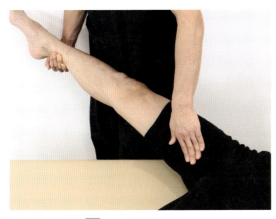
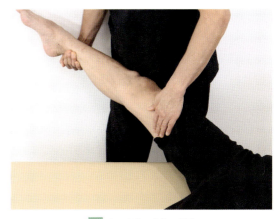

a 大腿近位の薄筋の触診 　　　b 大腿遠位の薄筋の触診

図3 薄筋の触診

② 治療概念

　薄筋に過緊張や滑走性・伸張性低下が伴うことで筋実質部だけでなく、周囲の組織に影響を及ぼし、痛みや張り感を呈することがあります。特に、鵞足炎をはじめとする鵞足周囲の痛みでは薄筋が原因組織となることがよくあります。鵞足部分の痛みの原因組織として薄筋の他に前項で解説した縫工筋や、後述する半腱様筋が考えられますが、私の経験上、鵞足部痛の原因組織として薄筋と縫工筋が多いです。

　薄筋をはじめとする鵞足腱は、膝関節の外旋不安定性を制動する役割を担っています。このため、膝関節の過外旋を呈しているケースで、鵞足の痛みが惹起しやすくなります 図4 。例えば、変形性膝関節症（膝OA）のような症例では荷重下で下腿が外旋しやすく、それを制動する鵞足部に対する負荷は大きくなり、痛みを惹起することが臨床では散見されます。加えて、筋実質部の柔軟性や伸張性が低下している場合、鵞足部の伸張負荷が大きくなるため、鵞足部の痛みの助長因子になります。

　したがって、薄筋が痛みと関連している場合、薄筋の滑走性と伸張性を獲得し、鵞足腱に加わる摩擦負荷を少ない状態にすることが治療の目的となります。

　最後に、歩行時のおける薄筋に対する負荷についても説明しておきましょう。薄筋に痛みがある症例では、歩行時の膝関節の過度な内反・内旋モーメント[※1]

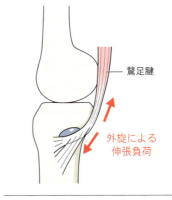

図4 下腿外旋により鵞足に痛みが生じるメカニズム

※1
内反モーメントは外反する動きを制御する力、内旋モーメントとは外旋する動きを制御する力が働いていることを示します。

と股関節の内転モーメントが大きく関わっていると私は考えています。特に膝関節内反モーメントは主に歩行立脚後半相で生じるため、後半相の動きを着目して観察すると良いと思います図5。治療ではこれらの力学的負荷を軽減させるための運動療法を施行することが重要であり、"大腿の過度な内旋"の改善や、"体幹の質量中心（COM）内方位"などの膝関節内反・内旋モーメントを増強させる因子を改善させる介入が必要です。

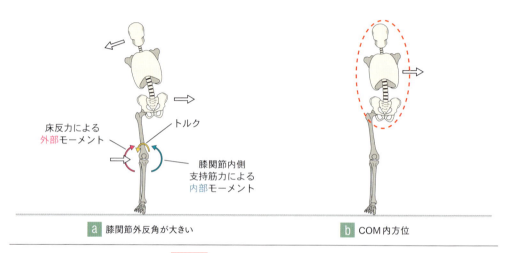

図5　薄筋に加わる力学的負荷

3　第1水準および第2水準の評価

ⅰ）第1水準の評価

　薄筋の過緊張や短縮に伴う症状は、外傷や手術のような明らかなきっかけがなく発症することが多いです。症状の示し方としては鵞足部を局所的に示すことが多いですが、大腿内側に張り感を伴っていることもあります。

　また、問診ではどのような動作で痛みが生じるかを聴き取ります。走行や長距離の歩行、階段の降段動作で痛みを感じることが多く、必要に応じ動作の特徴を観察します。

　先述した通り、鵞足部に痛みを認める症例では膝関節の過外旋が大きく関係しています図6-a。これは、過外旋を呈した状態で膝関節の屈伸運動が繰り返されると摩擦負荷が繰り返し生じることになるからです図6-b。したがって、症例の「膝の捻れ（外旋）」は必ず確認しておきましょう。また、「脛骨前方位」は鵞足の伸張負荷を助長するため併せて確認します。

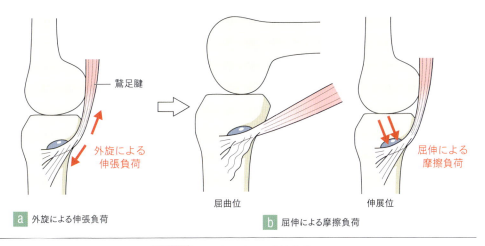

図6 鵞足部に生じる摩擦負荷

ⅱ）第2水準の評価

　鵞足部に痛みを訴えた場合は、圧痛と局所的な腫脹を確認します。私の臨床経験上、鵞足部に痛みを認める場合、鵞足の中では薄筋腱に圧痛や筋緊張を認めることが多いため、薄筋を近位へたどっていき、筋緊張と滑走性・伸張性の評価を行います。

　薄筋の過緊張や滑走性・伸張性低下が疑われた場合は、薄筋に対して選択的な伸張テストを行い、痛みやつっぱり感などの訴えがあるかを確認します。鵞足は薄筋、縫工筋、半腱様筋によって構成されますが、各々の筋を選択的に伸張させることができます。

　薄筋は、膝関節屈曲位の状態から股関節中間位で外転させ、その状態から膝関節を伸展させることにより伸張することができます。薄筋は内転筋の中で膝関節まで跨る唯一の二関節筋であることから、この肢位から膝関節を伸展させることで薄筋のみを選択的に伸張することができるということです **図7**。この時、股関節中間位のため半腱様筋が緩み、股関節外転位のため縫工筋は緩んだ状態になります。

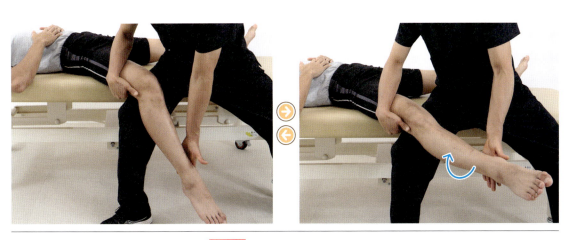

図7 第2水準の評価（薄筋）

また、これらの痛みは下腿の過外旋が大きく関わっていることから、荷重位での評価も重要です。鵞足に痛みを有する場合は、膝関節に外反および外旋負荷が加わるようにテストを行うと痛みが誘発されやすいと私は考えています。したがって、私はknee-in・knee-outテスト、前方回旋テスト、クロス回りテストのような膝関節に対して外反および外旋負荷が加わるようなテストを臨床ではよく行います 図8 。

　これらの非荷重位および荷重位のテストで痛みや左右差を誘発することができれば、施術後に第3水準の評価の指標としてこれらのテストを利用することができます。

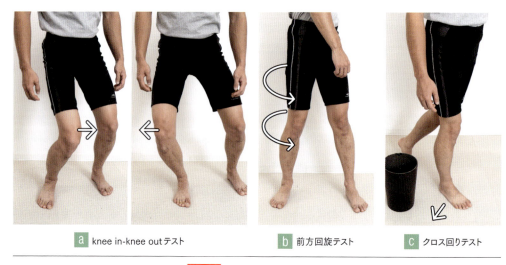

a knee in-knee out テスト　　b 前方回旋テスト　　c クロス回りテスト

図8　荷重位ストレステスト

④ 滑走性・伸張性改善テクニックの実際

　ここまでの評価で薄筋の滑走性や伸張性低下が痛みの原因であると推測した場合、下記のテクニックを用いて滑走性・伸張性を改善します。薄筋が痛みの原因組織であるならば、これらのテクニックを行うことで、痛みや張り感などの症状がその場で改善することを実感していただけると思います。

 テクニック①　薄筋の短軸での滑走操作

　薄筋の過緊張や滑走性低下が疑われた場合は、まずはこの筋の滑走操作から行います。

　方法　患者を背臥位にして、膝関節伸展位で股関節外転することで薄筋を伸張位にします。薄筋は大腿の最も内側に位置しているため、伸張すると容易に触知することができます 図9-a 。

薄筋の筋腹を触知することができたら、少しだけ伸張を緩め、筋腹を持ち上げるようにして筋の走行に対して直行するように前方へ滑走操作を加え 図9-b 、その後、後方へ戻すように滑走操作を繰り返し加えます 図9-c 。これらの操作は薄筋の中間部から行い、伸張性・柔軟性が改善されてくるのに併せて遠位部での滑走を促し、徐々に滑走性を改善していきます。

　これらの滑走操作を施行することで薄筋の緊張が緩和してくることを確認できると思います。

大腿近位部

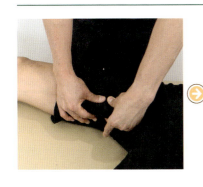
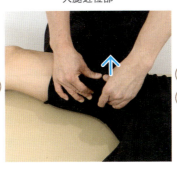
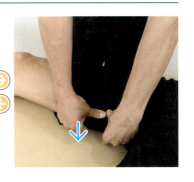

大腿遠位部

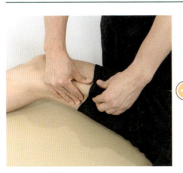
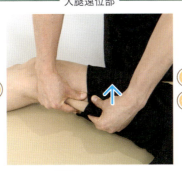
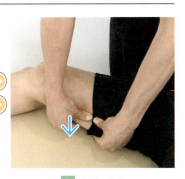

a 薄筋の筋腹を把持　　b 前方へ滑走　　c 外側へ滑走

図9　薄筋の短軸での滑走操作

テクニック②　薄筋の収縮と短縮からの伸張法

　薄筋の伸張テストで陽性だった場合は、薄筋の収縮と短縮からの伸張法を施行します。

　患者を背臥位にし、股関節内転と膝関節内旋方向に軽く抵抗運動を行わせ、薄筋を選択的に収縮させます 図10-a 。この際、収縮の最終域で筋を少しだけ徒手的に短縮させることで生理学的な抑制も作用し、筋緊張が緩和しやすくなります。ここでポイントなのが、治療者の抵抗を下腿遠位ではなく、つま先に加えることです。これにより、股関節内転の自動収縮だけなく、膝関節内旋の自動収縮も同時に促すことができます。

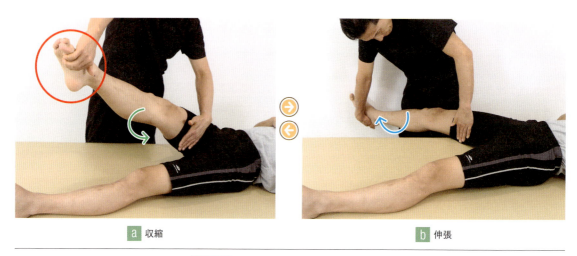

| a 収縮 | b 伸張 |

図10 薄筋の収縮と短縮からの伸張法

　その後、股関節外転・膝関節外旋方向に伸張させます 図10-b 。最終域まで伸張させたら、再び股関節内転・膝関節内旋方向へ選択的に収縮を行わせます。この一連の伸張と収縮の運動は必ず膝関節伸展位で行うことが重要です。

　以上、薄筋を滑走するための治療概念と2つのテクニックを紹介しました。これらのテクニックを行うことで、第2水準の評価で生じていた痛みや張り感が改善すれば、薄筋の滑走性や伸張性の低下が痛みの原因だと高い確率で判断することができます。

参考文献
1) Michael Schunke: プロメテウス解剖学アトラス　解剖学総論/運動器系　第1版. 医学書院, 2007.

9 内側広筋・外側広筋

内側広筋・外側広筋をはじめ、大腿四頭筋はその機能として、特に筋力が重要視されます。大腿四頭筋の筋力は、筋実質の断面積の増加（筋肥大）に比例して大きくなるため、肥大させる目的のトレーニングが注目されがちですが、臨床的には神経系や滑走性の問題も関与していることは非常に多いです。このような問題によって筋力が発揮できない状況を筋力低下と区分けして、筋出力低下と言われることがあります。例えば、術後や外傷後には大腿四頭筋やその周辺に癒着や滑走障害が生じることはよくあります。これによって、神経系の伝達に問題が生じたり、滑走性低下が膝関節における可動域制限や外旋障害などを引き起こしたり、収縮時の痛みに関与することがあります。さらに、内側広筋と外側広筋は共にKnee-in toe-outのアラインメントにおける膝関節の安定化に寄与するため、膝関節の安定化に影響を及ぼすこともよくあります。

また、特に人工膝関節全置換術（TKA）では進入路によっては内側広筋を切開するため、当然、これらの侵襲により術後の内側広筋は収縮不全や癒着が必発します。外側広筋も同様、周囲の組織が侵襲を受けると、それに伴い隣接する組織との滑走性が低下し、収縮不全や可動域制限を引き起こす原因となり得ます。

以上のことを踏まえ、この項目では大腿四頭筋のうち、内側広筋・外側広筋の滑走性低下が原因で筋出力が低下した場合、および屈曲可動域制限が生じている場合におけるその病態と改善するためのテクニックを紹介していきます。

① 機能解剖

内側広筋は大腿骨粗線内側唇から起始し、膝蓋骨を介して脛骨粗面に停止します。一方、外側広筋は大腿骨粗線外側唇と大転子下部から起始し、内側広筋と同様に膝蓋骨を介して脛骨粗面に停止します **図1**。どちらも大腿神経からの支配を受け、大腿四頭筋として膝関節の伸展に作用します。加えて、内側広筋と外側広筋にはそれぞれ下腿の内旋・外旋筋としての作用もあります。内側広筋は下腿を内旋させ、外側広筋は下腿を外旋させることで、膝関節の安定性を高める役割をしています。

それぞれの筋の特徴として、内側広筋は共同腱（大腿四頭筋腱）の内側を連続する内側広筋縦走線維と、大内転筋腱より起始し膝蓋骨内側と内側膝蓋支帯に連続する内側広筋斜走線維に分けることができます[1]。このうち、筋斜走線維は膝蓋骨の外側への動揺や変位を制御し、膝蓋大腿関節の安定性に重要な役割をしています。一方、外側広筋は大腿四頭筋の中で最も体積が大きく、内側広筋に比べて線維のほとんどが縦走に配列されているため、下腿外旋の作用が

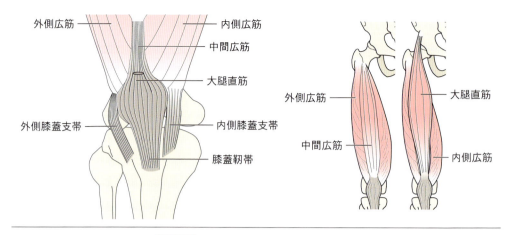

図1 膝関節前面と大腿四頭筋の解剖

あるものの主要な役割はあくまでも膝関節の伸展であると考えられます。

また、内側広筋および外側広筋は膝関節の屈伸に伴い、大腿前面を上下に移動しますが、特に大腿遠位部では前後方向へも移動します。具体的には、膝関節の伸展に伴い前上方へ移動し、屈曲に伴い後下方へ大きく移動します 図2 。この移動は膝関節の屈曲可動域制限がある場合、非常に重要で、屈曲時に大腿遠位前方に制限を訴える症例では、このことを配慮した運動療法が必要になります。

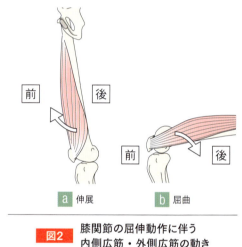

図2 膝関節の屈伸動作に伴う内側広筋・外側広筋の動き

2 治療概念

内側広筋・外側広筋の筋出力低下が生じている場合、適切な滑走性を引き出し、最終伸展でしっかり収縮できる機能を再建することが大切です。臨床的には、特に内側広筋が最終伸展位で上手く収縮できない症例は非常に多く、その収縮機能をいかに正しく発揮させることができるかどうかがセラピストの腕の見せ所です。

また、高齢者においては外傷や手術の有無にかかわらず内側広筋の滑走性低下によって最終伸展の収縮が上手くできないことはよくあり、特に変形性膝関節症の症例では多くみられます。そのため、歩行時の最終伸展が上手く行えず、仮に伸展制限を呈していなくても荷重応答期（LR）と立脚終期（Tst）で本来生じる膝関節の伸展ができず、軽度屈曲位で歩いているこ

とは多いです 図3 。そのため、膝関節伸展の筋力トレーニングだけでなく、滑走性や柔軟性といった筋の機能も必須となるわけです。

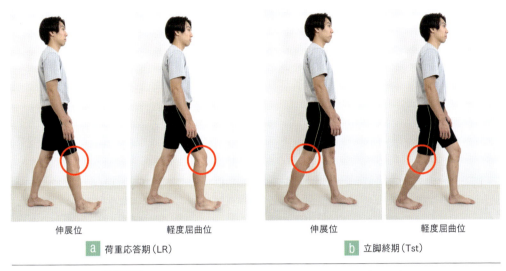

| 伸展位 | 軽度屈曲位 | 伸展位 | 軽度屈曲位 |
| a 荷重応答期（LR） | | b 立脚終期（Tst） | |

図3　内側広筋・外側広筋の機能低下による膝関節伸展不全

また、先述したように内側広筋および外側広筋は膝関節の屈伸に伴い上下・前後への移動が必要です。特に屈曲に伴い後方へ大きく移動するため、屈曲時に大腿遠位に制限を訴える場合、まずこの2つの筋の後下方への滑走性を促すことが大切になります。

以上のことから、内側広筋・外側広筋の滑走性低下が原因で筋出力が低下した場合、および屈曲可動域制限が生じている場合の治療概念として、次の2つのことが大切になります。

- 膝関節最終伸展での筋出力低下が生じている場合、内側広筋・外側広筋の自動収縮とともに上方への滑走を促し、最終伸展域での収縮を再建する。
- 屈曲時に大腿遠位前方に制限を訴える場合、内側広筋・外側広筋の後下方への滑走性を促し、最終屈曲に本来必要な移動性を再建する。

3　第1水準および第2水準の評価

i）第1水準の評価

内側広筋と外側広筋の滑走性低下は、一次性の障害と二次性の障害を分けて考える必要があります。したがって、問診では「いつから」、「きっかけはあったか」を聴き取ることが重要です。一次性の場合、主に膝関節疾患や膝関節周囲の痛みを伴っている場合が多いため、それらの病態と併せて考える必要があります。二次性の場合、手術や外傷を起点に発症するため、術

後の侵襲や創部の状態を確認する必要があります。

　痛みや違和感は筋の走行に沿って訴えることが多く、内側広筋では大腿内側の張り感と痛み、外側広筋では大腿外側の張り感と痛みとして聴取することができます。

　加えて、これら2つの筋は膝関節の外旋障害に大きく関わってきます。したがって、症例の膝関節のアライメントを確認しておくことが重要です。特に外旋障害では、下腿の外旋の程度を評価することで、内側広筋の機能低下や外側広筋の過緊張の有無を予測することができます 図4 。

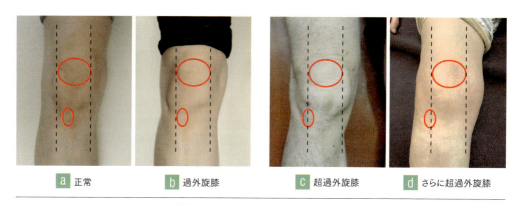

a 正常　　b 過外旋膝　　c 超過外旋膝　　d さらに超過外旋膝

図4　膝関節のアライメント評価

ⅱ）第2水準の評価

　まず、膝関節軽度屈曲位と最終伸展での筋収縮の違いを確認します。最終伸展位での筋収縮が明らかに欠如している場合、内側広筋・外側広筋の上方への滑走性低下が疑われます。

　次に膝関節の屈曲可動域も確認します。屈曲制限があり大腿遠位前方に制限を訴える場合、内側広筋・外側広筋の後下方への滑走性が低下していることが疑われます。

　上記の評価で内側広筋と外側広筋の滑走性低下が疑われた場合は、私は片脚スクワットで痛みや違和感が出るかを確認します。この際、痛みや違和感といった患者の主観的な症状だけではなく、スクワットの際の膝関節の安定性を観察し、加えて触診にて適切な収縮ができているかどうかも確認すると良いでしょう 図5 。

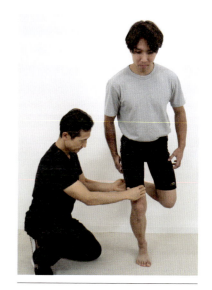

図5　第2水準の評価
（内側広筋・外側広筋）

これらのテストによって痛みや左右差を誘発することができれば、施術後に第3水準の評価の指標としてこれらのテストを利用することができます。

❹ 滑走性改善テクニックの実際

　ここまでの評価で内側広筋・外側広筋の滑走性低下が痛みの原因であると推測した場合、下記のテクニックを用いて滑走性を改善します。内側広筋・外側広筋が痛みの原因組織であるならば、これらのテクニックを行うことで、痛みや違和感などの症状がその場で改善することを実感していただけると思います。

テクニック①　内側広筋の短軸での滑走操作

　まずは、内側広筋の滑走性を促す操作を解説します。

方法　患者を背臥位にし、膝関節軽度屈曲位にして内側広筋の緊張を緩めた状態で治療を行います。内側広筋の筋腹は比較的確認しやすいと思いますが、分かりにくい場合は、膝関節伸展の自動運動を行なってもらうと筋のレリーフがより明瞭に確認できると思います。筋腹を触知することができたら内側広筋の筋腹を持ち上げるようにして 図6-a 、内側方向への滑走を促します 図6-b 。その後、外側方向へ戻すように滑走を促します 図6-c 。特に、内側広筋の停止部付近は滑走性が低下しやすい箇所のため、この部分の滑走性を促していきます。その後、そのまま遠位から近位にかけて滑走性を促し、滑走性が低下している部位があればその部位の滑走性を促していきます。

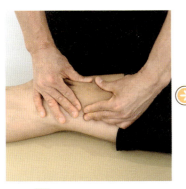
a 内側広筋の筋腹を把持

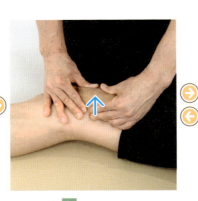
b 内側へ滑走

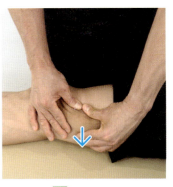
c 外側へ滑走

図6　内側広筋の短軸での徒手操作

徒手的に滑走性を促したら、最終伸展域での筋収縮を行わせます。図7 のように、膝窩にタオルなどを入れ、これを押し付けるように最終伸展を行わせます。この際、治療者は内側広筋を把持し収縮に合わせて上方への滑走を促します。

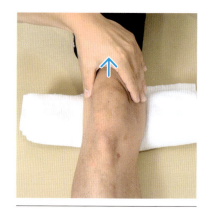

図7　最終伸展域での筋収縮

💡 テクニック②
外側広筋の短軸での滑走操作

次に、外側広筋の滑走性を促す操作を解説します。

外側広筋の深層には中間広筋があるため、滑走操作を行う上で、中間広筋との関係を確認しておきましょう。図8 を見てください。この図をみると、大腿外側部で中間広筋と外側広筋の区分けが不明瞭であり、外側広筋は骨との間というより、むしろ中間広筋との間、もしくは表層組織との間を滑走していると私は考えています。

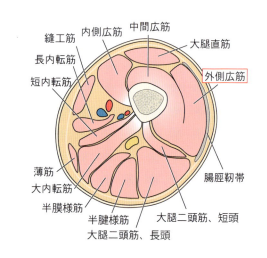

図8　大腿部の解剖（文献2を参考に作図）

方法　まず、外側広筋を滑走する際、患者を腹臥位とし、股関節を外転・外旋位にして腸脛靭帯後方から指を入れ込みます 図9-a 。次に、腸脛靭帯と外側広筋を引き剥がすようなイメージで内側方向へ滑走させたら 図9-b 、その後、外側方向への滑走操作を繰り返し行います 図9-c [※1]。外側広筋の滑走性が低下している症例では、この操作を行うと強い痛みを訴えますが、繰り返し実施していくと滑走性が改善し筋緊張が緩和することを感じると思います。

※1
中間広筋を滑走する場合は外側広筋と大腿二頭筋との間隙から指を入れ込み、両筋を引き剥がすようなイメージで滑走性を促します。

280　9 内側広筋・外側広筋

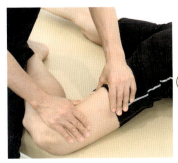 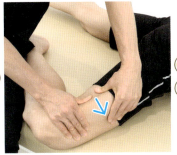 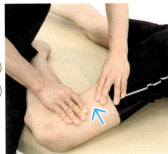

| a 腸脛靭帯後方から指を入れ込む | b 内側へ滑走 | c 外側へ滑走 |

図9 外側広筋の短軸での滑走操作

テクニック③
屈曲可動域を拡大させるための内側広筋・外側広筋の滑走操作

次に屈曲可動域を拡大させるための内側広筋および外側広筋の滑走性を促す操作を紹介します。臨床では、内側広筋および外側広筋（中間広筋も含む）と大腿骨間での滑走性低下により、膝関節の屈曲制限を呈していることは非常に多いので、必ず役立つテクニックになります。

方法 患者を背臥位とし、膝関節を最終域まで屈曲していきます。例えば、屈曲130度付近で制限される場合、少しだけ手前に戻し、その肢位から手掌を大腿遠位部に当てがい、もう片方の手もしくは自らの体幹で下肢が動かないようにロックします。

そして、内側広筋を滑走させる場合、当てがった手掌で大腿骨に内側広筋を軽く押しつけるように力を加えます 図10-a 。押しつける力を軽く加えたまま、遠位・内後方に滑らせるように内側広筋を操作し滑走を促します 図10-b 。このような操作を行うことで、大腿骨と内側広筋間の滑走性を改善することができ、屈曲時のつっぱり感や痛みを軽減する場合は、この操作と屈曲エクササイズを繰り返し行っていき、屈曲可動域を拡大していきます。

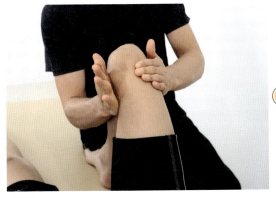 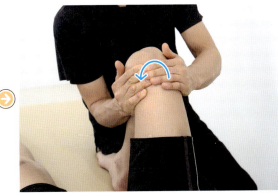

| a 内側広筋に手を当てがい、軽く押し付けるように力を加える | b 遠位・内後方へ滑走 |

図10 屈曲可動域を拡大させるための内側広筋の滑走操作

次に、外側広筋を滑走させる場合、手掌を大腿遠位部に当てがい、あてがった手掌で大腿骨に外側広筋を軽く押しつけるように力を加えます 図11-a 。押しつける力を軽く加えたまま、遠位・後下方に滑らせるように外側広筋を操作し滑走を促します 図11-b 。このような操作を行うことで、大腿骨と外側広筋間の滑走性を改善することができ、屈曲時のつっぱり感や痛みを軽減する場合は、この操作と屈曲エクササイズを繰り返し行っていき、屈曲可動域を拡大していきます。

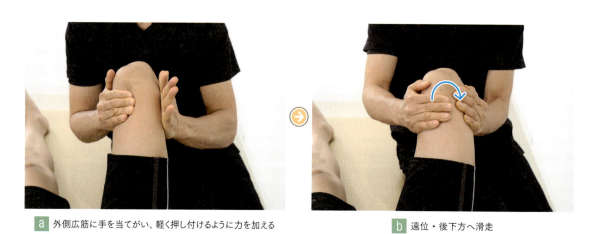

a 外側広筋に手を当てがい、軽く押し付けるように力を加える　　b 遠位・後下方へ滑走

図11　屈曲可動域を拡大させるための外側広筋の滑走操作

以上、内側広筋と外側広筋を滑走するための治療概念と3つのテクニックを紹介しました。これらのテクニックを行うことで、第2水準の評価で生じていた痛みや張り感が改善すれば、内側広筋や外側広筋の滑走性の低下が痛みの原因だと高い確率で判断することができます。

参考文献
1) 橋本貴幸：膝関節拘縮の評価と運動療法．運動と医学の出版社．2020,pp1-12,
2) Michael Schunke:プロメテウス解剖学アトラス　解剖学総論/運動器系　第1版．医学書院,2007.

10 伏在神経

伏在神経障害は、近年までは臨床でそれほど認識されなかった病態だと思います。しかし、近年、エコー診療の発展や、それに伴う末梢神経を中心とした理学療法が普及し、伏在神経由来の痛みが徐々に認知されてきました。実際に伏在神経に関わる病態を理解し、その評価方法を実施できると、どの施設にいても相応に遭遇すると思われます。

また、伏在神経由来の膝関節周囲の痛みは、その他の膝関節内側の痛みや鵞足炎とも混同しやすいため、評価をする際には詳細な鑑別が必要です。以上のことを踏まえ、この項目では伏在神経の病態と私が臨床で行っている治療・介入のテクニックを紹介していきます。

1 機能解剖

伏在神経は大腿神経から分岐する感覚枝で、主に膝関節内側領域と下腿内側領域の感覚を支配しています。そのため、この神経に絞扼や過度な伸張が生じると、この領域に痛みや痺れを惹起します。しかし、その感覚枝であることから、運動麻痺を生じることはありません。

伏在神経は、縫工筋の深層を膝の内側面（内側広筋と大内転筋の筋膜内）に沿って下行し、膝関節を超えてからは皮下の深部を走行します。ここで、広筋内転筋板※1によって形成される内転筋管（ハンター管）を貫通して走行し、膝蓋下肢と内側下腿皮枝に分かれます 図1 。このうち膝蓋下枝は、縫工筋後縁を回り前方に走るタイプ 図2-a 、ハンター管の近位で分岐し縫工筋腱を貫くタイプ 図2-b 、ハンター管を通過した後で分岐し縫工筋の下を前方に進むタイプ 図2-c の3つに分けられます[1]。

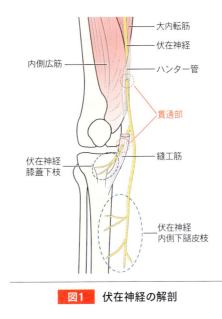

図1 伏在神経の解剖

※1 広筋内転筋板とは、大内転筋の腱部の一部が外側上方へと張り出して形成されます。

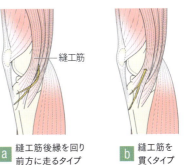

a 縫工筋後縁を回り前方に走るタイプ
b 縫工筋を貫くタイプ
c 縫工筋の下を前方に進むタイプ

図2 伏在神経の膝蓋下枝の解剖

② 治療概念

　伏在神経障害は、外傷なく発症する一次性の病態と、手術や外傷をきっかけに発症する二次性の病態に分けられると私は考えています。一次性の伏在神経障害の多くは、伏在神経の上を覆っている縫工筋の過緊張や滑走性の低下と関連して発症すると思われます。また、二次性の伏在神経障害は手術や外傷による侵襲を受けた際、その修復過程で周辺組織が硬くなったり、滑走性が低下し伏在神経が絞扼されることで発生すると考えられます。この際、筋よりも特に皮膚や筋膜などの表層組織に滑走性の低下や癒着が生じやすく、表層で絞扼を生じやすいことも知っておきましょう。

　一次性の伏在神経障害における縫工筋との関連を理解するために 図3 を見てください。大腿遠位内側部では、縫工筋の深層には内転筋管がありますが、縫工筋の過緊張や短縮があると内転筋管は絞扼を受けやすくなります。伏在神経は内転筋管内を走行していますので、内転筋管が絞扼を受けると、大腿遠位内側の張り感、ひいては伏在神経の知覚領域に痛みや違和感を惹起する要因となります。したがって、治療では縫工筋の滑走性と伸張性を獲得することが、伏在神経に加わる過度な圧縮負荷の改善に繋がります。

　一方、二次性の伏在神経障害の場合は、皮膚および筋膜の癒着や滑走障害が要因で絞扼を生じることが多いため、術創部周囲の皮膚や筋膜の滑走性を獲得することが治療の目的となります。

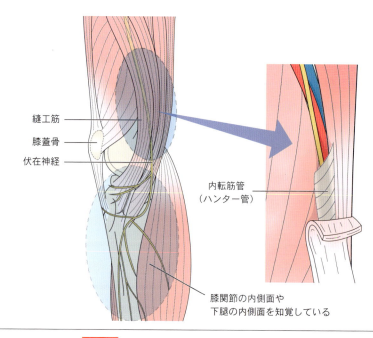

図3 伏在神経障害における縫工筋との関連

最後に、動作時における伏在神経に対する力学的負荷についても説明しておきます。通常、膝関節疾患では、階段昇降で痛みを呈する場合は降り動作で訴えられることが多いですが、伏在神経由来の痛みでは階段の昇段動作でも痛みを訴えることが大きな特徴の1つです。この特徴が生じる理由について、私は臨床で以下のように考えています。階段昇降時には大腿四頭筋が強い収縮を伴いながら膝関節が伸展していきます。この際、縫工筋と大腿四頭筋およびその周辺筋膜との滑走性が低下していると、膝関節伸展に伴い縫工筋が前方へ牽引されてしまい、内転筋管には圧縮に加え伸張負荷が生じるようになります。これが階段の昇段動作で伏在神経の痛みが生じる理由であると私は考えています（詳細はP239参照）。

　また、歩行において、縫工筋が主に活動するのは前遊脚期（PSw）**図4-a**から遊脚前期（ISw）**図4-b**にかけてです。中でも、遊脚前期における過度な股関節屈曲モーメントの増大が縫工筋の活動を過剰にし、その結果、伏在神経の絞扼に繋がってしまうと考えられます。**図5**では歩行中における股関節屈曲モーメントが増大する要因を紹介しています[2]。歩行を観察する中で、これらの要因のうち、どの要因によって縫工筋の過活動が生じているかを見極めることが運動療法の選択に繋がります。

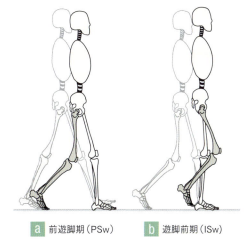

a 前遊脚期（PSw）　　**b** 遊脚前期（ISw）

図4 縫工筋が活動する歩行周期

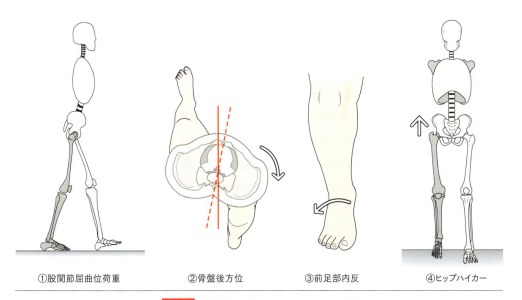

①股関節屈曲位荷重　　②骨盤後方位　　③前足部内反　　④ヒップハイカー

図5 股関節屈曲モーメントの増大因子

③ 第1水準および第2水準の評価

ⅰ）第1水準の評価

　先述した通り、伏在神経障害は外傷なく発症する一次性の病態と、手術や外傷を起点として発症する二次性の病態があります。したがって、問診では「いつから」、「きっかけはあったか」を聴き取ることが必要です。この回答で「走る量が多くなってから」「はっきりとしたきっかけはありません」と回答した場合、一次性の病態であると予測できます。一方、「術後から生じるようになりました」「転倒で膝を強く打ってから痛くなった」などの回答をした場合、二次性の病態であると予測できるわけです。

　一次性の伏在神経障害を予測した場合、考えなければいけないのは縫工筋との関連です。したがって、縫工筋が主に活動する階段の昇段動作や、長距離の歩行などで痛みや違和感を訴えた場合、伏在神経が関与している可能性が高いと考えられます。そのため、疼痛誘発動作は詳細に聴取する必要があります。一方、二次性の伏在神経障害を予測した場合、損傷部位や術後の侵襲や創部の状態、さらにその周辺の表層組織の状態を確認することが重要です。

　また、神経障害であるため、痛みや違和感は広範囲で示すことが多く、神経の走行に沿った症状を訴えます 図6 。

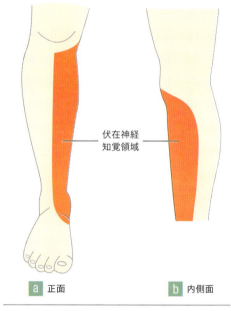

a 正面　　b 内側面

図6　伏在神経の知覚領域

ⅱ）第2水準の評価

　伏在神経障害が疑われた場合は、階段の昇段動作で痛みや違和感を訴えられることが多いため、昇段動作で痛みや違和感が誘発されるか否かを確認します 図7-a 。もし昇段動作で痛みを誘発することができれば、この評価は、治療後の効果判定のテストとしても利用することができます。

　加えて、私は、knee-in・knee-outテスト 図7-b 、回旋テスト 図7-c 、クロス回り・サイド回りテスト 図7-d などの荷重テストも行っています。これらのテストでは、膝関節に対して外反および外旋負荷が加わるknee-in、前方回旋、クロス回りなどの動作で痛みや違和感を誘発できることが多いと考えています。痛みや左右差を誘発することができれば、施術後に第3水準の評価の指標としてこれらのテストを利用することができます。

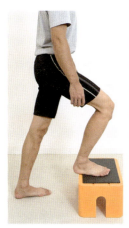 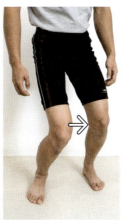 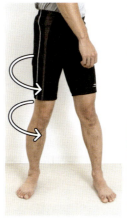 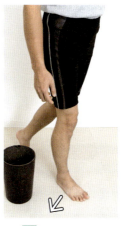

| a 階段昇段動作 | b knee in-knee outテスト | c 回旋テスト | d クロス回りテスト |

図7 第2水準の評価（伏在神経）

④ 滑走性改善テクニックの実際

　ここまでの評価で伏在神経の滑走性低下が痛みの原因であると推測した場合、下記のテクニックを用いて滑走性を改善します。伏在神経が痛みの原因組織であるならば、これらのテクニックを行うことで、痛みや違和感などの症状がその場で改善することを実感していただけると思います。

 テクニック①　縫工筋の短軸と長軸での滑走操作

　ここからは、伏在神経の滑走性を促す操作を2つ解説します。この2つの操作は、一次性の伏在神経障害の場合も、二次性の伏在神経障害の場合も、どちらにも有効です。

方法　伏在神経の滑走性低下が疑われた場合、縫工筋を介して徒手的に滑走性を促します。縫工筋を直接把持し、縫工筋の筋腹を持ち上げるようにして 図8-a 、筋の走行に対して直行するように内側方向へ滑走を促す操作を加えます 図8-b 。その後、外側へ戻すように滑走操作を加え、この一連の操作を繰り返し行います 図8-c 。これらの操作は、実際に伏在神経が内転筋管（ハンター管）で絞扼されている場合、強い痛みを訴えると思います。この一連の滑走操作に関しては、患者自身にセルフエクササイズとして指導することもあります。

　また、別法として膝関節の自動運動を利用した滑走方法も臨床ではよく行います。先述した通り、階段昇段時の痛みは膝関節伸展時に縫工筋が前方へ牽引されることが原因であると考えています。したがって、膝関節伸展運動時の縫工筋に対する前方への牽引負荷を軽減させるための滑走操作を行います。

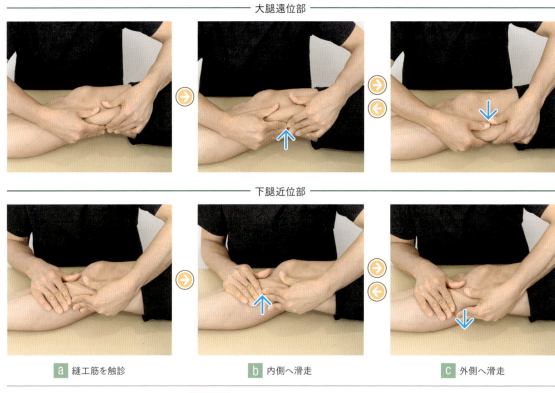

図8 縫工筋の短軸での滑走操作

具体的には、膝関節屈曲位でハンター管付近の縫工筋を徒手的に把持し 図9-a 、把持した縫工筋を後方へ滑走させ、この状態から患者に膝関節自動運動で屈曲 図9-b 、伸展させます 図9-c 。この時、滑走性が低下していると強い痛みを生じるかも知れませんが、この運動を繰り返し行うと縫工筋の滑走性が改善し、階段の昇段動作での痛みが改善する症例を多く経験す

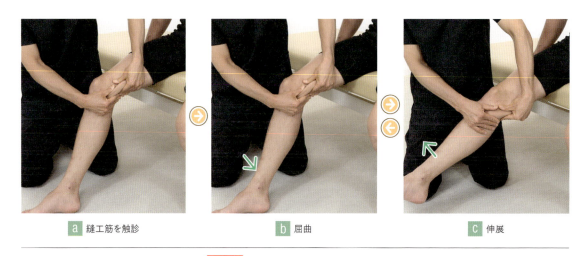

図9 縫工筋の長軸での滑走操作

ることができると思います。

これらの滑走操作を施行することで縫工筋の緊張を緩和することができ、併せて伏在神経の滑走性も改善することができると思います。

テクニック②　伏在神経の滑走操作

これから解説する操作は特に、二次性の伏在神経障害の際に施行すると有効です。二次性の伏在神経障害の場合には、表層組織の滑走性を改善することが大切であり、皮膚と筋膜を分けて介入します。

方法　まず、皮膚の滑走操作を行います。疼痛部位付近の皮膚を上下・左右方向に滑走させ、硬い方向があればその方向を中心に滑走させます。また、図10 のようにゴム手袋等を使うと弱い圧力で滑走させることができ、皮膚だけを上手く滑走させることができます 図10-a 。

次に、筋膜の滑走操作を行います。具体的には痛みや痺れを呈している領域の表層組織の浮き上げ操作を行います 図10-b 。この際、中手指節関節（DIP関節）を伸展位にして行うことが上手く浮き上げ操作を行うポイントになります。この場合もゴム手袋等を使うと弱い力でも表層を上手く浮き上げることができます。

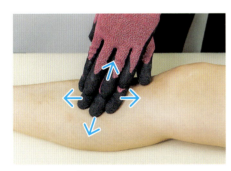
a　皮膚の滑走操作

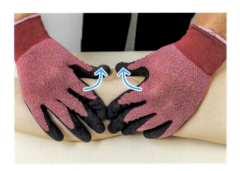
b　筋膜の滑走操作

図10　表層組織への滑走操作（伏在神経）

以上、伏在神経を滑走するための治療概念と2つのテクニックを紹介しました。これらのテクニックを行うことで、第2水準の評価で生じていた痛みや違和感が改善すれば、伏在神経の滑走性の低下が痛みの原因だと高い確率で判断することができます。

参考文献
1) 松永和剛ら：伏在神経膝蓋下枝の走行について 整形外科と災害外科46: (3) 838〜840,1997.
2) 入谷誠：入谷誠の理学療法.運動と医学の出版社,2019.

第Ⅱ部 第3章 股関節・大腿への滑走性・伸張性改善テクニックの実際

11 坐骨神経（膝窩部）

　坐骨神経については、P138の「坐骨神経」の項目で解説をしましたが、この項目では前項で解説した殿部や大腿近位部の痛みや痺れとは別に、膝窩部（大腿遠位外側から下腿近位部後面）における坐骨神経由来の痛みや痺れに関して解説したいと思います。

　前項で解説した通り、坐骨神経痛は腰部疾患に由来する痛みだけではありません。殿部や大腿部といった腰部よりも末梢での絞扼に起因することで症状を呈することは臨床上よくあります。今回は、膝窩部で起きる坐骨神経由来の痛みや痺れについて解説します。

　坐骨神経は人体最大の神経で、その枝は足底にまで及びます。このことから、椎間孔から末梢の足底までの経路のどこかで坐骨神経の滑走性や伸張性低下が生じると、その部位を起点に坐骨神経が伸張されてしまいます。したがって、==坐骨神経が走行する下肢においては、中枢から末梢までのどの部位でも坐骨神経障害が起こり得るということを運動器疾患に関わる医療者は必ず知っておく必要があります==。

　以上のことを踏まえ、この項目では膝窩部における坐骨神経の滑走性や伸張性低下が原因で生じる障害について、その病態と私が臨床で行っている治療・介入のテクニックを紹介していきます。

1　機能解剖

　坐骨神経は、仙骨神経叢（L4〜S3）から分岐し、一旦、骨盤内に入ってから梨状筋下孔から大腿後面を走行します。この際、坐骨神経は坐骨結節の遠位で大腿二頭筋の深層に入り込み、大内転筋との間を走行します 図1-a 。そして、大腿二頭筋の深層を下行していき、その後、大腿遠位で腓骨神経と脛骨神経に分岐します 図1-b 。坐骨神経から分岐した腓骨神経と脛骨神経は膝窩部を走行し、このうち、腓骨神経は腓骨頭下方から下腿外側および前方に回り込み、足背に至ります。一方、脛骨神経は下腿後面を走行した後、足底に至ります。

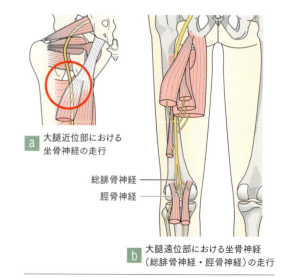

a 大腿近位部における坐骨神経の走行

総腓骨神経
脛骨神経

b 大腿遠位部における坐骨神経（総腓骨神経・脛骨神経）の走行

図1　坐骨神経の解剖

290　11 坐骨神経（膝窩部）

また、膝窩部から下腿後面において、腓骨神経は外側腓腹皮神経を分岐し、脛骨神経は内側腓腹皮神経を分岐します。これらの神経は下腿後面における感覚を支配します 図2 。

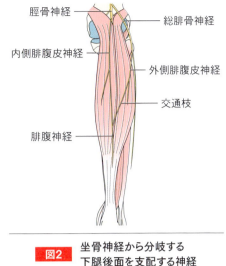

図2　坐骨神経から分岐する下腿後面を支配する神経

2 治療概念

　坐骨神経では椎間孔から末梢までの経路のどこかで滑走性低下が生じると、その部位を起点に坐骨神経が伸張されます。神経は伸張や圧縮負荷が加わり続けると、炎症や変性を引き起こしやすい特徴があり、これにより痛みや痺れが生じると考えられます。そのため、坐骨神経が絞扼を伴いやすい部位を知り、その上で滑走性や伸張性を改善させることが大切です。この項目で解説する膝窩部（大腿遠位外側から下腿近位部後面）における坐骨神経の絞扼も臨床上多い症状の1つです。

　膝窩部における坐骨神経は、膝関節後面を走行するため膝関節の伸展時に遠位方向に滑走します。そのため、この部位で何らかの滑走性や伸張性低下が認められれば、腓骨神経や脛骨神経への伸張負荷が加わりやすくなります。

　また、膝関節屈曲時に痛みを訴えることが多いことも特徴として挙げることができます。その理由として、膝関節屈曲時に膝窩部での腓骨神経や脛骨神経は滑走しながら撓み、圧を分散しますが 図3-a 、この部位の滑走性が低下していると、この撓みの動きが適切に行われず圧を上手く分散できないことで圧縮負荷が生じると推測しています 図3-b 。私の経験では、伸展時よりも屈曲時の方が痛みを惹起することが多いと感じています。加えて言うと、この部位の腓骨神経や脛骨神経の滑走性低下に伴う屈曲可動域制限は多いと感じます。

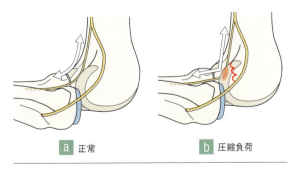

a　正常　　b　圧縮負荷

図3　坐骨神経の滑走性低下による膝窩部痛のメカニズム

また、膝関節屈曲時に大腿遠位部ではなく、膝関節を挟んで下腿の近位部に痛みを訴えるケースもあります。その原因として、私は腓骨神経と脛骨神経から分岐する内・外側腓腹皮神経が関係していると考えています（特に、外側腓腹皮神経の障害が多い）。これらの神経は、下腿近位2/3の皮膚知覚を支配している神経です。これら神経の滑走性低下が認められると、下腿近位部の表層の痛みとして症状を呈することがあります。この際の訴え方として、症状を発している部位をはっきり指し示せないことも重要な特徴ですので、必ず知っておいてください。

　以上が膝窩部で生じる坐骨神経障害（腓骨神経、脛骨神経の両方を含む）が発生する要因であり、大腿遠位部もしくは下腿近位部における神経の滑走性が低下している部位を明確にし、滑走性や伸張性を改善することが重要な治療概念となります。

　また、臨床で遭遇する坐骨神経を由来とする痛みが、複数の部位の絞扼によって生じていることは少なくありません。例えば、膝窩で神経障害が生じている場合でも、膝窩部での絞扼だけでなく、殿部や大腿近位部での絞扼が併発しているということは珍しくありません 図4 。したがって、一つの部位の改善だけではなく、坐骨神経の走行を全体として捉えながら、評価と治療を実施する必要があることもあります。そのことで、その場の痛みや痺れだけでなく、再発予防に対する治療も併せて行うことができると私は考えています。

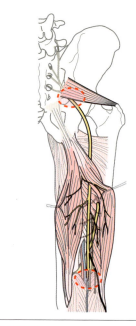

図4　坐骨神経のダブルクラッシュ

3　第1水準および第2水準の評価

ⅰ）第1水準の評価

　評価を進める上で、まずは痛みや痺れの範囲と、その痛みが生じる動作を聴き取ることが大切です。私は坐骨神経が走行する大腿外側部、下腿後外側近位、下腿後方近位周辺の広い範囲の痛みを訴えた場合、これらの部位での坐骨神経障害を連想します。さらに、膝関節を屈曲や過伸展する状況で、これらの領域に痛みがあるようならその可能性が高いと考えます。特に、階段の降段動作で痛みを訴えることは多いと思いますが、これは遠心性収縮など動作の特性で生じているというより、屈曲角度に依存して生じる痛みであることが多いと私は考えています※1。

　また、膝窩部における坐骨神経障害は、通常X線やMRIなどの画像所見で確認することは

※1
昇段と比べ、降段では膝関節の大きな屈曲角度を必要とするため、屈曲可動域制限があることで降段動作の疼痛を生じることは少なくありません。

難しいと思います。画像を確認する意義は、この部位での病態を見つけるというよりは、腰部疾患による坐骨神経障害との鑑別のためにあると考えた方が良いでしょう。

ii）第2水準の評価

　症状の原因組織が膝窩部における坐骨神経だと連想した場合、私は評価としてまず初めに膝関節を徒手的に屈曲して痛みの有無を確認します 図5-a 。その理由は、前述したように膝窩部における坐骨神経障害では、膝関節屈曲時に痛みが認められることが多いからです。また、膝窩部周辺での滑走性低下においては膝関節屈曲時だけではなく、膝関節伸展可動域制限の原因組織になることもありますので、必要に応じ過伸展時に膝窩に痛みが惹起するかも確認すると良いでしょう 図5-b 。

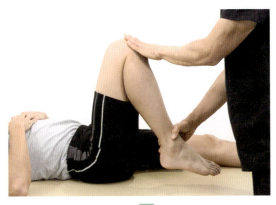
a 膝関節屈曲

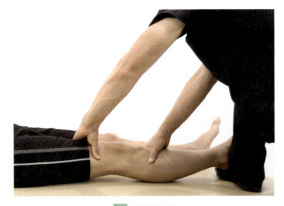
b 膝関節伸展

図5 第2水準の評価（坐骨神経）

　これら膝関節の屈伸運動における評価は、治療後の効果判定のテストとしても利用することができますので、どの運動で痛みを惹起したのかを記載しておきましょう。痛みや左右差を誘発することができれば、施術後に第3水準の評価の指標としてこれらのテストを利用することができます。

4　滑走性・伸張性改善テクニックの実際

　ここまでの評価で膝窩部における坐骨神経の滑走性低下が痛みの原因であると推測した場合、次のテクニックを用いて膝窩部の坐骨神経（脛骨神経、腓骨神経含む）の滑走性や伸張性を改善します。膝窩部における坐骨神経が痛みの原因組織であるならば、これらのテクニックを行うことで、痛みや痺れなどの症状がその場で改善することを実感していただけると思います。

テクニック① 大腿二頭筋の短軸での滑走操作

坐骨神経(大腿遠位外側部)の滑走性を促す操作を解説します。

方法 坐骨神経の滑走性低下が疑われた場合、大腿二頭筋長頭を介して徒手的に滑走性を促します。図6-aで示すように内側ハムストリングスと外側ハムストリングスの筋間に指を差し込み、大腿二頭筋を外側に滑走させ図6-b、その後、内側に戻すように滑走操作を加えます図6-c。この操作を反復して行うことで、大腿二頭筋長頭の下を走行する坐骨神経の滑走性を促すことができます。

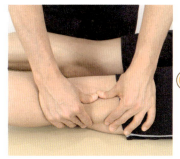
a 大腿二頭筋の触診

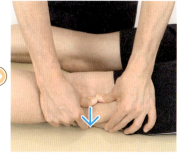
b 外側へ滑走

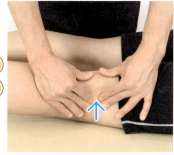
c 内側へ滑走

図6 大腿二頭筋の短軸での滑走操作

また、この操作は大腿遠位外側部から始め、徐々に近位方向に向かって操作を行い、特に滑走性が低下している部位を感じ取りながら、より硬さを感じるところの滑走性を促すことがポイントです。

この一連の滑走操作に関しては、患者自身にセルフエクササイズとして指導することもできます。大腿二頭筋腱は患者自身が容易に触診できます。このため、図7-aのように患者自身に外側ハムストリングスを把持してもらい、ギターの弦を弾くようにして外側に滑走を促します。その状態で膝関節の屈伸運動を繰り返し行うことで坐骨神経との滑走性を促すことができます図7-b,c [1]。

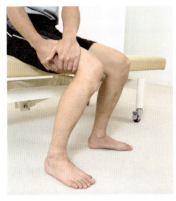
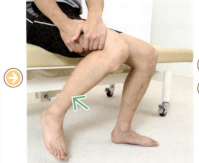
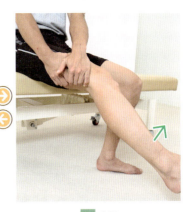

a 外側ハムストリングスを把持 　　b 屈曲 　　c 伸展

図7 大腿二頭筋に対する滑走エクササイズ

💡 テクニック② 坐骨神経の短軸での滑走操作（腓骨神経と脛骨神経）

　膝窩部には大量の脂肪や疎性結合組織があり、この部位の柔軟性が損なわれると、ここを走行する腓骨神経や脛骨神経の滑走性や伸張性は著しく低下します。そのため、この部位での滑走性や伸張性を促すテクニックを紹介します。

方法 まずは、膝窩を走行する腓骨神経の滑走操作から説明します。腹臥位での膝関節軽度屈曲位を開始肢位とします。この肢位から腓骨神経の滑走性を促す場合、**図8**に示すように大腿二頭筋の内側を走行する腓骨神経を短軸に滑走させます。

　まず、大腿二頭筋の内側縁を触診します**図9-a**。このまま、把持した大腿二頭筋を外側へ滑走させ**図9-b**、その後、腓骨神経だけを内側へ戻すように滑走操作を行います**図9-c**。この際、腓骨神経

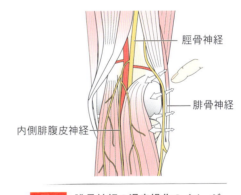

図8 腓骨神経の滑走操作のイメージ

の外側への滑走は容易ですが、内側への滑走は大腿二頭筋腱があるため少々技術が必要です。ポイントは内側に移動させるイメージではなく、大腿二頭筋腱のすぐ内側に真っ直ぐに指を入れ込むイメージで行うと内側への滑走を上手く行えると思います。エコーで観察すると、この方法が最も効果的に腓骨神経の滑走を促すことができます。

　この短軸での滑走操作を腓骨頭付近まで徐々に遠位にずらしながら行っていきます。私の経験では腓骨頭から近位5〜7cm位の範囲が特に滑走性が低下しやすいと思われます。そのため、この領域は確実に滑走操作を加えると効果的だと思います。

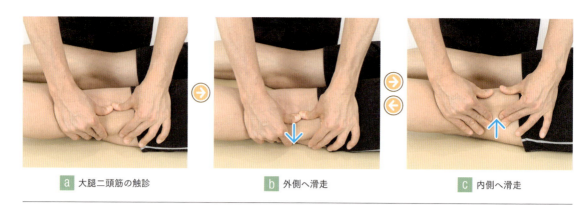

| a 大腿二頭筋の触診 | b 外側へ滑走 | c 内側へ滑走 |

図9　腓骨神経の短軸での滑走操作

　次に、膝窩を走行する脛骨神経の滑走操作を説明します。背臥位での膝関節屈曲位を開始肢位とします。膝窩中央より外側に治療者の指を当てがい、この部位の疎性結合組織全体を内側に牽引します。この際、脛骨神経をこの部位の疎性結合組織と一緒に動かすイメージで内側に牽引させます 図10 。この状態から膝関節を伸展させていきますが、このテクニックを上手く行うために2つポイントがあります。

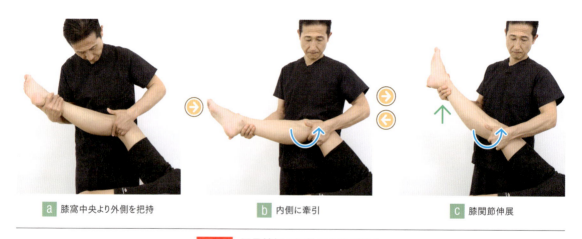

| a 膝窩中央より外側を把持 | b 内側に牽引 | c 膝関節伸展 |

図10　脛骨神経の短軸での滑走操作

　1つ目は、治療者の指の使い方です。図11-a のように、DIP関節を屈曲した指の使い方だと患者は違和感や痛みを感じるため、筋緊張が高まり脱力して施術することができません。そのため、図11-b のようにDIP関節を伸展して行うことが大切です[2]。治療者はどうしても組織を引っ掛けようと思考するため、このことを意識することは意外と大切だと私は感じています。
　2つ目は、膝関節を伸展する際、伸展の最終域で治療者の指をポンっと離すことです。これにより、ギターの弦が弾かれるように脛骨神経は外側に滑走しますので、この操作により効果的に滑走性を促すことができます（短軸滑走）。

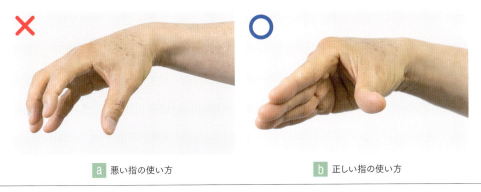

| a 悪い指の使い方 | b 正しい指の使い方 |

図11　治療者の指の使い方

　この一連の操作をリズミカルに繰り返し行い、膝窩の大腿骨遠位部から下腿近位の範囲まで行っていきます。

テクニック③　内・外側腓腹皮神経の短軸と長軸での滑走操作

　下腿後面で痛みを呈する場合、下腿後面の感覚を支配する内・外側腓腹皮神経の滑走性を促し症状の改善を図ります。

方法　具体的な方法としては、下腿後面の症状を呈している領域の表層組織を浮き上げながら短軸方向への滑走を促します 図12 。この際、患者が痛みを訴え、その痛みに左右差が認められる場合、内・外側腓腹皮神経の絞扼が痛みに関連している可能性が高いと考えることができます。

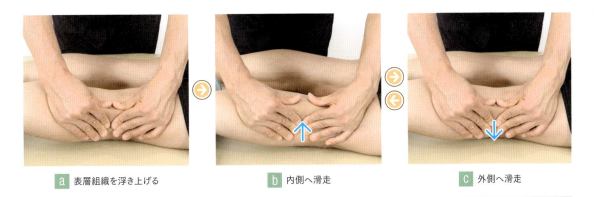

| a 表層組織を浮き上げる | b 内側へ滑走 | c 外側へ滑走 |

図12　内・外側腓腹皮神経の短軸での滑走操作

　さらに、徒手的に滑走を促したら、併せて膝関節の屈伸運動を行い長軸方向への滑走性も促していきます 図13 。この際の治療者が行う徒手操作のポイントとして、膝関節屈曲時は表層

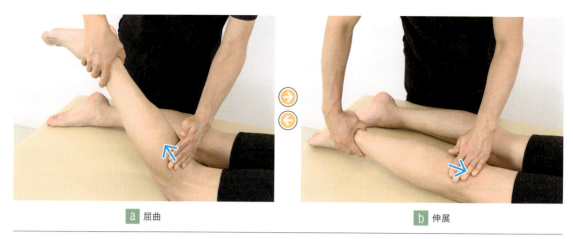

| a 屈曲 | b 伸展 |

図13 内・外側腓腹皮神経の長軸での滑走操作

組織を遠位に滑走させ、伸展時は表層組織を近位に滑走させます。

　以上、大腿遠位外側から下腿近位後面における坐骨神経と、分岐する腓骨神経および脛骨神経を滑走するための治療概念と3つのテクニックを紹介しました。これらのテクニックを行うことで、第2水準の評価で生じていた痛みや痺れが改善すれば、坐骨神経（腓骨神経および脛骨神経を含む）の滑走性や伸張性の低下が痛みの原因だと高い確率で判断することができます。

参考文献
1) 園部俊晴：治療1年待ちの理学療法士が教える園部式ひざ痛改善メソッド.彩図社,2023.
2) 園部俊晴：園部俊晴の臨床 膝関節.運動と医学の出版社,2021.

12 内・外側ハムストリングス

ハムストリングスという用語は、一般の方にもよく知られるようになり、大腿後面に走行する膝関節の屈曲筋・股関節の伸筋群の総称として広く使用されています。ハムストリングスは内側と外側に分けられ、内側ハムストリングスは半膜様筋と半腱様筋を指し、外側ハムストリングスは大腿二頭筋の長頭および短頭を指します。どちらも下肢伸展挙上テスト（SLR）の主な制限因子として知られ、二関節筋であることから、腰部、股関節、膝関節全てに影響を与え得る組織と言えます。

1 機能解剖

先述した通り、ハムストリングスは複数の筋の総称です。この項目では、筋ごとにそれぞれ解剖を解説します。

内側ハムストリングスを構成する半膜様筋と半腱様筋は、どちらの筋も坐骨結節から起始します。半腱様筋は脛骨粗面の内側に付着し、鵞足の一部を構成します。鵞足は、縫工筋、薄筋、半腱様筋から構成されますが、半腱様筋は最も後方かつ下方に位置しています。一方、半膜様筋は遠位で停止腱が多方向に分岐し、複数の停止を有します。それぞれ、脛骨内側顆、後斜靭帯、斜膝窩靭帯、膝窩筋筋膜、膝後方関節包、内側半月板に付着します 図1 。

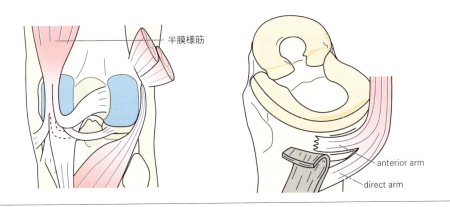

図1 半膜様筋の付着部の解剖（文献1より引用）

加えて、膝窩には半膜様筋と腓腹筋内側頭が交差する部分があり、一部は線維性に連結しています 図2 。腓腹筋内側頭が半膜様筋の深層に潜り込むように走行していることから、この部位に摩擦負荷が加わりやすく、臨床的には滑走性や伸張性が低下しやすい部位だということを知っておくと良いでしょう。

外側ハムストリングスは大腿二頭筋の長頭と短頭から構成され、長頭は坐骨結節から起始し、短頭は大腿骨粗線外側唇の中1/3から起始します。どちらも停止部としては主に腓骨頭に付着し、併せて膝関節後外側にも幅広く付着しています 図3。短頭はその表層をほぼ長頭に覆われて走行しており、体表から主に観察することができる筋腹は長頭と考えて良いでしょう。

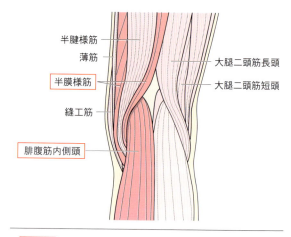

図2 膝窩内側（半膜様筋と腓腹筋内側頭）の解剖

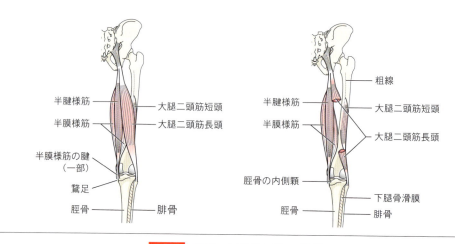

図3 外側ハムストリングスの解剖

　内側・外側ハムストリングスは、どちらも膝関節屈曲の作用を有し、大腿二頭筋短頭以外の3つの筋は股関節伸展の作用も有しています。加えて、内側ハムストリングスには股関節の内転と下腿の内旋の作用があり、外側ハムストリングスには膝関節外旋の作用があることも臨床では重要です。

　歩行では、股関節伸展モーメントが作用する遊脚終期（Tsw）から荷重応答期（LR）の時期と、膝関節屈曲モーメントが作用する立脚終期（Tst）の時期にハムストリングスの活動がみられます。ただし、Tstではハムストリングスの活動がみられない症例も多く、基本的には主にTswからLRで働くと考えると良いでしょう。TswからLRにおけるハムストリングスの活動は、一般に振りだした下腿の制動として作用すると言われます。もちろんこの作用もありますが、私は股関節伸展作用を主体に活動すると考えています。この時期は股関節屈曲・膝関節伸展位であり、ハムストリングスが伸張されています。そのため、初期接地（IC）からLRま

での股関節伸展作用として、ハムストリングスを最も効果的に働かせることができると考えられます 図4 。

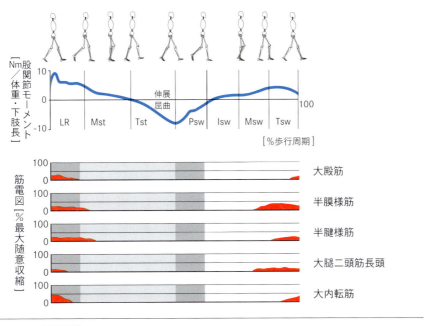

図4 股関節モーメントと股関節伸展筋の筋活動（文献2より引用）

以上のようにハムストリングスにはそれぞれの起始・停止と作用が異なっています。したがって、臨床ではハムストリングスのどの筋の柔軟性や滑走性・伸張性が低下しているのか、痛みはどの筋が発しているのかを詳細に評価することが大切です。

② 治療概念

臨床でハムストリングスが関与している病態は数多くありますが、この項目では主にハムストリングス由来で生じる大腿後面の痛みや張り感に焦点を当てて解説していきたいと思います。

まず、ハムストリングスの痛みや張り感がなぜ起こるのかについて、私は筋の遠位・近位に関わらず、過度な力学的負荷がハムストリングスに蓄積されることで筋全体の痛みや張り感が引き起こされると考えています。

ハムストリングスに負荷がかかるシチュエーションは多くありますが、私が特に臨床で重要視しているのは、姿勢と歩行です。

ハムストリングスは、近位では股関節伸展モーメント、遠位では膝関節屈曲モーメントの影響を受けます 図5 。したがって、ハムストリングスの近位に過度な緊張や張り感がある場合、姿勢観察や歩行分析から何がこの症例の股関節伸展モーメントを過剰にしているのか（増大さ

せているのか）を分析すると治療を考えやすくなります 図6 。一方、ハムストリングスの遠位に過度な緊張や張り感を訴えられた場合、姿勢観察や歩行分析から何がこの症例の膝関節屈曲モーメントを過剰にしているのかを分析すると治療を考えやすくなります 図7 。

また、スポーツの分野ではハムストリングスは最も肉離れを起こしやすい筋として知られています。肉離れは一度に強い張力が起こることで発症しますが、修復過程において損傷部周辺には線維化が起こるため、損傷部位周辺には癒着や滑走障害が必発します。この癒着や滑走障害は、通常、損傷部位の修復後、破壊と再生が継続的に作用し時間の経過とともに徐々に本来の滑走性や伸張性を取り戻していきます。しかし、損傷の程度や部位、身体の使い方などの問題などで、長期間にわたり癒着や滑走障害が残存することがあります。この場合、筋の損傷部位は完治しているにもかかわらず、痛みや張り感が長期間残存します。

加えて言うと、筋損傷の有無にかかわらず、痛みや張り感のある状態が継続すると、その筋の滑走性や伸張性は低下していきます。実際に、ハムストリングスの各々の筋の滑走性や伸張性を評価してみると、痛みや張り感を有する筋の滑走性や伸張性が明らかに低下していることを実感するはずです。このような場合、私はまずその筋の滑走性や伸張性が低下している部位を見出し、徒手的に滑走す

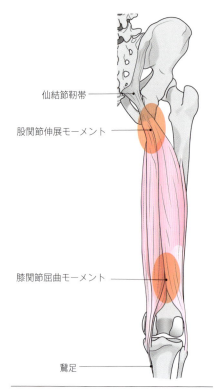

図5　ハムストリングスに加わる負荷

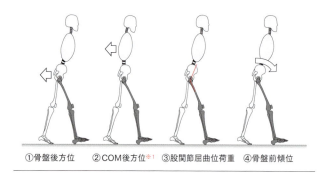

図6　股関節伸展モーメントの影響因子

※1「COM」とは、体幹の質量中心のことです。

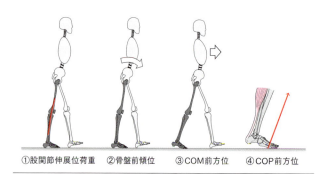

図7　膝関節屈曲モーメントの影響因子

るようにしています。そのことで、即座に筋緊張は緩和し、SLRの角度と張り感の改善がみられます。

以上のことから、ハムストリングスの治療概念として、以下の2つが大切になります。
- 痛みや張り感を呈している筋とその部位を評価から見出し、その上で、その筋の滑走性と伸張性を改善する。
- 動作や姿勢の観察から、痛みや張り感を有している筋とその部位に加わる力学的負荷を見出し、姿勢や動作を変えるための操作や指導を行う。

3 第1水準および第2水準の評価

ⅰ）第1水準の評価

ハムストスリングスに発生する症状として、繰り返しの負荷によって大腿後面に痛みや張り感などを呈する場合と、肉離れのように一回の外力で損傷を受け、それを起点に症状を呈する場合とがあります。したがって、ハムストリングスに関連する症状がある場合、その症状が「いつから」発生したのか、「きっかけ」はあったのかを聴取することが大切です。

また、肉離れのような外傷では、急性期に適切な処置が重要です。その上で、急性期以降は損傷部位の周辺組織の癒着や滑走障害を最小限にしていきます。しかし、修復に必要な期間を過ぎても痛みや張り感が継続する症例や、肉離れを繰り返し生じている症例では、必ず癒着や滑走障害が生じている部位があります。このような場合、MRIやエコーなどの画像評価で、癒着している部位や血痕、筋線維の重積像の有無を確認することも大切です。

ⅱ）第2水準の評価

痛みの原因組織がハムストリングスだと推測した場合、私は評価としてまずはじめに、SLRテストで痛みや張り感の有無を確認します 図8 。この際、普段感じている痛みや張り感を誘発できれば、必ず健側もSLRテストを行い、左右差を比較します。

SLRテストでは健側も最終域では張り感を伴いますので、健側と患側で痛みや張り感の程度や部位、SLRの角度が異なるかを確認し、比較することが大切です。私は、特に張り感の部位の違いを重要視しています。その理由は、健側と患側

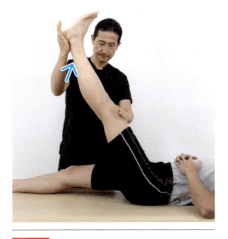

図8　第2水準の評価（ハムストリングス）

で張り感の部位に左右差がある場合、必ず局所的な滑走性低下が潜んでいるからです。

SLRテストで痛みや張り感の程度と部位、角度などに左右差を確認することができれば、以下に説明する滑走性および伸張性を改善するためのテクニックを施行後に第3水準の評価の指標としてこのテストを利用することができます。

④ 滑走性・伸張性改善テクニックの実際

ここまでの評価でハムストリングスの滑走性や伸張性低下が痛みの原因であると推測した場合、下記のテクニックを用いて滑走性・伸張性を改善します。ハムストリングスが痛みの原因組織であるならば、これらのテクニックを行うことで、痛みや張り感などの症状がその場で改善することを実感していただけると思います。

テクニック① 内側ハムストリングスの短軸での滑走操作

ここからは、内側ハムストリングスの滑走性を促す操作を解説します。

方法 内側ハムストリングスに痛みや張り感がある場合、私は徒手的に滑走性を促します。

まずは患者を腹臥位とし、膝関節を屈曲方向に自動運動させると内側ハムストリングスの筋腹が浮き上がりますので、その状態で筋のレリーフを確認します 図9-a 。筋腹を確認することができたら、筋腹の外側から内側方向へ滑走を促します 図9-b 。その後、内側から外側方向へ戻すように滑走操作を加えます 図9-c 。この操作を繰り返し行い、短軸方向への滑走を促します。この時、起始部から停止部までの滑走操作を行う中で、最も痛みや硬さを感じる部位を見出し、その部位を中心に介入すると良いでしょう。

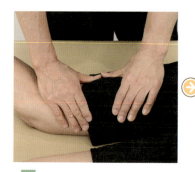
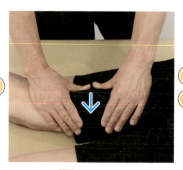
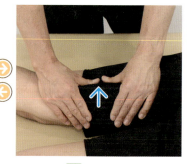

a 内側ハムストリングスの筋腹を把持　　b 内側へ滑走　　c 外側へ滑走

図9　内側ハムストリングスの短軸での滑走操作

テクニック② 外側ハムストリングスの短軸での滑走操作

　次に、外側ハムストリングスの滑走性を促す操作を解説します。基本的には内側ハムストリングスに対する滑走操作と要領は同じです。

方法　外側ハムストリングスに痛みや張り感がある場合、私は徒手的に滑走性を促します。

　まずは患者を腹臥位とし、膝関節を屈曲方向に自動運動させると外側ハムストリングスの筋腹が浮き上がりますので、その状態で筋のレリーフを確認します 図10-a 。筋腹を確認することができたら、筋腹の外側から内側方向へ滑走を促します 図10-b 。その後、内側から外側方向へ戻すように滑走操作を加えます 図10-c 。この操作を繰り返し行い、短軸方向への滑走を促します。この時、起始部から停止部までの滑走操作を行う中で、最も痛みや硬さを感じる部位を見出し、その部位を中心に介入すると良いでしょう。

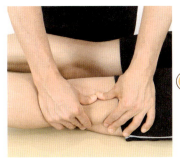
a 外側ハムストリングスの筋腹を把持

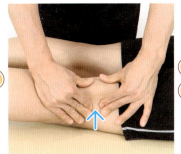
b 内側へ滑走

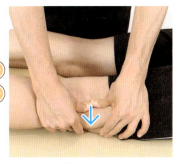
c 外側へ滑走

図10　外側ハムストリングスの短軸での滑走操作

　以上の滑走操作を施行した後、再びSLRテストを行い治療の効果判定を行うと介入前との違いが分かります。症例によっては患側が健側を超えるまで改善することは珍しくありません。

テクニック③ 内・外側ハムストリングスの収縮と短縮からの伸張法

　テクニック①、もしくはテクニック②を施行し、ハムストリングスの滑走性を改善したら収縮と短縮からの伸張法を施行し、さらに滑走性と伸張性を改善します。

方法　この操作は背臥位で行います。治療者は下腿遠位部を把持してSLRを行うように膝関節伸展位のまま股関節を屈曲方向に誘導し、ハムストリングスを伸張します 図11-a 。次に、股関節の屈曲角度は変えずに膝関節屈曲方向に自動運動を行わせます 図11-b 。これまで解説したテクニックと同様に、ハムストリングスを最終域まで収縮させたら、収縮の最終域で筋を

少しだけ徒手的に短縮させます。このことで生理学的な抑制も作用し、筋緊張が緩和しやすくなります。この後、膝関節伸展し、さらに筋の抵抗を感じるまで股関節屈曲を加えていきハムストリングス伸張します。

　この一連の運動をハムストリングスの伸張性が向上するまで繰り返し行います。この操作後、ハムストリングスの筋緊張が緩和し、SLRの可動域が拡大するのが確認できると思います。

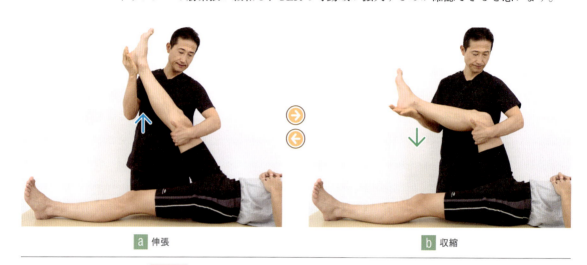

a 伸張　　　b 収縮

図11 内・外側ハムストリングスの収縮と短縮からの伸張法

　以上、ハムストリングスを滑走するための治療概念と3つのテクニックを紹介しました。これらのテクニックを行うことで、第2水準の評価で生じていた痛みや張り感が改善すれば、ハムストリングスの滑走性や伸張性の低下が痛みの原因だと高い確率で判断することができます。

　また、前述したようにハムストリングスが痛みの原因組織と判断できた場合、姿勢や動作の観察から痛みや張り感を有している筋と部位に加わる力学的負荷を見出し、姿勢や動作を変えるための操作や指導を行うことも大切です。例えば、骨盤後方位の姿勢では、股関節伸展モーメント、膝関節屈曲モーメントの両方が増大しやすくなります。そのため、「腸腰筋の短縮および弱化」「足関節背屈制限」「大腿四頭筋の弱化」など、この姿勢が生じる要因を評価から見出し、評価に基づいた運動療法や指導を行います **図12**。

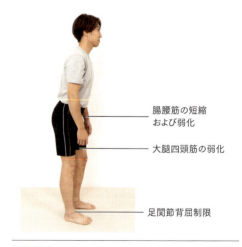

図12 姿勢や動作から力学的負荷を予測する

参考文献
1) 橋本貴幸：膝関節拘縮の評価と運動療法.運動と医学の出版社,2020,pp1-12,
2) Adams JM, Cerny K: Observational Gait Analysis A Visual Guide. SLACK Thorofare. 59-92. 2018.

臨床家の成長を支える! 真に役立つ医療書籍!

　弊社では、基礎知識の羅列や単なる研究成果の紹介に留まらず、**「現場で即座に役立つ真に臨床に活きる内容」** に徹底的に拘った書籍を提供しております。弊社の書籍は、ただ読んで知識を得るだけでは終わりません。目の前の症例にどのようにアプローチし、どのような結果を導き出すか。その具体的な指針を示すために、実際に臨床で成果を挙げている**本物の臨床家**に執筆を依頼し、さらには編集段階においても臨床の現場を知り尽くした**医療編集員**が携わっております。これにより、現場の最前線で活躍する治療家の視点に立った、使いやすく理解しやすい内容が実現しています。

　そのため、弊社の書籍は、治療技術の精度を上げ、どのような症例にも応用しやすい工夫が満載です。例えば、実際に施術を行う際に遭遇しやすい痛みのメカニズムや、可動域制限に対する具体的なアプローチ法、筋膜や関節の滑走性を改善するためのテクニックなど、臨床において日々求められる実践的な知識と技術が、臨場感たっぷりと解説されています。読者がより深く理解し、明日からの臨床に役立てられる内容となっております。

　本書と併せて、弊社の他の書籍もぜひご覧ください。いずれも、医療現場で即実践できるスキルや、新たな視点を提供する内容が盛り込まれており、治療家としてのさらなる成長に寄与することをお約束します。治療家としての質を向上させ、目の前の症例の問題を解決するための確かなサポートとしてお役立ていただければ幸いです。

「現場で即座に役立つ真に臨床に活きる」運動と医学の出版社のオススメ書籍はコチラ！最新書籍はQRコードをチェック！

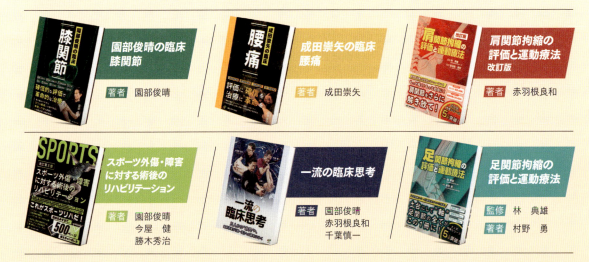

あとがき

　本書を手に取っていただき、ここまで読み進めてくださった皆様に、心より感謝申し上げます。「園部俊晴の臨床　徒手療法ガイドブック　腰部・殿部・股関節・大腿 編」を書き上げるにあたり、多くの時間と労力を費やしました。執筆中には、多くのスタッフ、そして患者さんからのフィードバックを受け取り、完成に至るまで何度も見直しと修正を繰り返しました。この過程で、多くの方々に支えられ、一つのチームとして臨床に即した内容を形にすることができたことを、心より感謝しています。特に、若林和希先生、茂木悠太先生には、執筆と編集に多くの時間を費やしていただきました。また、イラストを手掛けた八木孝洋先生にはいつも無理なお願いを聞いてくださりとても感謝しております。そして、相馬啓太先生には、執筆に加え、編集、図の作成、レイアウト編集など書籍の作成まで多くのことに関わっていただきました。本当にありがとうございます。

　本書を作成するにあたり、私が臨床現場で培った経験と知識を惜しみなく詰め込みたいと考え、構成を練ってきました。私の30年以上にわたる臨床経験から得た「徒手療法」に関する知見や、日々の臨床で得た洞察を、できる限り具体的に記載しました。そして、臨床の実態として本当に効果のあるテクニックだけを掲載することを意識して書き上げました。

　科学的根拠（エビデンス）がないことも多く含んでいることから批判があることは重々承知しています。もちろん、エビデンスを軽視しているわけではないですが、私はエビデンスの有無よりも目の前の患者が実際に良くなることの方が、さらに重要だと思っています。エビデンスで理論武装しても、目の前の患者の悩みを変えることができなければ、その人はプロフェッショナルとはいえません。**「現実は理論より強い」**ことは、すべての臨床にいえることだと思いますので、このような医学書があってもいいのではないかと、私は考えています。こうしたことを踏まえ、この書籍の内容が、読者の皆様の臨床において新たな視点や技術の一助となれば幸いです。

医療者として最も大切なことは、真摯に患者と向き合い、常に成長を追い求める姿勢であると私は考えています。私たち医療者の中には、患者から感謝されたり、世間から名前を知られることで、無意味に驕り・高ぶったり、ときに高慢な態度を取るようになり、学びの努力を怠るようになる者もいます。私はそういった医療者を数多く見てきました。しかし、絶えず学び続けることが私たちには必ず必要だと思っています。**学びと成長への思いを忘れた医療者はすぐに古くなる**ことを決して忘れてはならず、そのことを若い医療者には肝に銘じてほしいと強く願っています。本書を通じて、皆様が「徒手療法」の奥深さを再確認し、日々の臨床においてさらに成長を遂げることを願っています。そして、本書が読者の皆様の医療者としての道をさらに豊かにし、多くの患者さんの笑顔に繋がることを願っていますし、そうなることを信じています。

　最後になりますが、やりたいことだけをしているようなわがままな生き方を「全部分かっているから、大丈夫ですよ」と、いつもの笑顔で暖かく見守ってくれる妻の麻衣子に感謝します。私が神様と家族からたくさんの時間をいただいていることを忘れてはならないと、妻が愛情溢れる姿勢で教えてくれるから、今日も、そして明日も、わくわくする人生を歩き続けることができます。

2024年11月吉日

感謝の気持ちを込めて…

園部 俊晴

園部俊晴の臨床
徒手療法ガイドブック
腰部・殿部・股関節・大腿 編

2024年　12月23日　第1版第1刷発行
2025年　　3月　1日　第1版第2刷発行

■著者　　　　　園部俊晴
■編集　　　　　相馬啓太　若林和希　茂木悠太

■イラスト　　　八木孝洋　片岡晃太　佐藤直人
■表紙デザイン　八木孝洋　西嶋大樹
■本文デザイン　須賀　稔
■モデル　　　　MAIKO　菅原 隼
■発行者　　　　園部俊晴
■発行所　　　　株式会社　運動と医学の出版社
　　　　　　　　〒225-0011 神奈川県横浜市青葉区あざみ野1-7-1 ゴールドワンあざみ野2階B
　　　　　　　　ホームページ　https://motion-medical.co.jp
■印刷所　　　　シナノ書籍印刷株式会社

ISBN-978-4-904862-72-8

©Motion and Medical Publishers Co., Ltd. 2025 Printed in Japan

●本書に掲載された著作物の複写、複製、転載、翻訳、データベースへの取り込み及び送信（送信可能権含む）・上映・譲渡に関する許諾権は、
（株）運動と医学の出版社が保有します。

●QRコードの商標はデンソーウェーブの登録商標です。

● JCOPY 〈出版者著作権管理機構 委託出版物〉
　　本書の無断複製は著作権法上での例外を除き禁じられています。
　　複製される場合は、そのつど事前に、出版者著作権管理機構の許可を得てください。
　　（電話 03-5244-5088、FAX 03-5244-5089、e-mail:info@jcopy.or.jp）

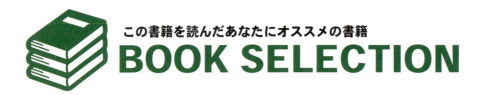

この書籍を読んだあなたにオススメの書籍
BOOK SELECTION

BOOK 01 ▶ この本は、膝関節リハの「決定版」と言わざるを得ない。

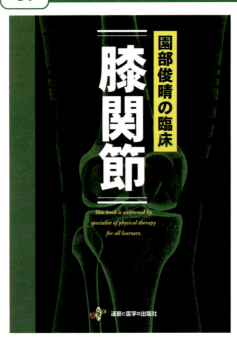

園部俊晴の臨床　膝関節
著者：園部 俊晴

第1章 臨床における仮説検証の重要性

第2章 臨床推論における評価

第3章 痛みを生じやすい組織の評価と治療の実際

第4章 可動域・柔軟性の改善

第5章 2つの症候群

数多くのプロスポーツ選手や著名人が集まるコンディション・ラボの理学療法士、園部俊晴の初の単著が発売！
この書籍の大きな特徴は、膝関節について『組織学的視点』と『力学的な視点』という2つの側面から徹底的に解説していることです。
著者の園部俊晴はあの伝説の理学療法士、入谷誠先生と林典雄先生との出会いがきっかけで、『組織学的推論』と『力学的推論』を組み合わせた病態検証方法を構築しました。2者どちらか一方の知見を深めた書籍は数多くありますが、本書では膝関節の様々な症状について、『組織学的推論』と『力学的推論』の2軸から丁寧に解説しています。

BOOK 02 ▶ 評価に確信を！腰痛治療に革命を！

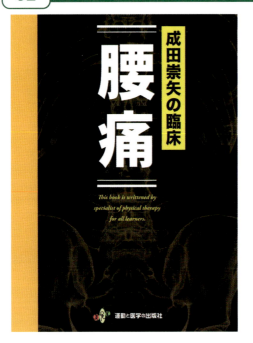

成田崇矢の臨床　腰痛
著者：成田 崇矢

第1部 腰痛とは何か？
　第1章 腰痛治療の現状と臨床推論の重要性
　第2章 腰痛の真の正体
　第3章 評価と治療の流れ
第2部 4つの腰痛の評価と治療
　第1章 椎間関節障害
　第2章 仙腸関節障害
　第3章 椎間板関節障害
　第4章 筋・筋膜障害

一般的に腰痛の85％は「非特異的腰痛」と呼ばれ、原因が特定しきれないと言われる。しかし、筆者はこれを『機能的腰痛』と名付け、大半の腰痛は機能を変えれば痛みも変わると断言している。さらに、この『機能的腰痛』は「椎間関節障害」「仙腸関節障害」「椎間板障害」「筋・筋膜障害」の4つの病態に収まるとしている。それぞれの鑑別・評価・治療法を体得し、その場で改善可能な技術をこの1冊から手に入れよう！

運動と医学の出版社の書籍は一流の臨床家が執筆しているので、臨床の現場で役立つ内容が沢山詰まっています。

＼ご購入はこちら／

www.motion-medical.co.jp

BOOK 03
▶ 自分で触診＝自触。正しく触るをいつでも、どこでも。

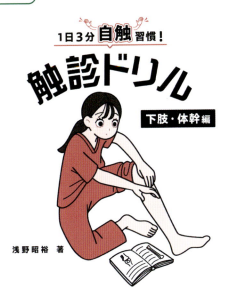

１日３分自触習慣！
触診ドリル　下肢・体幹編
著者：浅野昭裕

第１章　骨
1．腰部・骨盤
2．股関節・大腿
3．膝関節・下腿
4．足関節・足部

第２章　軟部組織
1．腰部・骨盤・股関節
2．膝関節・下腿
3．足関節・足部

自触とは、「自分の身体を触診する」学習法です。自触は触れる感触・触れられる感触を同時に体感できるため、他人に対して触診するよりも効果的に学習できます。本書は自分で触ることを前提として構成されているため、相手がいなくても、いつでも、どこでも練習することが可能です。大事なのは知識や臨床推論だけではありません。信頼できる触診スキルを習得し、本物の臨床力を手に入れましょう！

BOOK 04
▶ セラピストだけじゃない！トレーナーにもおすすめできる触診学習！

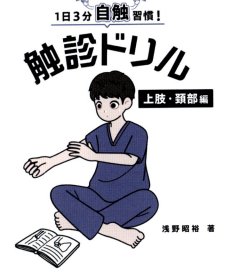

１日３分自触習慣！
触診ドリル　上肢・頚部編
著者：浅野昭裕

第１章　骨
1．頭部・頚部
2．肩甲帯・胸郭
3．肩・上腕
4．肘・前腕
5．手関節・手指

第２章　軟部組織
1．頭部・頚部
2．肩甲帯・胸郭
3．肩・上腕
4．肘・前腕
5．手・手指
6．神経・動脈

自触シリーズから上肢・頚部編の登場！
本書は前作に引き続き、「骨」と「軟部組織」の２章立てで構成されています。誰もが抑えておきたい基本的な触診技術から、今まであいまいに触診していたかもしれない少し難解な部位の触診方法まで、多くのパターンを掲載しています。スキマ時間での学習に最適な１冊です！

運動と医学の出版社の一般向け書籍
実用書シリーズ

エクササイズの指導に使うも良し！
不調に悩む方へ書籍を勧めるも良し！

BOOK 01

▶なぜ脚の痛みやしびれは、腰のせいにされてばかりなのか。

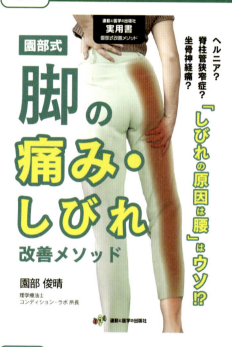

園部式 脚の痛み・しびれ改善メソッド
著者：園部 俊晴

はじめに
第1章　脚の痛みやしびれの本当の原因とは？
第2章　原因部位発見！セルフチェック法
第3章　脚の痛みやしびれの原因別セルフケア
第4章　痛みやしびれを予防するデイリーケア
おわりに

腰部疾患特有の痛みやしびれなどの症状は、腰部のみならず脚にも及ぶことはよく知られ、その症状に悩む方も多いことでしょう。しかし、多くの人が悩むその脚の痛み・しびれは、腰部疾患が原因と言い切ってよいものだけではありません。本書は、脚のどこに痛み・しびれを感じているか、症状別に分けながら真の原因とセルフケアの方法を理解することができる園部式改善メソッドを惜しみなく紹介しています。

BOOK 02

▶ひざ痛探偵が患者の悩みを次々と解決！

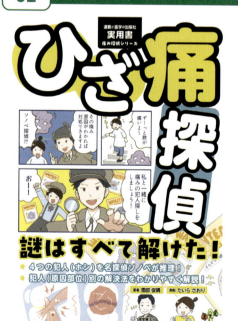

ひざ痛探偵
著者：園部 俊晴

第1章　痛みの犯人(原因部位)を探せ！
第2章　4つの原因別　今すぐできる痛み改善ケア
　　　　①膝蓋下脂肪体
　　　　②半膜様筋
　　　　③ひざ内側の関節包
　　　　④膝窩脂肪体
第3章　ひざを痛めない毎日習慣
第4章　ひざ痛を元から治す！毎日簡単エクササイズ

高齢化社会の日本では、「4人に1人」がひざ痛を抱える時代となり、ひざ痛はすっかり国民病になりつつあります。そこで立ち上がったのは、「ひざ痛探偵」です。「ひざ痛の本当の原因を知っている人は少ない」という現状に立ち向かい、痛みの真犯人を見つけ出し、ピンポイントで狙い打ち！すると痛みはその場で変化する！痛みの取り方を原因別にわかりやすく解説しています。

健康でいたいと願うすべての方々へ向けた健康実用書は、運動と医学の出版社の知を凝縮した充実のラインナップです！

ご購入はこちら

www.motion-medical.co.jp

BOOK 03
▶長引く首の痛みは、真の原因がわかるとあっけなく治る。

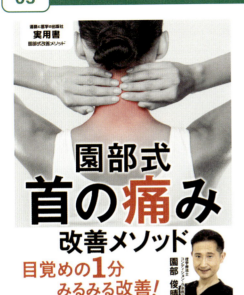

園部式 首の痛み改善メソッド
著者：園部俊晴

はじめに
Chapter1　首の痛み本当の原因って何？
Chapter2　首の痛みのセルフチェックー皮膚
Chapter3　首の痛みのセルフチェックー筋膜
Chapter4　首の痛みのセルフチェックー筋
Chapter5　首の痛みのセルフケア
おわりに

「首の痛みの原因組織」は90％が、次の4つにあてはまります。
皮膚(浅層筋膜)・筋膜(深層筋膜)・筋・椎間関節(関節包・靭帯)
痛みの原因は皮膚にあったと聞かされると、驚く方がほとんどです。しかし、自分では思ってもみなかったことが痛みの原因となっていることは多いものです。本書は、「長年悩む首の痛みは本当の原因がわかれば意外にもあっけなく治る」ことがわかる悩みの味方のような1冊です。

BOOK 04
▶本当に良い歩き方が理解できると、からだは確実に変わる！

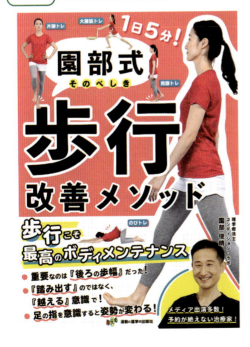

園部式 歩行改善メソッド
著者：園部俊晴

はじめに
第1章　『園部式歩行』は最高のボディメンテナンス
第2章　『良い歩き方』の習得と実践
第3章　『良い歩き方』の基盤つくり
第4章　『園部式歩行』でいつまでも健康で長生き！
第5章　『よくある質問』
あとがき

『園部式歩行』とは、①良い歩き方の基盤つくりと②良い歩き方の習得と実践によって、ボディメンテナンスを行うトレーニング法です。加齢や運動不足に伴い柔軟性が低下したり、姿勢が悪くなると、良い歩き方ができなくなります。人の体は、加齢により硬くなりますが、特に予防すべき部位があります。このことを知り、柔軟性を維持する方法をこの書籍に記しました。また姿勢の変化においても、なぜ姿勢が悪くなるのかを理解し、姿勢を良くする習慣をわかりやすく解説しています。

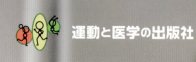
運動と医学の出版社

園部俊晴の臨床

真に臨床に則した力学を学べる映像コンテンツ

力学的推論シリーズ

治せるセラピストを目指す上で必須のスキルとは？

近年、様々な臨床知見を書籍・セミナーなどで得ることができるようになりました。特に、機能解剖学を中心に痛みを発している組織に対する知識・技術が広く普及するようになりました。

今やレベルの高い治療家を目指す上で必須のスキルとなっています。更に治せるセラピストを目指すために、何のスキルが必要でしょうか？

あなたは、臨床場面でこのような経験したことはありませんか？『治療後は、凄く楽になりました。』「でも…翌日には元に戻りました。」

なぜ痛みを発している組織に対してアプローチしているのに、戻ってしまうのでしょうか？それは、痛みの発している組織に対して、どのような「力学負荷」が加わって痛くなったという解釈が無いからです。つまり、治せるセラピストを目指す上で、『力学』は必要不可欠な要素なのです。

30年の臨床で培った究極の力学

私はあの伝説の理学療法士、入谷誠先生から力学の極意と無限の可能性を一番近くで学んできました。

その後、30年かけて結果の出せる『力学』アプローチを構築し、今では私の治療を受けに、数多くのプロスポーツ選手や患者が全国から集まるまでになりました。そんな私の臨床知見の一部は会員定額サービスのオリジナルコンテンツ『園部俊晴の臨床コース』や書籍『園部俊晴の臨床：膝関節』で解説しています。そしてこの度、より『力学』に特化したコンテンツを作成しました。

その名も『園部俊晴の臨床 - 力学的推論 -』シリーズ です。

力学を極める3つのシリーズ

このシリーズでは『ベーシック編』『アドバンス編』『実技編』の3つで構成されています。まずは全ての基礎となる全14回の映像コース『ベーシック編（無料）』を受講することをオススメします。

そこで力学の基盤を整えたら、段階的に『アドバンス編』、『実技編』を受講することで、レベルの高い力学アプローチを体得する事ができます。

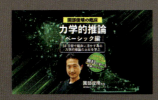

| 無料 | 初～中級者向け | 映像コース |

ベーシック編

力学的推論の基礎と応用を全14回の映像の中で、動作分析からアプローチへの的確なつなげ方や、組織学的推論との連携方法を体得することができます。

1日目：力学的推論とは
2日目：力学的推論の実例
3日目：動作分析を仮説検証に活かす為に忘れてはならないこと
4日目：臨床推論の重要なトレーニング
5日目：スタティックモーメントの基本となる考え方
6日目：身体におけるスタティックな関節モーメント
7日目：歩行の概要を理解しよう！
8日目：歩行時の各関節の動き（矢状面）
9日目：ダイナミックなモーメントと筋活動
10日目：関節モーメントと筋活動の原則的概念
11日目：体幹アライメントの原則
12日目：動作分析の大原則
13日目：倒立振り子と理学療法の展開
14日目：病態と力学の融合があなたの臨床を加速的に成長させる

まずはここから！

無料視聴登録はこちら

動きと痛みを変える
セラピストを本気で目指す

『"一流の臨床家"とは？』と問われたら、答えは至ってシンプルだ。

それは、"動きと痛みを変えられる"こと。

しかし、実際の臨床では自分の不甲斐なさを感じ、悩むことが多いはずだ。

数多くの一流臨床家の書籍を手掛けた運動と医学の出版社が監修するブランド、

『UGOITA』には止まっていた、あなたの成長を動かすきっかけに溢れている。

"心がウゴイタ"
"未来がウゴイタ"
"人生がウゴイタ"

動き続けよう、進み続けよう、挑み続けよう。

あなたの成長に限界なんて無いんだ。

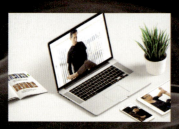

本気で変わりたい治療家の為のサブスク

UGOITA PLUS

"本気で変わりたい治療家の為のサブスク"をコンセプトとした、治療家（理学療法士や柔道整復師など）向けの為のサブスクリプションサービスです。入会することで、セミナー割引や『園部俊晴の臨床コース』を初めとした多種多様な特典を利用することができます。

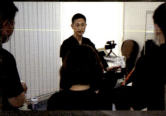

学ぶだけで終わらない、活かす為の学習体験を目指すセミナー

UGOITA SEMINAR

多くのプロスポーツ選手や著名人から信頼されている理学療法士、園部俊晴が認めた『本物の臨床家』だけに依頼したセミナーを定期開催しています。赤羽根良和先生や成田崇矢先生など、『結果を出し続けている』トップランナーに講演を依頼しているため、理論・学術だけに留まらない『臨床に即した』内容であることが特徴です。

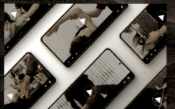

いつでもどこでも最高の臨床を学べる動画レンタルサービス

UGOITA MOVIE

『園部俊晴の力学的推論シリーズ』や『匠の技』など、オリジナル臨床コンテンツを初め、過去に開催されたUGOITAセミナーの映像などをレンタル販売しています。スマートフォンでも視聴できるため、いつでもどこでも学習を効率的に行うことができます。

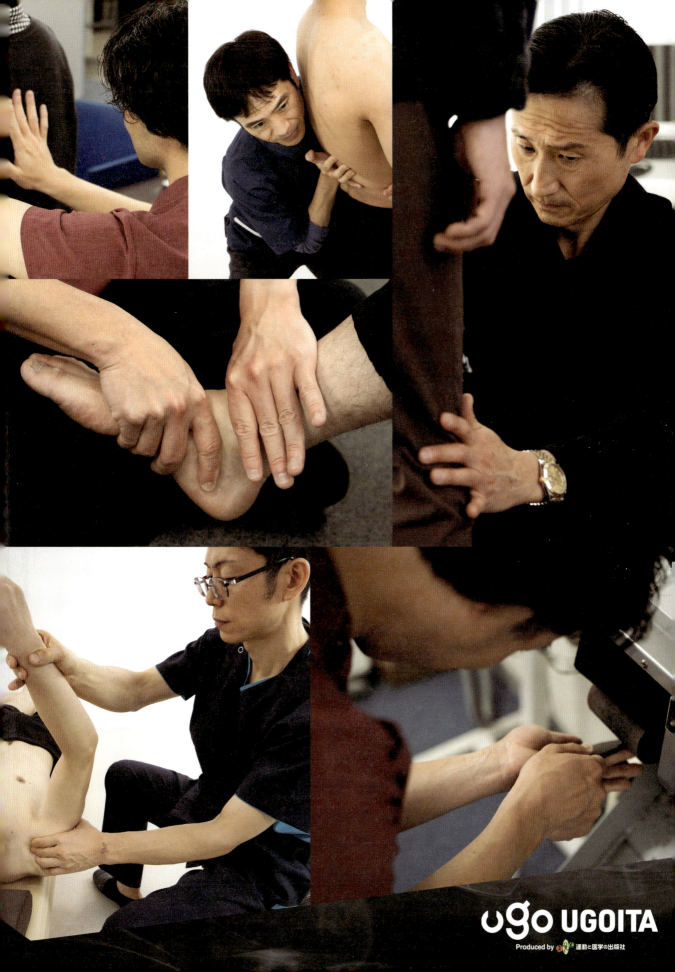

運動と医学の出版社

＼読んだ人もこれから読む人も！／

10分でわかる　要約図解資料、PDFにて配布中！

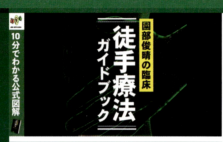
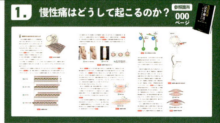
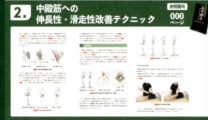
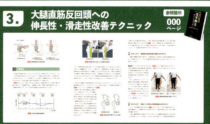

※こちらはイメージです

本書の要点をギュッとまとめた
要約図解資料をプレゼント！
下のコードからPDFをダウンロードできます！

SCAN HERE

ダウンロード方法

① 左のコードを読み取る
② 必要事項を記載する
③【要約資料をダウンロード】をタップ